クイント・ブックレットシリーズ

日常歯科臨床の
こんなときどうする

［口腔外科編］

朝波惣一郎／笠崎安則

クインテッセンス出版株式会社
Tokyo, Berlin, Chicago, London, Paris, Barcelona, São Paulo,
New Delhi, Moscow, Prague, Warsaw, and Istanbul

刊行にあたって

　歯科医療のIT化，再生医療，遺伝子診断・治療など21世紀に入り，新しい医療技術のトピックスがビッグウエーブのように押し寄せてきている．一方，歯科界は未来に明かりの見えないトンネルのなかにいるといわれて久しい．

　しかしながら現実の問題として，毎日訪れてくる患者にはチェアーで即時に頭，体，足，そして手，指を使い動かさなければならないのがわれわれの職業である．日常，安全で的確なきちっとした質の高い診療を行っていれば患者の信頼を得られる．また，守備範囲以外の患者をきちんと専門病院に紹介することは名医のひとつの条件であり，患者に安心感と信頼感を与えるには不可欠な要素である．

　そんななか『ザ・クインテッセンス』に掲載していたものを現状に合わせて大幅に加筆・訂正を行い『日常歯科臨床のこんなときどうする／口腔外科編』として書籍化する依頼を受けた．症例は日常臨床で比較的多く遭遇しやすいものばかりで，実際に急患で当科に送られてきたものを集めており，若い研修医・教室員とともに担当し，治療にあたったものである．各章には若干の重複があるが，症例をとおして具体的な治療法を示しているためお許し願いたい．

　本書は若い臨床家にも経験のある臨床家にもわかりやすいように来院時の写真から問題点を整理し，治療法をアトラス的に並べ具体的に解説した．先生方のチェアーサイドにおいて少しでも臨床のお役に立てば著者としてこの上ない幸せである．

　発刊にあたって慶應義塾大学病院口腔外科および立川共済病院歯科口腔外科のスタッフ一同に深く感謝する．また出版にあたり，この場をお借りしてクインテッセンス出版の佐々木一高氏，編集部の玉手一成氏に多大のお力添えをいただきましたことを御礼申し上げたい．

2004年春

朝波惣一郎
笠崎安則

日常歯科臨床でこんなときどうする

CONTENTS

CONTENTS

1 外傷・損傷

1. 抜歯後の口角損傷 —————————————————————10
2. 歯の脱臼／挺出性脱臼 ————————————————————12
3. 根管消毒薬による顔面皮膚の化学的損傷 ————————————15
4. 褥瘡性潰瘍 ——————————————————————————18
5. 咬傷 —————————————————————————————22
6. 口腔軟組織の外傷／概論 ———————————————————24
7. 口腔軟組織の外傷／口唇の裂傷 ————————————————27
8. 顔面皮膚の裂傷 ———————————————————————31
9. 歯槽骨骨折 ——————————————————————————34
10. 下顎骨骨折／非観血的整復固定術 ———————————————37
11. 下顎骨骨折／観血的整復固定術 ————————————————41
12. 硬口蓋の裂傷 ————————————————————————44
13. 口蓋隆起の損傷 ———————————————————————46
14. 上顎歯槽部骨隆起の損傷 ———————————————————49

2 出血

1. 皮下出血斑が生じたら ————————————————————54
2. 抜歯後出血の処置／注意事項の遵守と局所原因 —————————56
3. 抜歯後出血の処置／抜歯窩の骨内からの異常出血 ————————59
4. 抜歯後出血の処置／抜歯時切開線を誤ったための出血———————61
5. 歯肉出血 ——————————————————————————63

3 異物迷入

1. 破折した注射針が咽頭部に迷入したら —————————————68
2. 歯根が咽頭部に迷入したら ——————————————————70
3. 歯根が上顎洞へ迷入したら ——————————————————72
4. 異物が組織内に迷入したら／舌，口腔底，抜歯窩，頬部への迷入 ——75

5．異物が組織内に迷入したら／歯肉着色 ―――――――――――――― 78
6．異物が組織内に迷入したら／矯正用ゴムの歯肉迷入 ―――――――― 84
7．インレー破折片の舌への迷入 ――――――――――――――――― 87

4 歯性感染症

1．膿瘍切開 ――――――――――――――――――――――――― 90
2．歯性上顎洞炎 ―――――――――――――――――――――――― 93
3．抜歯後感染／開口障害 ――――――――――――――――――――100
4．抜歯後感染／顎骨骨髄炎 ――――――――――――――――――― 103
5．根尖性歯周炎からの継発症／上顎骨骨膜炎・鼻部皮下膿瘍 ――――― 106
6．根尖性歯周炎からの継発症／顎下部蜂窩織炎 ――――――――――― 109
7．根尖性歯周炎からの継発症／下顎骨骨髄炎 ―――――――――――― 112
8．根尖性歯周炎からの継発症／顎骨骨膜炎 ――――――――――――― 116
9．外歯瘻の患者が来院したら ―――――――――――――――――― 119

5 誤嚥

1．異物を誤嚥させたら／症状と摘出処置 ―――――――――――――― 124
2．異物を誤嚥させたら／予防／診断／Heimlich法 ―――――――――― 127
3．誤嚥性肺炎 ――――――――――――――――――――――――― 130

6 その他

1．ドライソケット ――――――――――――――――――――――― 134
2．抜歯時に上顎洞へ穿孔したら ――――――――――――――――― 137

索引 ――――――――――――――――――――――――――――― 141

1 外傷・損傷

1. 抜歯後の口角損傷 ———————————————————— 10
2. 歯の脱臼／挺出性脱臼 ————————————————— 12
3. 根管消毒薬による顔面皮膚の化学的損傷 ——————— 15
4. 褥瘡性潰瘍 ————————————————————————— 18
5. 咬傷 ————————————————————————————— 22
6. 口腔軟組織の外傷／概論 —————————————————— 24
7. 口腔軟組織の外傷／口唇の裂傷 ——————————— 27
8. 顔面皮膚の裂傷 ——————————————————————— 31
9. 歯槽骨骨折 ————————————————————————— 34
10. 下顎骨骨折／非観血的整復固定術 —————————— 37
11. 下顎骨骨折／観血的整復固定術 ——————————— 41
12. 硬口蓋の裂傷 ——————————————————————— 44
13. 口蓋隆起の損傷 —————————————————————— 46
14. 上顎歯槽部骨隆起の損傷 ————————————————— 49

日常歯科臨床のこんなときどうする／口腔外科編

1 抜歯後の口角損傷

ステロイド誘発感染症

　口腔内での抜歯や小手術を施行する際，つい手技に夢中になり，術後，口角に擦過傷をつくってしまうことがある．この場合の処置としては，一般外傷と同様に創面に抗菌剤軟膏を塗布することで接触痛や開口時痛を柔らげ，3～4日で治癒改善される．

　ところが，抜歯後の機械的刺激による口角損傷に対して，副腎皮質ホルモン軟膏を塗布していて感染を誘発させ，症状を悪化させてしまった症例を紹介する．

[症例1-1] 40歳，女性
主　訴　口角部の疼痛
現病歴　4日前に某歯科にて6┘抜歯，肥大根のため施術に約1時間を要し，術後に左側口角部に機械的な擦過傷を受ける．翌日には左口角がひりひりと痛く，投与されたアフタゾロン®軟膏を3～4回／日塗布し，さらに術後より抗菌剤と鎮痛剤を服用していた．しかし，抜歯後2日目より口角部の疼痛，びらんは著明となり，急速に炎症は拡大・悪化していった．さらに左口角部の疼痛のため開口障害をきたし，食物摂取が困難となり，紹介にて来院した．
現　症　左側口角を中心に上下唇にびらんが認められ，自発痛・接触痛および開口に伴う疼痛は著明である．(1-1a)

診　断　口角炎
処置および経過
　口角に塗布していたアフタゾロン®軟膏（副腎皮質ホルモン剤／1-1b）の使用を中止させ，かわりにバラマイシン®軟膏（抗菌剤／1-1c）を投与し，塗布を指示した．またケフラール®250mg×3／日内服をさせ消炎をはかった．2日目には自発痛は消失し痂皮形成が認められる（1-1d）．

　3日目には痂皮はとれ炎症は急速に消退していった．開口量は15mm程度となり軟性食物の摂取が可能となる（1-1e）．5日目には軽度のひりひり感と易出血性が残っていたが，抗菌剤内服を7日間，軟膏を10日間使用し完全治癒した（1-1f）．

症例をとおして

　口腔粘膜の各種炎症性疾患やアレルギー疾患などに対して副腎皮質ホルモン剤の局所応用による抗炎症効果はきわめて高いといえる．しかし，その効果が他の薬剤に比較して特異的で強力な反面，副作用にも注意せねばならない．

　副作用で気をつけねばならないことは，ステロイド誘発感染症で，生体の感染に対する抵抗力の低下により，口腔の細菌性および真菌性感染症が惹起することである．このような症状が現われた場合に，

[症例1-1] 40歳，女性

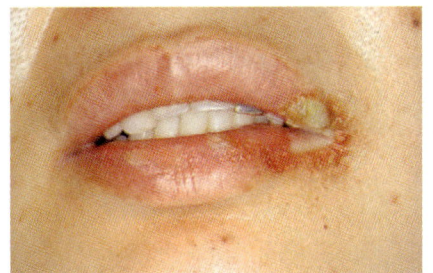
1-1a 来院時の口角所見．

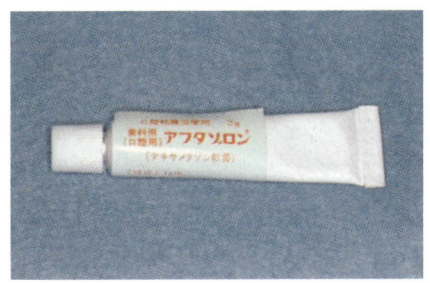
1-1b 毎日3〜4回塗布していたアフタゾロン®軟膏．

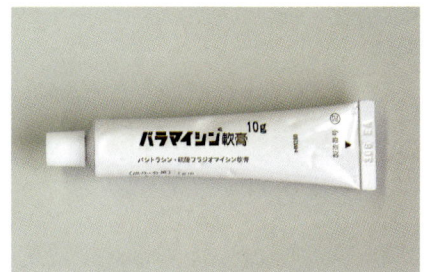
1-1c 投与したバラマイシン®軟膏．

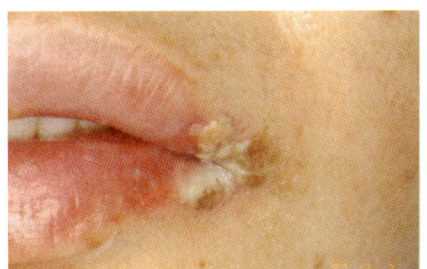
1-1d 2日目．痂皮形成を認める．

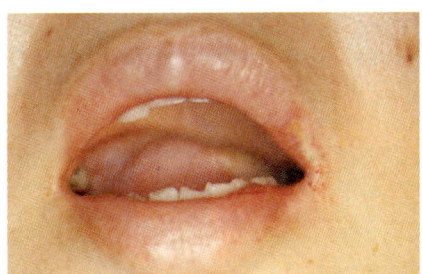
1-1e 3日目，急速に炎症は消退していった．

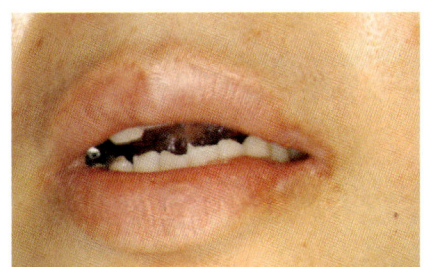
1-1f 7日目，完治する．

表1 ステロイドを含有しない外用性抗生物質製剤

商品名	含有抗生物質	販売元
アクロマイシン®軟膏	塩酸テトラサイクリン	日本ワイズレダリー
ゲンタシン®軟膏	塩酸ゲンタマイシン	シェリング・プラウ
ソフラチュール®（ガーゼ）	硫酸フラジオマイシン	アベンティスファーマ
バラマイシン®軟膏	バシトラシン 硫酸フラジオマイシン	小野製薬
テラマイシン®軟膏	塩酸オキシテトラサイクリン 硫酸ポリミキシンB	テイカ・ファイザー

気づかずそのまま使用を継続すると，感染を増悪することがある．

本症例ではアフタゾロン®軟膏塗布を中止し，バラマイシン®軟膏を使用することにより悪化した口角炎を治癒させることができた．抜歯時の操作に起因する口角の擦過傷に対しては，非ステロイド系外用剤（表1），たとえばバラマイシン®軟膏，アクロマイシン®軟膏，テラマイシン®軟膏などの使用が望ましい．

ステロイド剤

ステロイド剤軟膏は口内炎などの口腔粘膜疾患に多用され，その効果は大きいが，感染を誘発させたり増悪させるなどの副作用があるので注意せねばならない．

口角を損傷することが予測される場合には，術中にステロイドを含有しない軟膏（表1）を塗布することで損傷を最小限にとどめることができるので応用したい．

日常歯科臨床のこんなときどうする／口腔外科編

2 歯の脱臼
挺出性脱臼

歯の脱臼

　歯の脱臼は，外力が歯に直接または間接的に作用することで生じ，原因は転倒，交通事故，スポーツ・打撲などがあげられる．年齢的には幼年期から学童期に多く，初診時の診断およびその治療が将来を大きく左右する．したがって不適切な処置により重大な障害が生じないように十分留意する必要がある．

　一般的に脱臼は完全脱臼（脱離）と不完全脱臼に分けられる．完全脱臼は，歯が歯槽窩から完全に脱出してしまった状態をいい，不完全脱臼は歯が埋入，挺出，転位し，抜け落ちずに歯槽窩にとどまっている状態をいう．

　脱臼のなかでも比較的多い上顎前歯部の不完全脱臼歯の応急処置について，症例をもとに述べてみたい．

［症例1-2］15歳，男性
主　訴　|1 2 の脱臼
現病歴　前日の午前11時ごろ，中学校の体育の授業中に前歯部を打撲し受傷，某歯科を受診し応急処置を受ける．咬合できるまでに整復できず切端削合と抜髄処置を行ったが，|1 2 の動揺が著しく，紹介にて来院した．

現　症　|1 2 は挺出して不完全脱臼を呈し，打診痛は著明で，切端は削合されていた（1-2a）．動揺は3度で，|1 を唇舌側に動かすと|2 も一緒に動揺し，|1 2 一体となった歯槽骨骨折を疑わせた（1-2b）．デンタルX線写真（1-2c）では|1 2 は歯槽窩より約2mm挺出し，|1 と|2 の中隔において歯槽骨の骨折線を認める．
診　断　|1 2 不完全脱臼，同部歯槽骨骨折
処置および経過

　X線写真および動揺度から考えて，|1 2 歯根は歯槽窩に確実に整復されておらず，さらに歯槽骨骨折も認められるため，再度歯槽窩へ整復を試みることにした．浸潤麻酔を十分に行った後に，手指にて|1 2 を根尖方向へ圧入し整復する（1-2e）．そのときに過度の力を加えることによって人為的な完全脱臼を起こさないように注意しなくてはならない．

　本例では，受傷後24時間を経ており手指による整復のみでは不十分であったため，柳箸を咬ませることによりほぼ元の位置に整復することができた（1-2f）．固定は，ワイヤーによる歯牙結紮法や，シーネを応用する方法があるが，本例では簡便で確実な矯正ワイヤーを使ったレジン固定法を応用した．

　矯正用角ワイヤー（0.016×0.022インチ）を 1＋3 歯面にそって曲げ，光重合レジンで|1 |3 に固定する（1-2g）．次いで|1 2 を手指で軽く圧入したままレジン固定する（1-2h）．主線のワイヤーは矯正用がなければクラスプ線でも代用できる．

[症例1-2] 15歳，男性

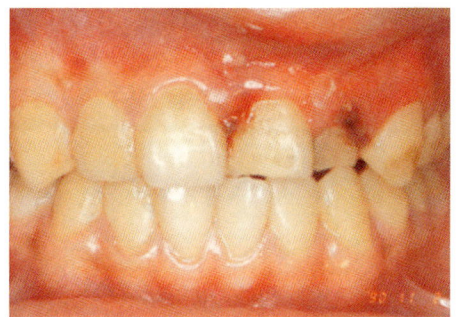

1-2a　来院時の口腔内写真．すでに|1 2の切端は削合されていた．

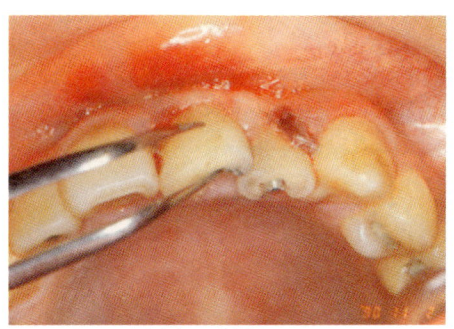

1-2b　|1 2が同時に動揺している．

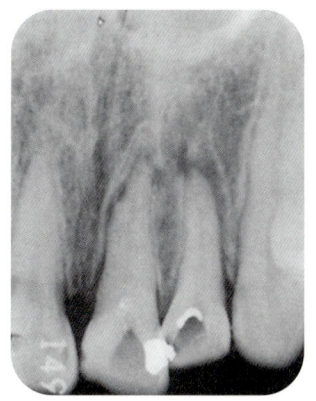

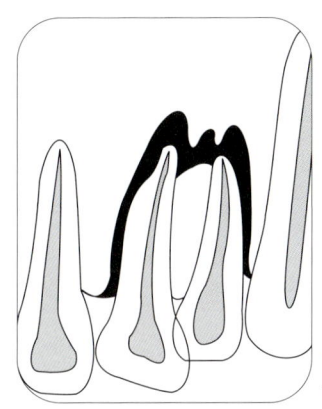

1-2c,d　X線写真で診査すると|1 2の挺出と歯槽骨骨折線がみられる．

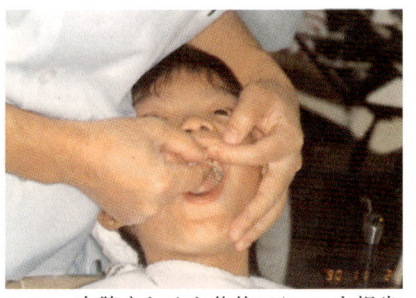

1-2e　右脇をしめた体位で|1 2を根尖方向へ圧入する．

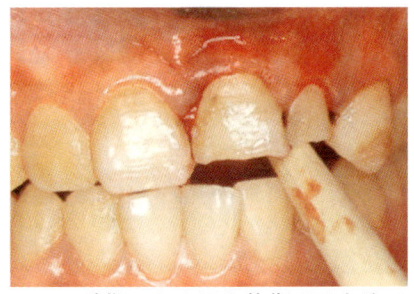

1-2f　手指による圧入整復は不十分であったため，5分間ほど，柳箸を軽く咬ませる．

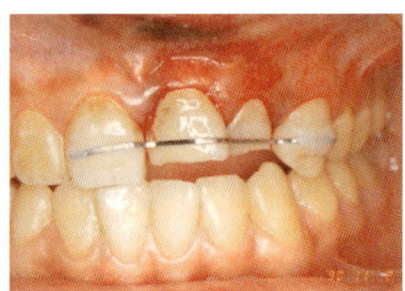

1-2g　1|3にワイヤーをレジン固定．

4週間後，根管充塡を行った際のX線写真では，|1 2はほぼ歯槽窩に圧入された状態にあった(1-2i)．固定は4週間行った．固定除去直後は，正常よりもやや動揺がみられたが約1週間で改善．削合された歯冠に対しては，光重合レジンによる修復を行った(1-2j)．

しかし脱臼歯の予後においては歯根吸収，歯根と歯槽骨との癒着などが発現することがよくあり，長期観察（3か月，6か月，1年）する必要がある．

紹介でもう少し深く歯槽窩内に整復されていれば，切端を多量に削合する必要がなかったと推察される．

不完全脱臼歯の応急処置

外傷歯に対してはまずX線検査を行い，歯根や歯冠の破折の有無，歯槽骨の破折，歯根の完成度，歯髄や歯根膜の状態を確認し，年齢や，歯周組織の状態とあわせて，ある程度予後を推測することが大切である．

不完全脱臼歯の応急処置は，受傷後できる限り早く，歯根膜の健常なうちに元の位置に整復し，確実

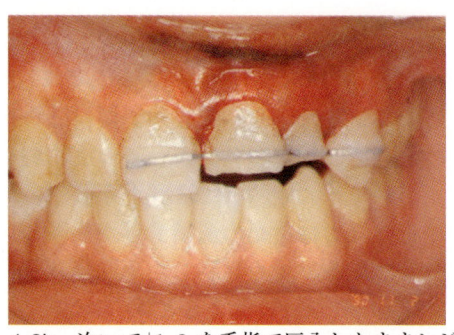

1-2h　次いで|1 2 を手指で圧入したままレジン固定．

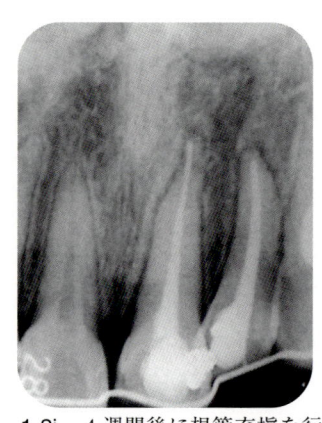

1-2i　4週間後に根管充填を行った．|1 2 はほぼ歯槽窩に圧入されている．

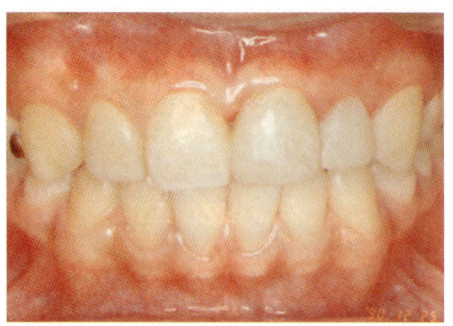

1-2j　固定は4週間行った．固定除去直後はやや動揺があったが，およそ1週間で改善された．削合された歯冠は光重合レジンで修復した．

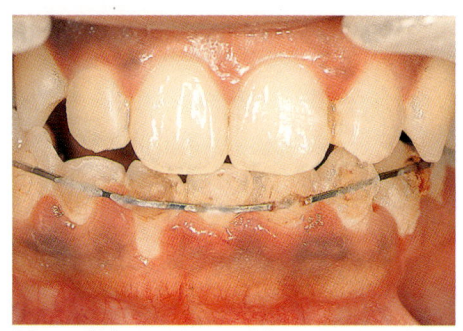

図1　現在はワイヤー固定にスーパーボンドを用いている．

な固定を行うことである．

　なお現在はワイヤーの固定に光重合レジンの代わりにスーパーボンドを用いている（図1）．生着後，予後不良になるケースでは，歯と歯槽骨の癒着が生じ，進行性の歯根吸収が発現することが多い．

歯髄と歯根膜

　歯髄に関しては，根完成歯であったり，根未完成歯でも偏位が軽度であれば，再生の可能性は十分期待できるので，根管処置は行わず，歯の変色やX線検査により経過を観察し異常が認められた時点で処置を行う．また多くの場合根完成歯では，不完全脱臼は歯髄の再生は期待できないため，根管処置を必要とする．歯の動揺が治まった後，つまり固定除去後に根管処置を行う．

　固定期間は2～3週間にとどめる．固定期間をあまり長くしすぎるとむしろ歯根膜の生物的機能の回復は望めなくなるようである．

日常歯科臨床のこんなときどうする／口腔外科編

3 根管消毒薬による顔面皮膚の化学的損傷

根管消毒薬での皮膚損傷

　歯科治療で局所に使用する薬剤には消毒剤，抗菌剤，消炎剤など多種あるが，なかには劇薬とされる薬剤も少なくなく，偶発事故を起こさないためにも，その取り扱いには細心の注意が必要とされる．とくに歯牙，歯髄，根管治療に使用される薬剤には腐蝕性のものが多いので，気をつけなければならない．

　根管消毒薬を誤って顔面皮膚につけてしまい，化学的損傷（chemical burn）を生じさせた症例を紹介し，対処法を考えてみたい．

[症例1-3-1] 25歳，女性
現病歴　6⏌の自発痛を主訴に某歯科を受診し，歯髄炎にて抜髄処置を受ける．処置後約3時間経過したところで，右側頬部皮膚に帯状の発赤があるのに気づく．

　半日後には茶褐色に変化したが，疼痛や搔痒感などの症状がなく，原因も不明であったので放置していた．しかし消失傾向がみられないため心配となり，術後6日目に紹介にて来院した．
現　症　右側頬部皮膚に約4×10mm帯状の茶褐色斑を認める．境界は明瞭で無痛性（1-3-1a）．
診　断　頬部皮膚の化学的損傷

処置および経過
　現病歴において患者は歯科治療以外に特記すべき行動はなく，化粧品，薬品，石鹸，洗顔などについてもとくに思いあたることはないとのことであった．抜髄処置を行った担当医への問い合わせでは，治療処置でとくに思いあたることはないとのことであったが，詳細に聞いてみると根管治療時の貼薬の際，診療トレー上に消毒薬を少量置いたかもしれないとのことであった．そこで，トレー上の消毒薬が診査用具に触れ，これが患者の顔面皮膚に接触したため，化学的損傷が発現したのではないかと推測した．

　顔面皮膚の変色部をよくみると上方境界部に極くわずか剝げかかっているところが認められたため（1-3-1b），その端を歯科用ピンセットで摘まみ，ゆっくり持ちあげたところ，変色部はすべて剝げ落ちてしまった．下部の皮膚には極めて軽度の発赤が残っていたためエキザベル®軟膏（1-3-1c）を投与し，4～5日間塗布させた．1週間（受傷13日）後の来院時には，皮膚の損傷はまったく消失し正常となっていた．1-3-1dは受傷後2週間目に正常となった顔面皮膚の状態である．

[症例1-3-2] 27歳，女性
　本症例は根管治療時，薬ビンを開ける際に担当医の手指についたFC（ホルムクレゾール）が，患者の顔面皮膚に付着して化学的損傷を生じたもので，受傷

1　外傷・損傷

[症例1-3-1]
25歳,女性

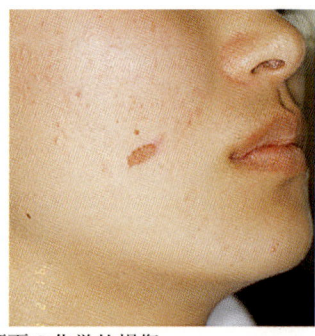

1-3-1a　メトコールによる顔面の化学的損傷.

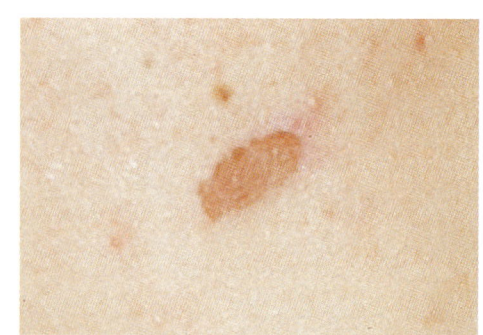

1-3-1b　拡大写真.上端の一部が剥げかけている.

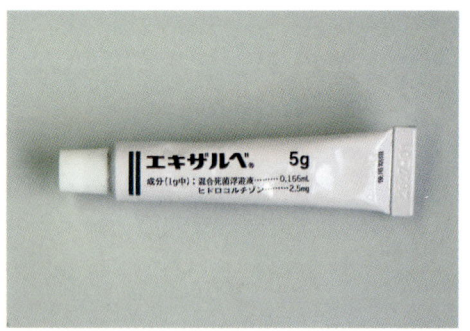

1-3-1c　エキザルベ®軟膏.

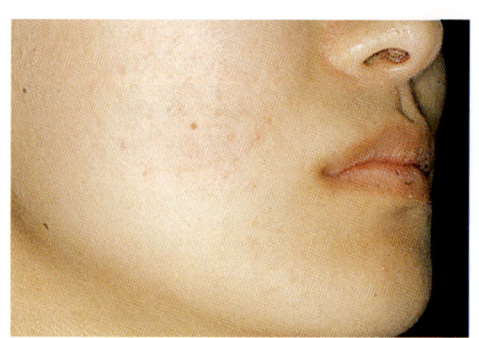

1-3-1d　受傷後2週目.

表1　メトコールとホルマリンクレゾールの成分

メトコール	
パラクロルフェノール	30%
グアヤコール	70%
ホルムクレゾール（FC）	
ホルマリン	40%
クレゾール	40%
を含有するエタノール溶液	

16日後に紹介されて来院した（1-3-2a）.刺激性の少ないアズノール®軟膏（1-3-2b）を投与したところ,褐色の痂皮は剝げて,1か月後にほぼ完治した.

症例をとおして

化学的損傷とは皮膚や粘膜などに強酸,強アルカリなどの化学物質が数秒以上付着することにより,急激な炎症が生じた状態をいう.症例は根管消毒薬が顔面皮膚に誤って付着してしまい,化学的損傷が生じたと思われた例で,症例1-3-1では受傷から約2週間前後で皮膚に瘢痕を残すことなく完治し,症例1-3-2では1か月半を要して治癒した.

現在使用されている根管消毒薬を分けると,フェノールあるいはフェノール誘導体を主剤としたものと,ホルマリンを主剤としたものとに大別される.化学的損傷を生じさせた薬剤は,症例1-3-1では

メトコールで成分からはフェノールによるものである.また症例1-3-2では薬剤はFCで,成分からはホルマリン,クレゾールによるものである（表1）.いずれも強い腐蝕作用があり,タンパク質を凝固し組織を腐蝕する.濃厚溶液が皮膚に触れると,灼熱感,知覚麻痺,炎症を起こす.局所ははじめ白色に変じ,次いで発赤し,褐色の痂皮を生じて剝脱するとされている.

予防としては損傷を与えないように心がけることにつきるが,何げなく日常行っている診療行為のなかにエラーが隠され気づかないこともある.たとえば症例1-3-1のように診療トレー上の,器具の触れやすい場所に薬液を出し置きすることで生じたりする.また,ふくみ過ぎた綿栓の薬液をとるために,手指に持った綿花に浸すことがあるが,その際,術者の手指より患者の皮膚に接触して損傷を与えることなども可能性として考えられる.

[症例1-3-2] 27歳，女性

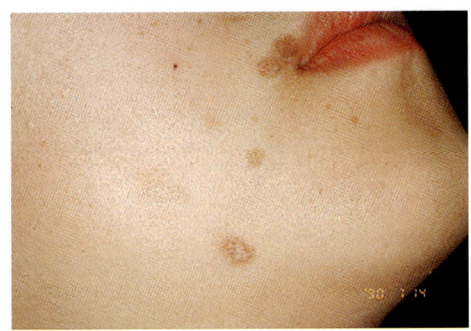

1-3-2a　FCによる顔面の化学的損傷．

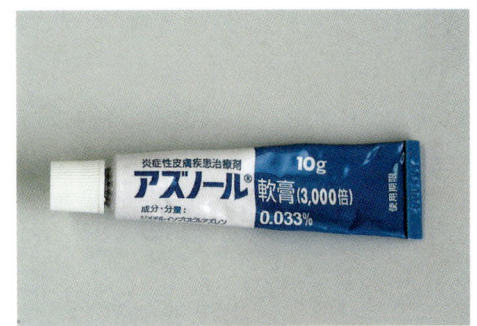

1-3-2b　アズノール®軟膏

表2　顔面皮膚の化学的損傷に使用する薬剤の成分・効果・用法

エキザルベ®軟膏　　Eksalb Ointment　　マルホ　　5g　　25g
　成分／1g中，混合死菌浮遊液0.1661ml（大腸菌死菌，ブドウ球菌死菌，レンサ球菌死菌，緑膿菌死菌），
　　　　ヒドロコルチゾン2.5mg
　効果／湿潤，ビラン，結痂を伴うか，または二次感染を併発している湿疹，皮膚炎，熱傷，術創，湿疹様変化を伴う膿皮症
　用法／1日1回から数回塗布または塗擦，あるいは無菌ガーゼなどに延ばして貼付

アズノール®軟膏　　Azunol Ointment　　日本新薬　　10g
　成分／ジメチルイソプロピルアズレン　0.033%
　効果／湿疹，熱傷，その他の疾患によるビランおよび潰瘍
　用法／1日数回塗布

リンデロンVG®軟膏　　Rinderon-VG Ointment　　塩野義製薬
　成分／1g，1ml中吉草酸ベタメゾン1.2g，硫酸ゲンタマイシン1mg
　効果／湿潤，ビラン，結痂を伴うか，または二次感染を併発している湿疹，皮膚炎群，乾癬，掌蹠膿疱症，熱傷
　用法／1日1回から数回塗布

　生じてしまった皮膚の化学的損傷は傷害を受けた組織下に新しい組織が再生し，表面の痂皮が剝脱するのを待つことになる．これには通常，約1〜2週間を要する．

　もし腐蝕性薬剤が皮膚に接触したと思われたならば，直ちに水洗して流してしまうことが大切である．さらに残留薬剤を中和するため，酸に対しては重曹水，アルカリに対してはホウ酸水で洗浄するとなおよい．

　薬剤が接触したのに気づかず化学的損傷となってしまった場合の治療は，火傷の治療に順じてエキザルベ®軟膏あるいはアズノール®軟膏を，痂皮が剝脱して発赤が消失するまで1〜4週間患部に塗布する．また，初期に発赤や疼痛などの炎症が強い場合には，ステロイド軟膏（リンデロンVG®軟膏など）を1〜3日間塗布することは有効である．

皮膚科への紹介

　根管消毒薬を誤って顔面皮膚に接触させ，化学的損傷を生じさせてしまった症例を紹介した．応急処置としては，直ちに水洗して薬剤を流してしまうことが大切である．

　皮膚変色が軽度であれば7〜10日で痂皮は剝脱し自然治癒する．皮膚損傷が深部にまで及んでいる場合には，シミなどの形で長く残ることもある．また色白の女性などでは皮膚の変色がめだつため要注意で，医療訴訟を極力避けるためにも，早めに皮膚科へ紹介するのが望ましい．

4 褥瘡性潰瘍

褥瘡性潰瘍

　褥瘡性潰瘍とは，一般的には組織中の血管が圧迫され長期にわたる循環障害が起きた結果，組織は圧迫壊死に陥り，その部分に褥瘡が生じ潰瘍が形成された状態をいう．

　広い意味では，衰弱した患者で長く床についていると骨の突出した部の皮膚にしばしば潰瘍（いわゆる床ずれ）ができるが，これを"褥瘡"という．口腔粘膜における褥瘡性潰瘍とは上記より広い意味で解釈されていて，う歯の鋭縁，鋭利な咬頭，傾斜歯や挺出歯，不良補綴物（破損した金属冠・充填物・義歯），矯正装置などさまざまな原因による圧迫や摩擦などの慢性機械的刺激の結果生じる潰瘍をいう．これはまた外傷性潰瘍ともいう（表1）．

臨床所見

　舌や頬粘膜，歯肉，口底などに原因となった刺激物に一致して潰瘍がみられる．潰瘍は孤立性，表在性で創は浅く，不定形で，灰白色あるいは灰黄色を呈している．また辺縁は平坦で，周囲に硬結はほとんどなく，疼痛は一般的に軽度である（1-4-1, 2, 3a, 4a, 6a）．

　しかし，場合によっては組織が反応性に増殖し，潰瘍は深くなり，周囲に土堤状の硬結を伴い，著しい炎症所見を呈することもある（1-4-5）．

診断および治療

　潰瘍と周囲粘膜の変化を精査して，まず潰瘍部に相当する機械的刺激物を除去する．たとえば，歯の鋭縁があれば削合・研磨あるいは抜歯を行い，不良補綴物があれば修理あるいは除去する．炎症の著しくない褥瘡性潰瘍であれば，単に原因を除去するだけで数日間で治癒する．しかし，7〜14日経過しても治癒傾向がみられない場合には悪性腫瘍の疑いがあり（表2），病理組織検査を行う必要がある．また梅毒性潰瘍や結核性潰瘍との鑑別も必要である（症例1-4-8）．

　褥瘡性潰瘍の診断・治療の良否は，機械的に刺激する原因をいかに早く探し出し，その除去処置が行えるかにかかっている．以下，症例を通じて検討してみたい．

［症例1-4-1］
　約2か月前より左側舌縁にヒリヒリした疼痛を認め，2週前に潰瘍に気づいたが放置していた．しかし疼痛は増大し，刺激性食物がしみるようになり来院した．
　「6 近心根はう蝕により保存不可能な残根状態であり，指診により舌側歯質に鋭縁を認めたので初診

表1　褥瘡性潰瘍の原因

- う歯や破折歯の鋭縁
- 鋭利な咬頭
- 傾斜歯
  （舌側傾斜歯は舌潰瘍，頰側傾斜歯は頰粘膜潰瘍）
- 挺出歯
- 不良補綴物
  （破損した金属冠・充塡物・義歯，不適合な義歯，不適合な鉤など）
- 咬傷
- 矯正装置
- 粘膜にささった魚骨など

表2　癌性潰瘍との鑑別の要点

	褥瘡性	癌性
好発部位	歯肉＞頰粘膜＞舌側縁，舌尖部	舌側縁＞舌下面＞歯肉＞頰粘膜
形状	不定形で底面平坦，灰白色または黄色の分泌液で被覆，堤防状	不規則で穿掘性，底面は凹凸不平，カリフラワー状
数	1個または多発	1個
周囲の硬結	（－）	（＋）
易出血性	（－）	（＋）
疼痛	（＋）	比較的無痛性
所属リンパ節腫脹	（－）	（＋）

[症例 1-4-1]

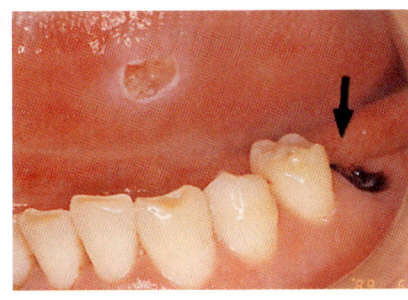

[症例 1-4-2]

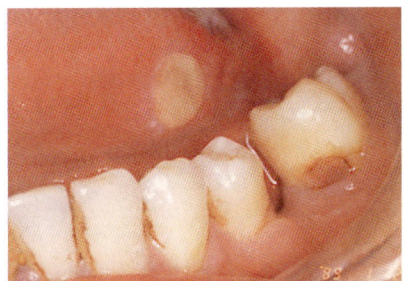

1-4-1｜1-4-2

1-4-1　残根状態のう歯鋭縁が原因．
1-4-2　鋭利な $\overline{6}$ 舌側咬頭頂が原因．

[症例 1-4-3]

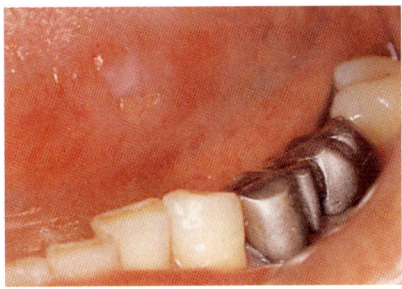

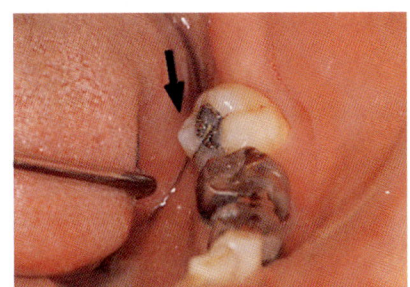

1-4-3a,b　$\overline{8}$ は舌側傾斜歯で遠心舌側咬頭が原因．

時に抜歯した．1週間後には潰瘍は消失し軽度の白斑を残すのみとなり治癒した．う歯の鋭縁が原因の症例である．

[症例 1-4-2]

約1か月前，左側舌縁に疼痛があり潰瘍に気づく．某歯科を受診，ケナログ®軟膏を投与され塗布していたが治癒傾向が認められないため来院した．

舌の潰瘍部は $\overline{6}$ 舌側咬頭頂に接触していたため，タービンバーで舌側咬頭を削合しシリコーン・ポイントで研磨したところ，約14日間で治癒した．鋭利な舌側咬頭が原因であった．

[症例 1-4-3]

約3週前より舌を動かすときに左側舌縁に軽い痛みを感じるようになる．癌腫を心配して来院した．

舌潰瘍に相当する $\overline{8}$ は舌側傾斜をきたしていて，遠心舌側咬頭は歯列より著しく舌側にはみ出していた．抜歯したところ1週間後には完全治癒した．この舌潰瘍は舌側傾斜歯が原因であった．

[症例 1-4-4]

約半年前より左側舌縁に潰瘍ができたため某耳鼻科を受診．軟膏の塗布とビタミン剤の投与を受けていたが，難治性のため当院耳鼻科を紹介され，当科に精査依頼される．舌潰瘍における接触痛は著明で

日常臨床のこんなときどうする／口腔外科編

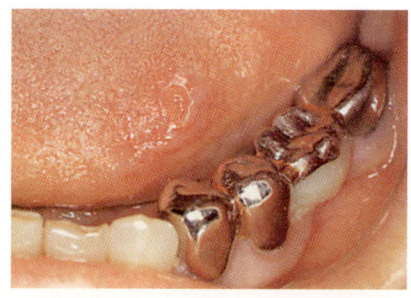
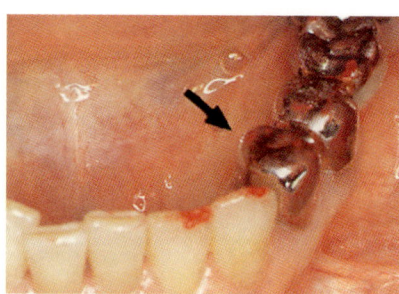

[症例1-4-4]

1-4-4a,b ４┃金属冠の舌側咬頭が舌を咬み込んでいることによる咬傷が原因．

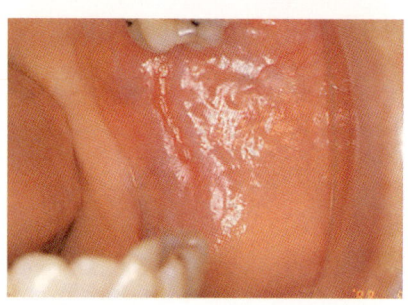

[症例1-4-5]

1-4-5 ８┃頰側傾斜歯の頰側咬頭が原因．

[症例1-4-6]

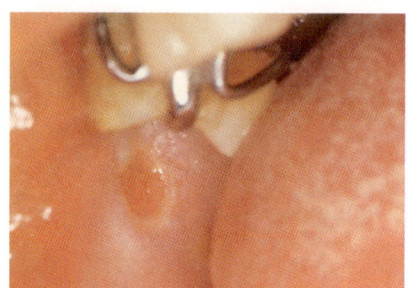
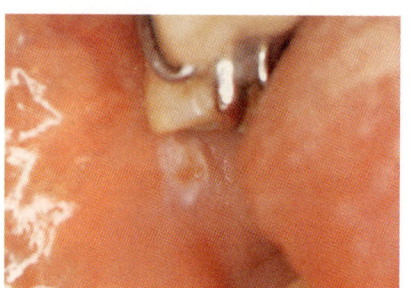
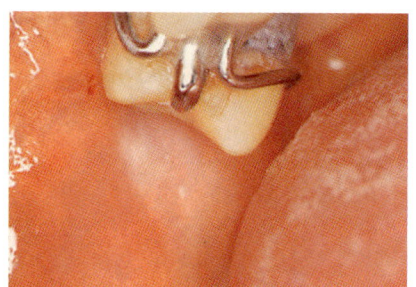

1-4-6a ７┃遠心にある不適合な義歯の鉤が原因．

1-4-6b 同，1か月後．

1-4-6c 同，2か月後．軽度に白斑を残して治癒した．

相当する歯には鋭縁は認められなかった．
　しかし，咬合のチェックを行ったところ，４┃帯冠金属冠の舌側咬頭が対合歯と咬合していて，咬傷による慢性機械的刺激が原因と推測された．４┃舌側咬頭を除去・研磨したところ2週間後には漸次改善していき，┃④⑤⑥⑦ブリッジをレジンテンポラリーに換えたところ，その1週間後には治癒した．

[症例1-4-5]

約5週前より左側頰粘膜に違和感を感じていた．4～5日前より自発痛と頰粘膜腫脹が強く出現してきたため来院する．
　頰粘膜には縦に約2cmの潰瘍と周囲粘膜の腫脹および硬結を認めた．潰瘍相当部には８┃頰側傾斜歯の咬頭を認めたため抜歯，そして抗菌剤を投与した．漸次，潰瘍は改善され4週間後に治癒した．

[症例1-4-6]

1か月前より右側頰粘膜に軽度の疼痛と潰瘍を認める．6-4 2＋7 義歯で，7┃遠心面に位置する義歯の鉤尖が咬合面に近い高位に存在し，かつ鉤歯歯面に適合していなかった．潰瘍はこのため生じたもので（1-4-6a），鉤縁を正常な位置へ曲げ直したところ，1か月後には潰瘍面が3mmに縮小（1-4-6b），2か月後には軽度の白斑を残すのみとなり，ほぼ治癒した（1-4-6c）．

潰瘍の原因除去と鑑別

口腔粘膜疾患のなかには潰瘍を形成する病変は多く（表3），褥瘡性潰瘍を代表とする外傷性潰瘍の他に，水疱からびらんへと順次移行して潰瘍となる感染症によって生じる潰瘍もある．口腔粘膜における

[症例1-4-7] 鑑別診断／悪性腫瘍

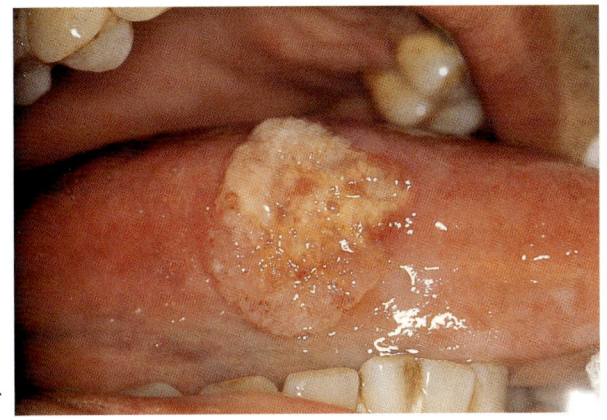

1-4-7　潰瘍形成を伴った舌癌．

[症例1-4-8] 鑑別診断／梅毒性潰瘍と結核性潰瘍

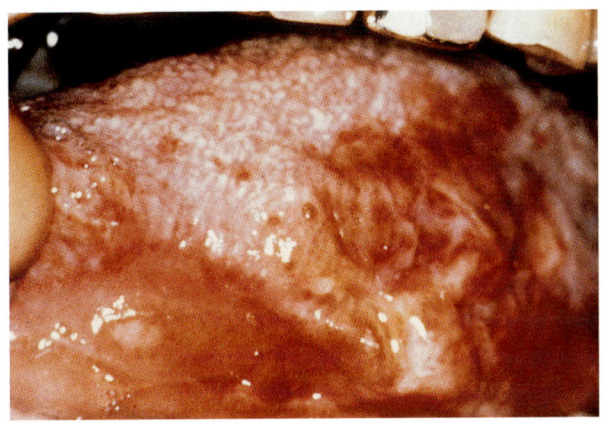

1-4-8a　梅毒性潰瘍．

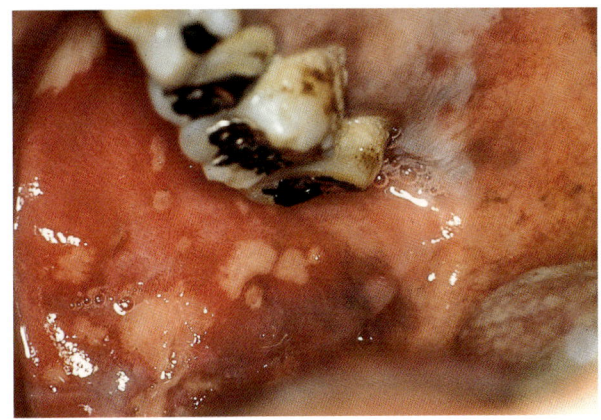

1-4-8b　結核性潰瘍．

表3　潰瘍を主症状とする疾患

外傷性潰瘍
褥瘡性潰瘍
ベドナのアフタ
リガフェーデ病
アフタ性潰瘍
孤立性アフタ
再発性アフタ
小アフタ型
大アフタ型
疱疹状潰瘍型
ベーチェット病
壊死性潰瘍性歯肉炎（口内炎）

　褥瘡性潰瘍の処置は原因を探し除去することである．疼痛や炎症が強い場合には，副腎皮質ホルモン軟膏の塗布や抗菌剤，鎮痛剤の投与を行う．原因は容易に見つけられることが多いが，なかには視診では発見されず触診にてはじめてわかるような鋭縁が原因のこともある．また咬合状態を詳細にチェックすることで咬傷が原因であることがわかるなど，原因をみつけるのに苦慮することもある．

　原因を除去しても治癒傾向がみられなかったり，悪化した場合には，悪性腫瘍を疑い（症例1-4-7），病理組織検査が可能な口腔外科のある施設に精査依頼することが望ましい．また同様に鑑別を要する疾患として梅毒や結核による潰瘍もある（1-4-8a,b）．

5 咬傷

自家咬傷

　咬傷とは歯によって生じる創傷をいい，自分自身の舌や頬粘膜を咬む自家咬傷と，他人や他の動物（そのほとんどは犬咬傷であるといわれている）から咬まれた他家咬傷に分けることができる．ここでは前者の自家咬傷について症例を供覧し，その処置を検討してみたい．

　食事や談話の際，誤って舌や頬粘膜，下唇などを強く咬んでしまうことはよくあることである．血腫や挫創を形成することもあるが，軽いものでは数日で自然治癒するため，とくに治療の対象とならない．しかしながら大きな血腫の場合には，同部を咬むことで疼痛が増すため尖刃刀で切開するとよい．粘膜が薄いため麻酔も必要としない．

　小児においては，一度咬傷が生じて浮腫による腫脹が起きると，それを気にして何度も咬むことがあり，さらに腫脹，挫傷，潰瘍が著明となるので注意が必要である．また歯科治療時に局所麻酔をした際，術後麻酔の残存の説明を十分しなかったため，下唇を強く咬んでしまい，挫傷や潰瘍をみることもある（図1,2）．

　またてんかん発作時や転倒時には，強い力で舌や口唇を咬むため，深く大きな裂傷を生じ，出血も多いことから縫合を必要とすることもある．

[症例1-5]　7歳，男児
主　訴　舌の疼痛
現病歴　3日前に誤って左側舌縁を咬む．その後，咬傷が気になり，舌を咬むことを繰り返していた．翌日，舌の疼痛が著しいため近医院を受診，ケナログ®軟膏とビタミン剤を投与された．しかし舌の腫脹が増大し激痛と38℃の発熱を認めたため当科を受診する．
現　症　口腔内所見では舌の左半側は腫脹し，自発痛，発赤，潰瘍，硬結を認め（1-5a），左側顎下リン

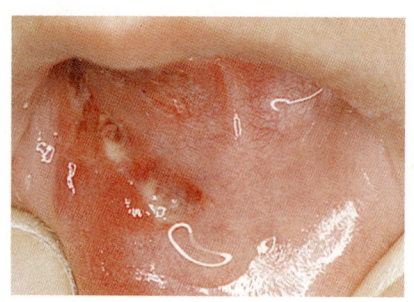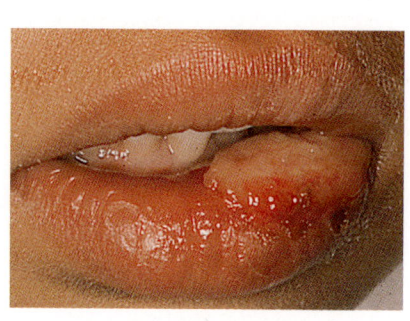

図1｜図2

図1　5歳，女児．D|麻酔抜髄後の誤咬により生じた右側下唇粘膜咬傷．
図2　10歳，女児．伝達麻酔後の誤咬により生じた下唇咬傷．

[症例1-5] 7歳，男児

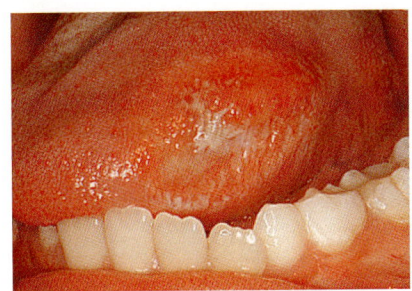

1-5a 咬傷による広範囲な潰瘍を認める．

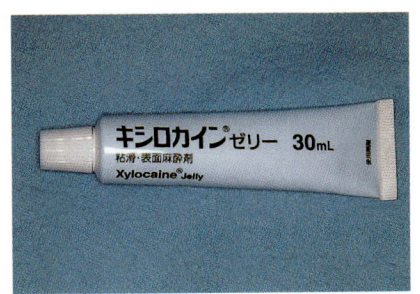

1-5b キシロカイン®ゼリー．

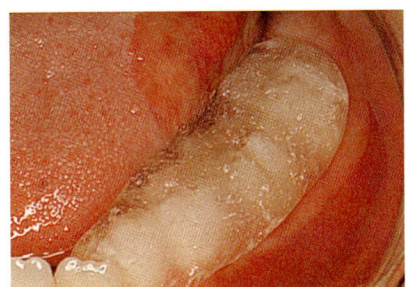

1-5c 接触痛が著明なためプロテクターを装着する．

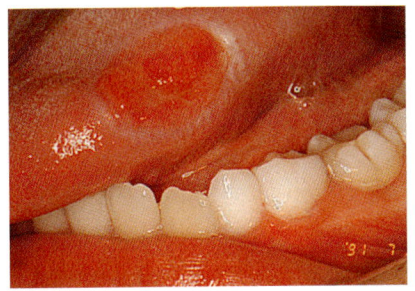

1-5d 初診から5日後．

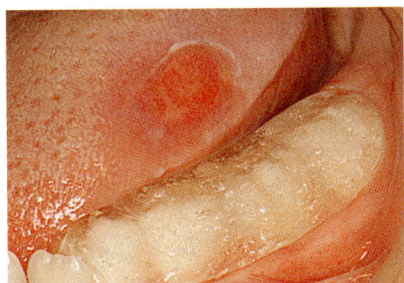

1-5e 9日後．

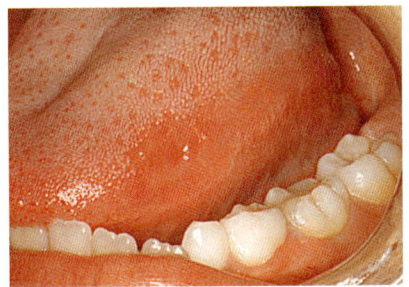

1-5f 約1か月後の治癒像．

パ節の腫脹もみられた．また，接触痛が著明なため舌縁と歯との間に綿花をあてていた．

診　断　舌咬傷（感染を伴う）

処置および経過

抗菌剤としてセプチコール®（ドライシロップ）200mg×4／日と鎮痛剤，含嗽剤を投与．また接触痛が強度で流動食以外に食物が摂取できないため，キシロカイン®ゼリー（1-5b）を投与して食前に舌に塗布させた．そして示指による触診で DE 舌側咬頭に軽度の歯牙鋭縁を認めたため削合した．

初診から1日後には熱発は消失し舌の腫脹がやや消退したが，自発痛，接触痛は依然著明であった．そこで歯牙との刺激を避ける目的と，腫脹した舌縁が咬合面上にのらないように左側下顎歯をレジンプレートで被覆してみた（1-5c）．3日後，まだ接触痛が著しいため創面を保護する目的で，噴霧式口内治療薬サルコート®を投与し舌に噴霧させた．5日後，自発痛は消失し，接触痛と腫脹は軽度認められるだけになった．

創面の中央は2.0×1.5cmの潰瘍であるが，その周囲には白帯が出現し，炎症の消退をみる（1-5d）．

9日後には舌の腫脹は消失し潰瘍も消失傾向にあった（1-5e）．抗菌剤は12日間投与し，症状は14日間で全く消失した．なお初診時の舌潰瘍からの細菌検査で *streptococcus mitis* が検出された．1-5fは初診から約1か月後の治癒した舌である．

症例をとおして

本症例は誤って舌を強く咬んでしまい，浮腫が生じて腫脹，そしてさらに誤咬を繰り返すうちに感染し，症状が激しくなったものと推測される．このような場合の処置は疼痛や食物摂取のコントロールになる．疼痛コントロールができなかったり，食物摂取が困難な場合には入院加療が必要な場合もある．

本例では薬剤投与の他，既時重合レジンで歯のプロテクターを作り装着した．誤咬を防ぐとともに創面を保護し，舌に粘膜表面麻酔剤やサルコート®を塗布することで疼痛のコントロールを行った．

日常歯科臨床のこんなときどうする／口腔外科編

6 口腔軟組織の外傷
概論

外傷の概要

　口腔顎顔面領域では交通事故，スポーツ，作業事故，打撲，転倒，転落などの機械的原因によって外傷（あるいは損傷）を受けることが多い．創の状態により裂傷，切創，擦過傷，挫創，割創，刺創，咬傷などに分類される．

　口腔軟組織の外傷には口唇，舌，歯肉，頰粘膜，口蓋，口底部があり，鉛筆や箸，歯ブラシなどをくわえての転倒，タービンバーなどの歯科用器具，歯の鋭縁や不適合義歯などによる損傷もある．

　口腔軟組織の外傷を受けた患者が開業歯科を受診した場合に，自分で処置するか，緊急処置のみを行って口腔外科のある専門病院へ紹介するか，それともただちに紹介するのかを迅速に判断しなければならない．そのためには的確な診断と適切な外科処置が必要とされる．口腔軟組織の外傷について症例をもとに検討してみたい．

[症例1-6-1] 15歳，男性
主　訴　歯肉からの出血と上唇の腫脹
現病歴　自転車から転倒して上唇と歯肉に外傷を受ける．近歯科を受診した後，紹介にて来院する．受傷後，5時間を経ていた．
現　症　上唇は腫脹して，上唇粘膜に約3cm，1|1唇側歯肉および上唇小帯に約2cmの裂傷を認めた．歯肉および上唇小帯からは持続的な出血をみる．歯牙所見は 1|1 に軽度の打診痛と動揺を認めたが，X線検査で異常は認められなかった．
処置および経過
　裂傷周辺部に浸潤麻酔を行い，除痛後に創内を生理食塩水で洗浄し，出血の続く歯肉および上唇小帯を3-0号黒絹糸で縫合した（1-6-1a）．上唇粘膜裂傷部は深さ約5〜7mmで，創内に異物の迷入がないことを確認のうえ，創縁を合わせてみる．一部はジグザグで挫滅創となっていたため切除したうえで（1-6-1b），10糸縫合した（1-6-1c）．
　抗菌剤，消炎剤を5日間と鎮痛剤（頓用）および含嗽剤を投与した．1週間後に抜糸し，治癒状態は良好であった．

[症例1-6-2] 13歳，男性
　階段より転落し下顎を打撲する．オトガイ部皮膚には軽度の内出血斑を認めるのみだが，口腔内では下顎前歯部の歯肉頰移行部にそって骨膜下に達する約4cmの切創を認めた（1-6-2a）．骨膜を含み3-0号黒絹糸を用いて縫合した（1-6-2b,c）．

外傷処置の基本

止血・創の洗浄，異物の除去
　外傷処置の基本は止血と創の洗浄，異物の除去で

[症例1-6-1] 15歳，男性

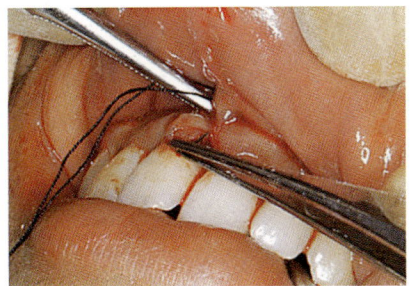

1-6-1a 浸潤麻酔後に創内を生食水で洗浄し，歯肉および上唇小帯を3-0号黒絹糸で縫合した．

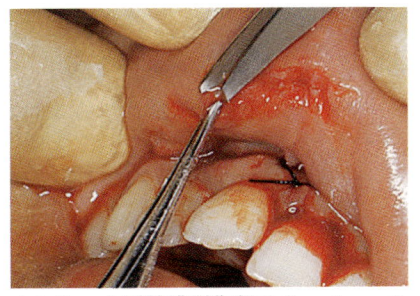

1-6-1b 上唇粘膜裂傷部は5〜6mmの深さがあり，異物の迷入のないことを確認して創縁を合わせた．一部ジグザグな挫滅創となっていたため，切除した．

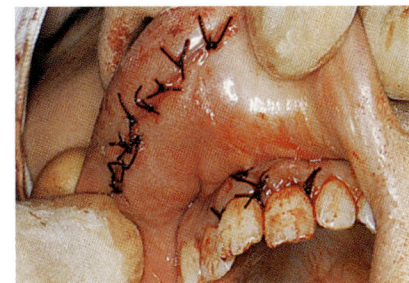

1-6-1c 上唇粘膜を10糸縫合した．

[症例1-6-2] 13歳，男性

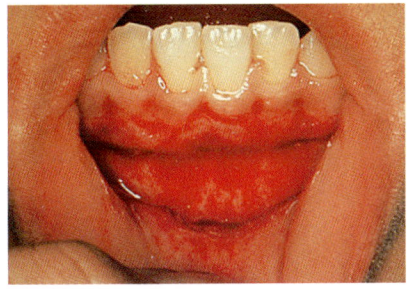

1-6-2a 下顎前歯部の歯肉頬移行部にそって骨膜下に達する切創が見られる．

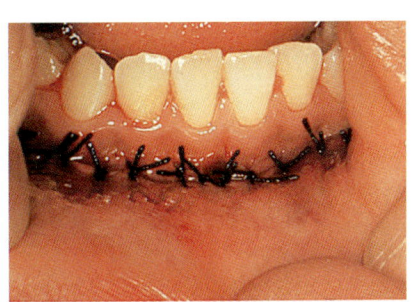

1-6-2b 歯肉切創を3-0号黒絹糸で骨膜を含み縫合する．

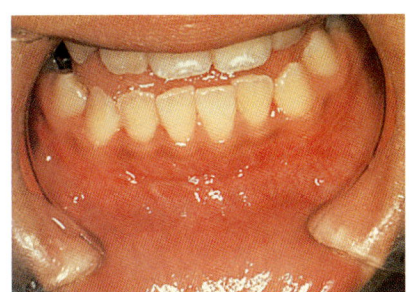

1-6-2c 受傷後28日目．

[深い創の縫合法]

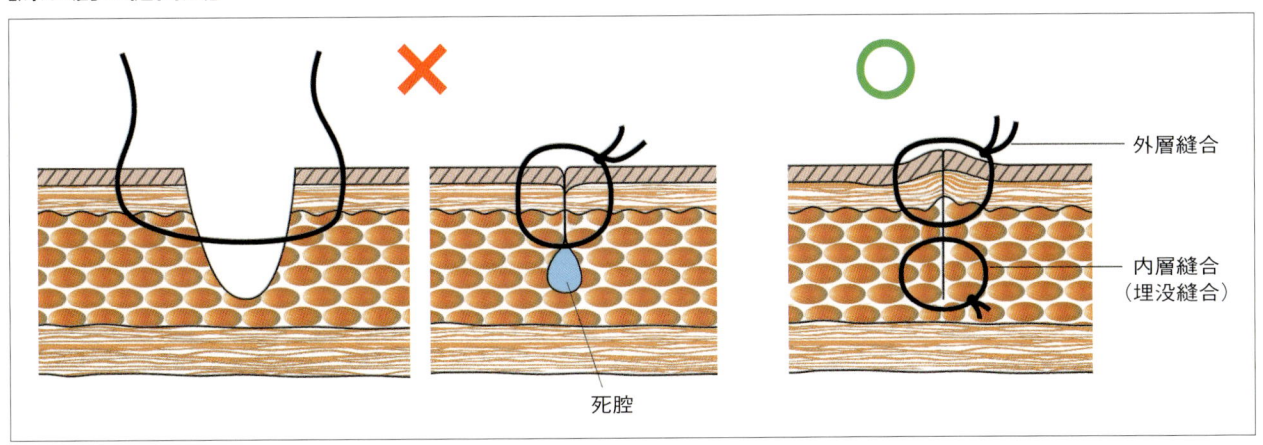

図1 縫合時に死腔を作らないように内層縫合してから外層縫合をする．

ある．口腔軟組織は血管に富むが，比較的早期に自然止血することが多く，出血している場合でも圧迫や，エピレナリン含有局所麻酔剤による浸潤麻酔，縫合処置にてほとんどの場合が止血する．しかし，拍動性出血で止血が困難な場合は，出血する血管を探しだし，止血鉗子ではさみ，ナイロン糸で結紮を行う．

深い創の縫合

次いで縫合であるが，口腔軟組織の外傷は治癒も早く，みにくい瘢痕が残ることはあまりないため，創縁を合わせて縫合して感染防止に注意すれば良い．しかし口唇，舌，頬粘膜などで深い創を有する場合には，ナイロン糸で内層縫合を行ったうえ外層縫合を行う（図1）．そうしないと死腔を作ってしま

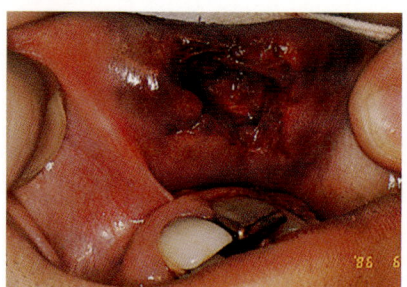
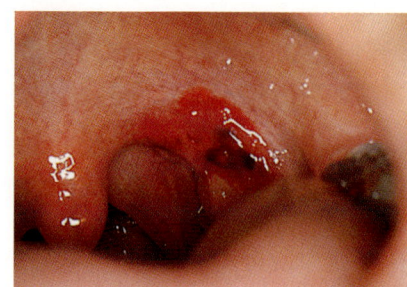
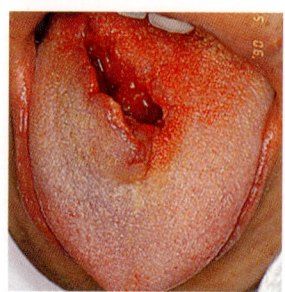

1-6-3　野球ボールによる打撲で生じた口唇粘膜の挫創．

1-6-4a　歯ブラシをくわえて転倒したことで生じた軟口蓋の挫創．

1-6-5　酔って階段より転落したことで生じた舌の裂創．

[内頸動脈の走行]

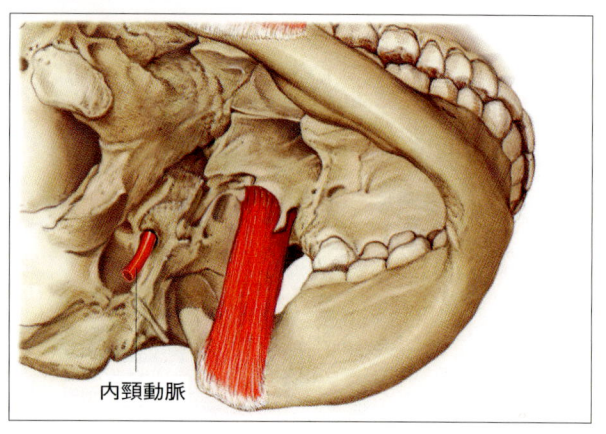

図2　内頸動脈の走行シェーマ．
外頸動脈と分岐した内頸動脈は下顎骨の内方を通って，咽頭側壁の内側を通り頸動脈孔から頭蓋に入る．

い感染の原因となったり，術後に硬い瘢痕組織として残ってしまうこともある．

きれいな瘢痕を得るために

また，挫創で創縁がジグザグでかなりの挫滅組織を有する場合には，凹凸のある創縁を1〜2mm切除したうえで縫合した方が創面がきれいに治癒する．挫滅された組織を切除して創の新鮮化をすることをデブリードマンdebridementといい，とくに皮膚の挫創や斜めに切り込んだような創においては，きれいな瘢痕を得るための要点といえる．

外傷の応急処置

口腔粘膜の外傷を受けた患者が来院した場合の応急処置は止血である．口腔外科の専門医へ紹介する場合でも，多量の出血がみられるならば，まず浸潤麻酔をした上で，大まかでもいいのでとりあえず縫合をして止血させることが優先される．またグランドなどの砂地で受傷した際には，創の状態によっては破傷風に対する配慮（沈降破傷風トキソイド注／33頁表1参照）が必要である．

また損傷部位が口蓋扁桃周囲に近い場合（1-6-4a）は，その内方に内頸動脈が走行しているため（図2），外傷に続発して動脈内に壁在性血栓を生じ，剥がれて血流にのり，中大脳動脈領域に閉塞が生じ，全身もしくは半身麻痺や死に至るような大きな事故につながることもある．

そのときの主症状として意識障害，失語，痙れん発作，視力障害などがある．その症状が現われたときにはただちに脳神経外科や神経内科などを受診させ，血管造影やCTなどの画像診断や十分な管理下での処置が必要となる．

日常歯科臨床のこんなときどうする／口腔外科編

7 口腔軟組織の外傷
口唇の裂傷

口唇の裂傷の処置法

　口腔軟組織の外傷のなかから口唇裂傷の症例をとりあげ，その処置について解説してみたい．

[症例1-7-1] 12歳，男性
主　訴　上口唇の裂傷
現病歴　自転車で走行中に転倒，上唇に裂傷し近歯科を受診後，紹介にて来院する．
現　症　上唇部は腫脹して約2cmの裂傷を認め，少量の出血をみる（1-7-1a）．頭部や歯，顎など他部位の外傷は認めない．

処置および経過
　2％キシロカイン3.0mlにて上唇に浸潤麻酔を行った後，裂傷部の大きさ，深さ，程度，さらに創内に異物が迷入していないかなどを観察した（1-7-1b）．もし砂などの異物があれば感染や治癒不全の原因となるため注意深く完全に除去しなければならない．
　まず創内を生理食塩水でよく洗浄した後，創縁を合わせて縫合の順序を予想してみる．創縁が細かくジグザグしていたり，薄く剝いだようになっていて明らかに血行がない場合には，そのまま縫合すると壊死したり醜くなったりするため切除（デブリードマン）する．ただ顔面では組織の切除を最小限にとどめ組織を保存するよう心がける．創が深い場合の縫合は深部より表層へと行う（25頁図1参照）．
　本例では創が赤唇から上唇粘膜へ貫通していた．5-0ナイロン糸で筋層縫合を4糸行った後，死腔を作らないよう赤唇部表層を約2mm幅で縫合した（1-7-1c）．その後，安静保持と創内の血腫を予防するため帯状の弾性絆創膏で上唇を軽く圧迫固定した．
　抗菌剤は7日間，消炎剤は14日間，鎮痛剤は頓服で3回内服した．1-7-1dに約1か月後の良好な治癒状態を示す．

[症例1-7-2] 22歳，男性
現病歴　バイクに乗って転倒，上唇に裂傷を受け1|歯冠を破折する．上唇裂傷部からの出血は多量で救急車にて来院．
処　置
　上唇に約3cmの裂傷を認め，創部より動脈性の出血をみる．2％キシロカイン（血管収縮剤エピネフリン含有）による局所浸潤麻酔をしても止血せず，モスキート（止血鉗子）で出血部を挟み止血する（1-7-2a）．
　創内を生理食塩水でよく洗浄して，異物迷入がないのを確認後，血管を結紮した（1-7-2b，図1）．5-0ナイロン糸で筋層を約7糸縫合（1-7-2c）．ついで赤唇部表層を10糸縫合した（1-7-2d）．

1　外傷・損傷

[症例1-7-1] 12歳，男性

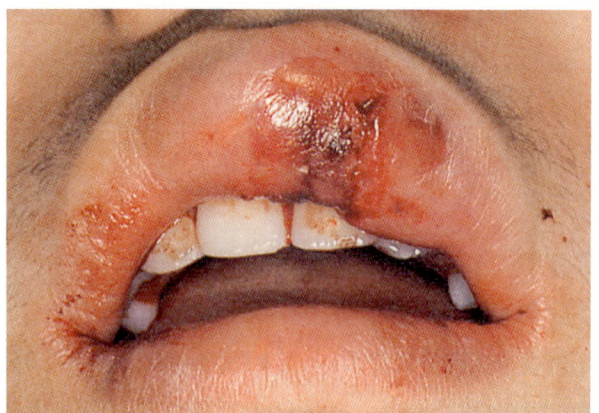

1-7-1a　上唇部に2cmの裂傷が認められる．

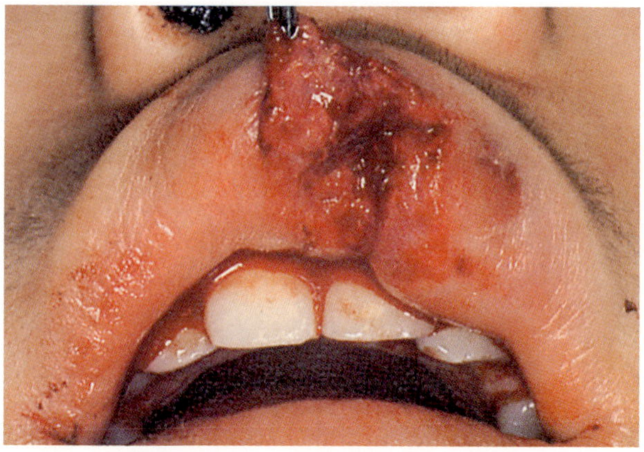

1-7-1b　浸潤麻酔を行い，裂傷部の程度と異物の迷入を調べる．

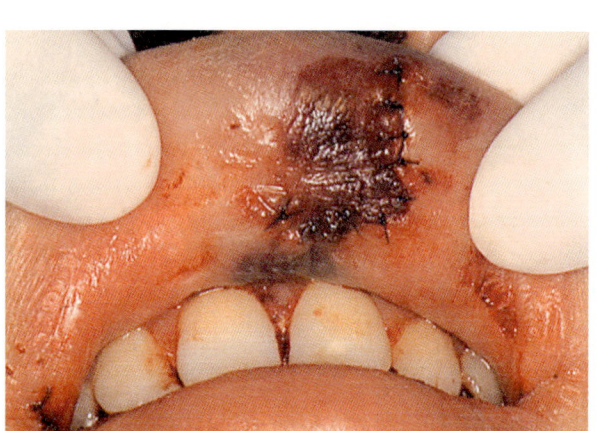

1-7-1c　赤唇から上唇粘膜へ創が貫通していたため，5-0ナイロン糸で筋層縫合を4糸行った後，死腔を作らないように赤唇部表層を2mm幅で縫合した．

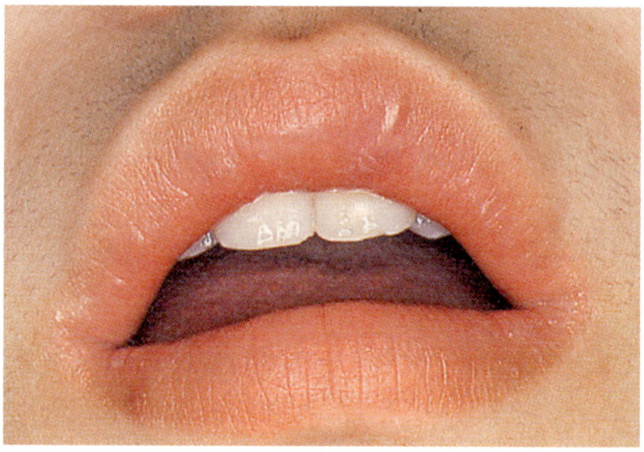

1-7-1d　1か月後，良好な治癒を示している．

[症例1-7-2] 22歳，男性

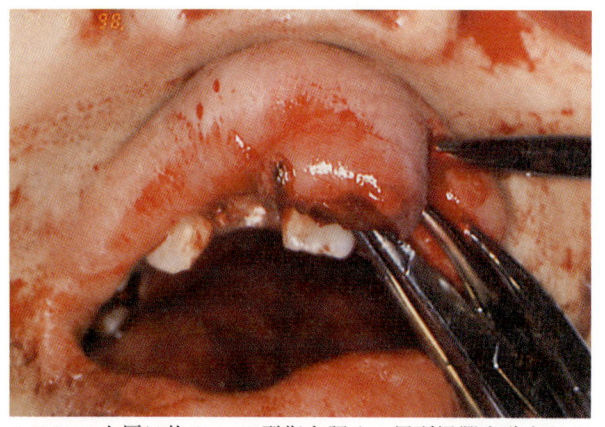

1-7-2a　上唇に約3cmの裂傷を認め，局所浸潤麻酔をしても止血しないため，止血鉗子（モスキート）で出血部を挟み止血した．

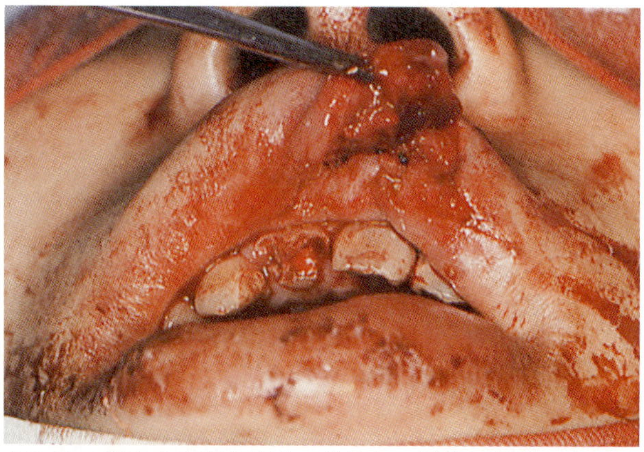

1-7-2b　創内を生理食塩水で洗浄し，異物の迷入のないことを確かめ，血管を結紮した．

止血の手技

　口腔の軟組織の損傷は多くの場合，出血を伴うことが多い．出血は完全に止血させ，創部を明視野にすることが創部のていねいな縫合に繋がっていくので大切な手技になる．そこで基本的な止血の手技について述べてみる．

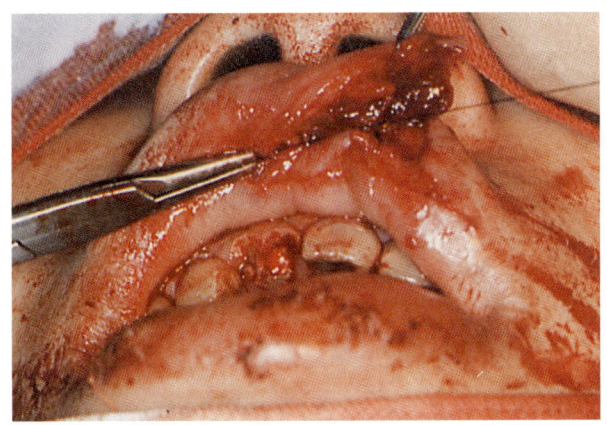

1-7-2c　5-0ナイロン糸で筋層を7糸縫合．

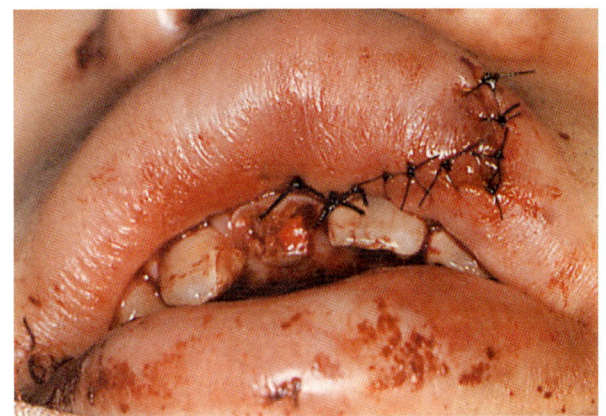

1-7-2d　赤唇部表層を10糸縫合した．

[止血法]

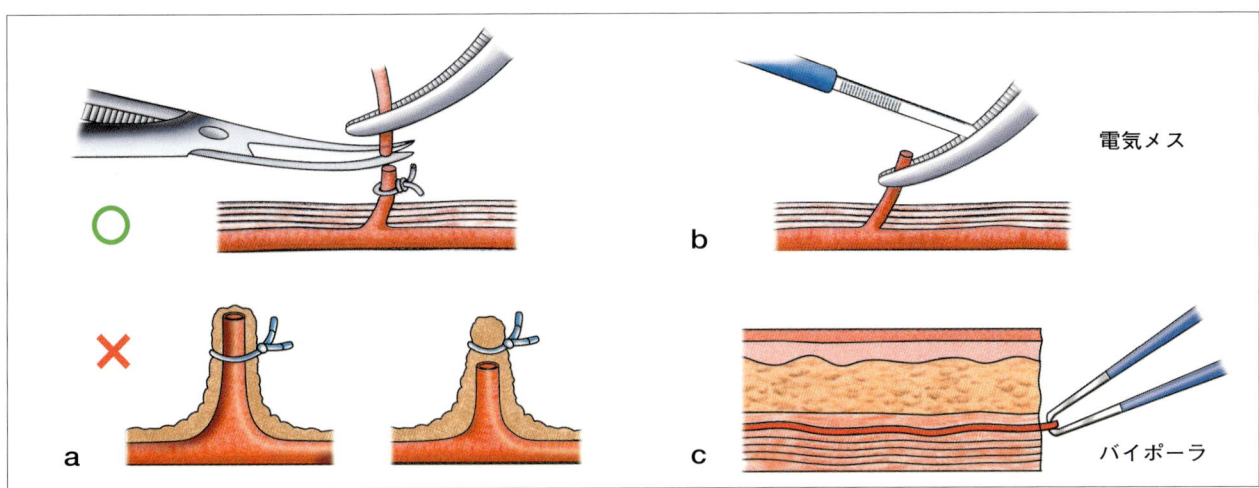

図1

表3　局所止血剤

製　剤	商品名	効能・効果	用法・用量	注　意
臓器性止血製剤	トロンビン局所用液〔1V（5ml）中5,000単位〕	通常の結紮では止血困難な小血管，毛細血管および実質臓器からの出血（たとえば外傷に伴う出血，手術中の出血，骨性出血など）．	生理食塩水で希釈した液（トロンビンとして50～1,000単位/ml）をガーゼに染み込ませて出血面を圧迫	併用禁忌として凝固促進剤（蛇毒製剤など），抗線溶剤，アプロチニ製剤がある．また妊婦への安全性は未確立
ゼラチン製剤	スポンゼル，ゼルフォームスポンジ，粉末ゼルフォーム	各種外科領域における止血，褥瘡潰瘍	適当量を乾燥状態のまま，または生理食塩液かトロンビン溶液に染み込ませて創面に貼付し，浸出する血液を吸収させ固着して止血	禁忌として，血管内への使用
セルロース末製剤	サージセル綿型Ⅱ，サージセルガーゼ型	各種手術時の止血および創腔充塡	出血創面に直接適用するか，創腔に充塡する	重大な副作用として，骨再生抑制，神経障害などがある．禁忌として，骨折面，大動脈の出血部，非出血性の多量の漿液浸出部がある
エピネフリン製剤	3,000倍エピネフリン液	手術時の局所出血の予防と治療	0.033～0.01％溶液をガーゼに染み込ませて出血面を圧迫	重大な副作用として，肺水腫などの全身性症状の出現がある

[赤唇部表層の縫合]

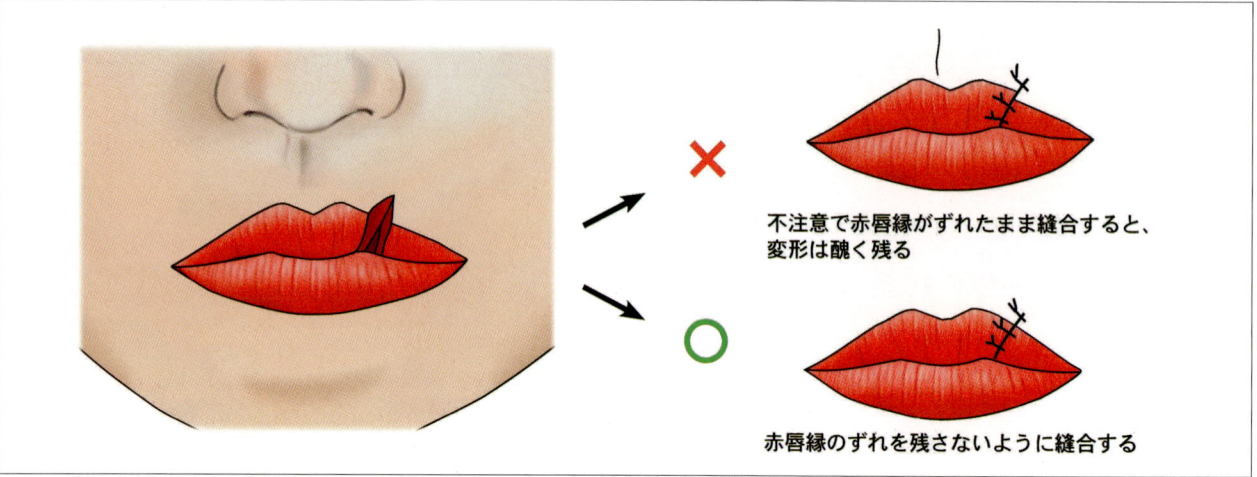

図2　内層縫合の後の赤唇部表層の縫合では赤唇縁にズレがないように縫合する．

[圧迫法]

　手指を用いて圧迫を加えることにより止血させる．この際，3,000倍のボスミンをガーゼに浸して出血部を圧迫止血することも多い．

[創縁を縫合する方法]

　小さな血管から出血している場合，粘膜の創縁を4-0絹糸やソフトナイロン糸などの縫合糸を用いて密に縫合することにより，止血させる．

[血管を結紮する方法]

　血管の断端を止血鉗子でつまんで，4-0や5-0の細い絹糸で結紮して止血させる．ただしこの際，血管と周囲組織を一緒に結紮してはいけない（図1a）．

[焼灼法]

　電気メスかバイポーラを用いて出血している血管の断端を焼灼して止血させる（図1b,c）．

縫合と審美性

　口唇外傷においてとくに注意せねばならない点がある．それは創部が赤唇と皮膚の両方にまたがっている場合，内層縫合が終って表層縫合に移ったならば，まず移行部をともに縫合して赤唇縁のずれを残さないようにすることである（図2）．さもないと治癒後に赤唇縁がずれたままで醜く，修正術が必要となる．

[縫合糸]

　口腔粘膜の縫合には3-0あるいは4-0黒絹糸またはソフトナイロン糸を，口唇や皮膚の縫合には組織反応の少ない5-0あるいは6-0ナイロン糸を使用している．

専門医への紹介

　本症例を含めて以下のような口唇の外傷は専門医へ紹介するのが望ましい．
・動脈性出血があり，止血が困難である．
・創内に迷入した異物が多い．
・創縁が複雑で挫滅創となり両断端がうまく合わせられない．
・創部の深さが約5mm以上で筋層に達していて5-0ナイロン糸付き針などによる内層縫合を必要とする．
・創が赤唇縁を越えて皮膚におよんでいる．

　口腔領域に外傷を受けた患者が開業歯科を受診した場合，予約で待っている他の患者や器具の準備・消毒などを考えると，どの程度までの症例を行えばよいのか一概には判断できない．しかしながら緊急を要する応急処置，そして他病院を紹介する上での判断基準などを知っていることは大切なことである．

日常歯科臨床のこんなときどうする／口腔外科編

8 顔面皮膚の裂傷

口腔周辺の軽度な裂傷

　口腔周辺の顔面皮膚のみに高度な損傷を受けた患者が開業歯科を受診することはあまりないが，皮膚の損傷が軽度であったり，歯牙や歯肉の損傷を伴っている場合，さらに口腔内の疼痛，出血を主訴としている場合には十分ありえる．

　そこで口腔周辺の比較的軽度の皮膚裂傷について解説してみたい．

[症例1-8-1] 23歳，男性
現病歴　オートバイを運転中，転倒し，左側上唇部皮膚に裂傷を受ける．
現　症　診査では|1 2 歯牙に軽度の不完全脱臼と口唇粘膜に内出血斑を認める程度で，上口唇部皮膚以外の他の部位への損傷は認めなかった．
処置および経過
　左側上口唇の裂傷周囲にエピネフリン含有の2％キシロカイン1.8mlの浸潤麻酔を行った後，創内に泥などの汚れが入っていないか確認し，生理食塩水で洗浄した．裂傷は長さ約1cm，深さは約5～6mmであった．6-0針付ナイロン糸で2糸の真皮縫合を行って創面を寄せ合わせた後，皮膚縫合を5糸行った（1-8-1a）．

　その上よりエキザルベ®軟膏（副腎皮質ホルモン・抗菌剤配合剤）を塗ったシリコンガーゼを置き，上より小ガーゼを当てがった．

　創部を縫合し，抗菌剤と消炎剤を4日間と鎮痛剤を頓服で投与し，翌日に経過観察と創の消毒とを行った．5日目に抜糸を行い，サージカルテープ（3M, Steri-Strip™／図3）で創縁を固定した．サージカルテープは創縁にかかる張力を減少させ，局所の安静を得るためである．

顔面皮膚裂傷の処置

　局所麻酔を行った後，創内の汚れや異物を除去し，大量の滅菌生理食塩水でよく洗浄する．十分に除去しておかないと，後で外傷性の入れ墨（traumatic tatooing）となり醜状を残すこととなる．次いで創縁を合わせてみて正確に合えば縫合へと移る．挫滅創で将来創縁が一部壊死し，治癒不全や瘢痕として残ると思われたならばトリミングを行う．

　創が深さ4～5mm以内と比較的浅い場合は6-0あるいは5-0ナイロン糸（ベア®，シグマ®）で皮膚を縫合する．深い場合には真皮縫合をした上で皮膚縫合を行う（1-8-1c）．真皮縫合とは創縁を寄せるために，真皮層レベルで縫合する方法で，皮膚縫合糸を除去後に創が開くのを防ぎ，瘢痕を可及的に少なくするために行う．適応は創縁の緊張度や，創の大きさ，部位などによって判断する．

　縫合手技としては針を1-8-1d①のように下から上

[症例1-8-1] 23歳，男性

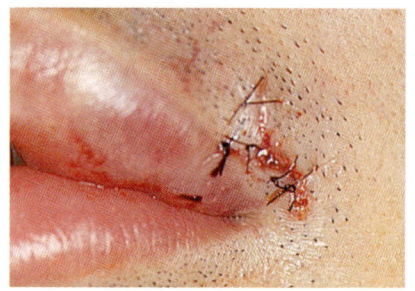

1-8-1a 裂傷は長さ約1cm，深さ5〜6mmである．6-0針付ナイロン糸で2糸の真皮縫合を行った後，皮膚縫合を5糸行った．

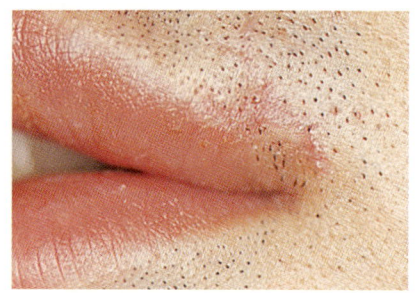

1-8-1b 5日目に抜糸し，そのあとサージカルテープで創縁を固定させながら治癒を待つ．

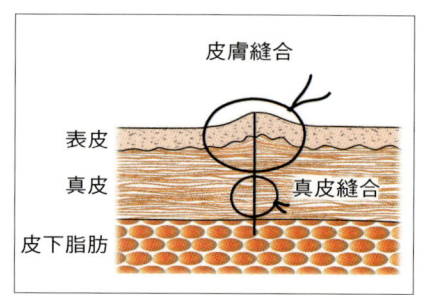

1-8-1c 真皮縫合と皮膚縫合．

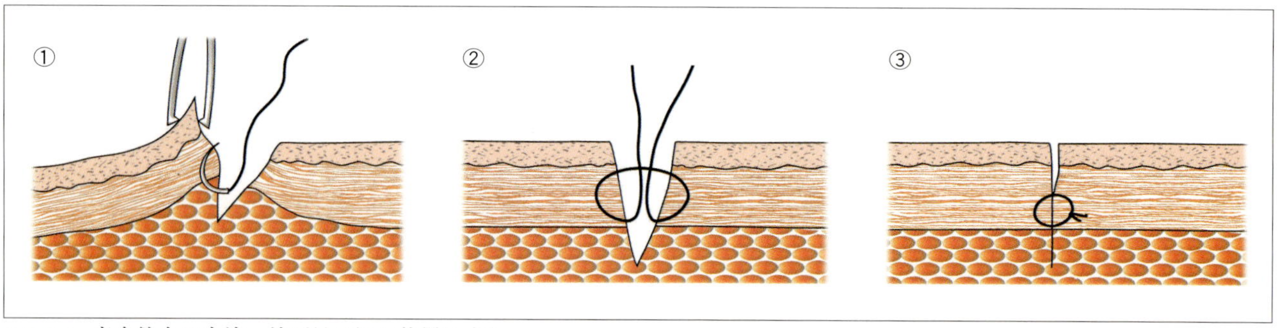

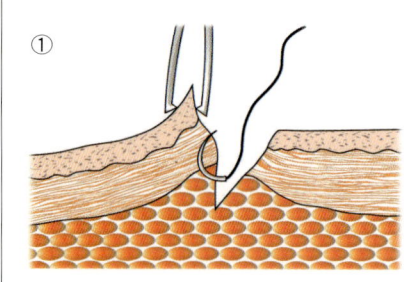

1-8-1d 真皮縫合の方法，結び目は深い位置にする．

[症例1-8-2]

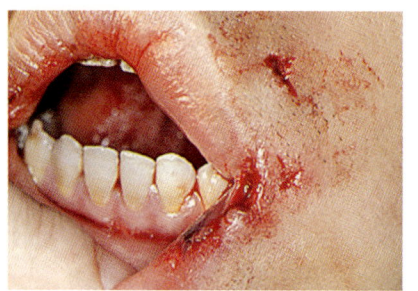

1-8-2 交通事故による裂傷．

[症例1-8-3]

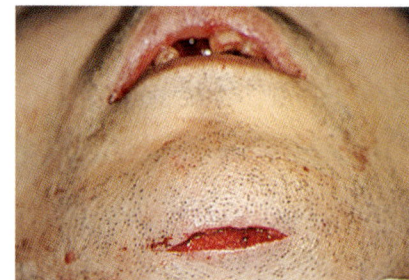

1-8-3 交通事故による裂傷．

[症例1-8-4]

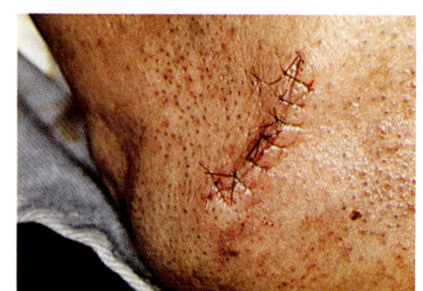

1-8-4 皮膚縫合は創縁が軽く合わさっているか，少し盛り上がる程度に行う．

へ抜き，次いでもう一方の創面では上から下へ抜き縫合すると，結び目を深い場所に位置させることができる（1-8-1d）．

1-8-2，1-8-3はともに交通事故による裂傷で，真皮縫合をした上で皮膚縫合を行った．皮膚縫合は軽く創縁が合わさっているか，多少とも盛り上がる程度がよく，2〜3mm幅で縫合する（1-8-4）．その上よりガーゼが浸出液や出血でくっつかないように，エキザルベ®やバラマイシン®軟膏のついたシリコンガーゼを当て，その上を綿ガーゼで軽く圧迫する．

抜糸は4〜5日目で行い，皮膚の緊張で創が開かないように指で創面を合わせサージカルテープで固定する（図1）．テープは張力がなくなり剥がれそうになる5〜7日に1度交換し，創の状態にもよるが1〜3か月間は続ける．

また創が安定するまでの1か月間，テープを交換する際には，ピンセットで端をつまみながら剥がし，創の上で合わせてから，創面が哆開しないよう指で押さえながら除去する（図2）．

外傷への応急処置

外傷患者は予期せぬときに来院し，その処置には正確さと精密さを要求されるため時間をとられ診療

[縫合糸の痕跡を残さない方法]

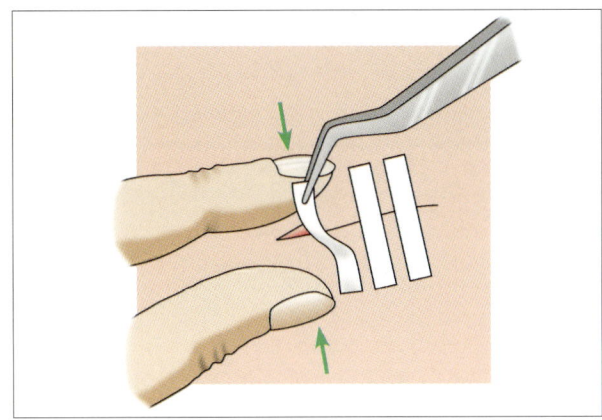

図1　創縁にかかる張力を減少させるために抜糸し，サージカルテープで固定する．

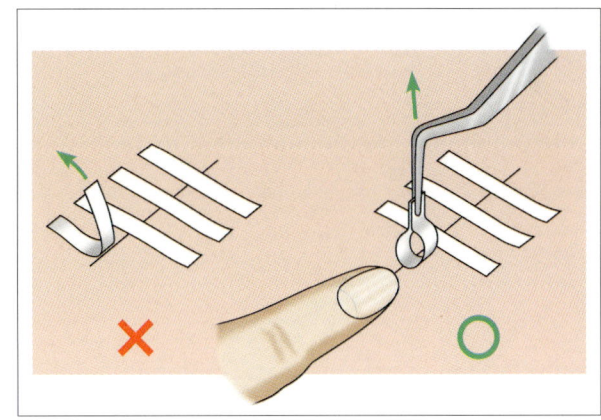

図2　創が安定するまでテープを週1度交換する．交換に際してはテープの端をピンセットでつまみながら剝し，創の上で両端を合わせ，創面が哆開しないように押えながら除去する．

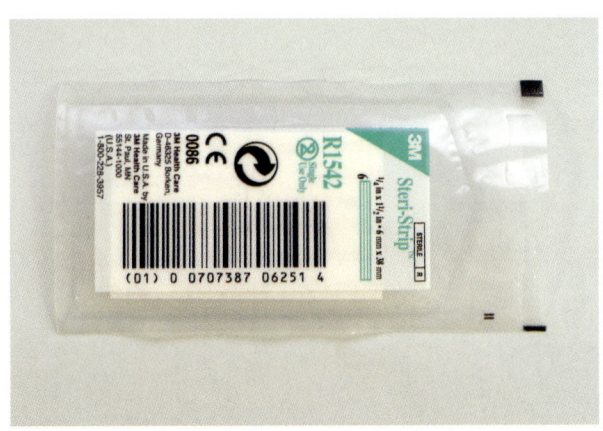

図3　サージカルテープのSteri-Strip™（3M）．

表1　抗破傷風製剤

ポリエチレングリコール処理抗破傷風人免疫グロブリン
　　商品名／テタノブリン-IH　注射薬（三菱ウェルファーマ）
　　投与法／予防は250I.U.,重症の外傷症例では1,500～3,000I.U.,重症例で3,000～4,500I.U.を点滴静注またはきわめて緩徐に静注する．

の予定をくるわせることが多い．顔面皮膚外傷の応急処置は，疼痛が激しい場合には，局所麻酔を行い，鎮痛剤を内服させる．また，出血が多量であれば，エピネフリンの効果で止血できるかどうかを試みて，止血できなければ大まかでも止血のための縫合を行う．

　縫合は単に閉じるだけの処置であれば簡単であるが，創がきれいで変形や拘縮もなく，縫合糸の痕跡も残さずに治すことは比較的難しい．後日，瘢痕が目立ち修正手術を必要とすることもあるので，開業歯科では小さく浅い創に対して処置を行うにとどめ，それ以外の大きな深い創に対しては，消毒後にバンドエイドやガーゼとテープなどで創を固定し，口腔外科や形成外科のある専門病院へ紹介するのが望ましい．

　また1-7でも触れたが裂傷を受けた場所が土の多い公園やグラウンドなどの場合は，破傷風の発症予防ならびに発症後の症状軽減のための抗破傷風製剤（表1）投与が必要である．

日常歯科臨床のこんなときどうする／口腔外科編

9 歯槽骨骨折

外傷による歯槽骨の骨折

　歯槽骨骨折の処置について症例を供覧し解説してみたい．

[症例1-9-1] 18歳，男性
主　訴　下顎前歯部の動揺と疼痛
現病歴　1日前に自転車から転落し，下顎前歯部を強打．下顎前歯部の動揺と疼痛を認め某歯科を受診，紹介にて来院する．
現　症　下唇に腫脹を認めるが外傷はなく，口腔内では下顎前歯部の歯槽粘膜や口底に内出血斑を認め，同部の圧痛は著明であった．歯の動揺は$\overline{3\,2|}$ 2度，$\overline{1|1}$ 3度で$\overline{3\,+\,1}$ までの歯牙・歯槽部がワンブロックとして動き，$\overline{3\,2\,1|1}$ 打診痛（＋）であった（1-9-1a）．
　X線所見では$\overline{3\,+\,1}$ の根尖部に沿った水平の骨折線を認めた．また根尖部の歯根膜空隙は拡大し歯牙の挺出を示していた．（1-9-1b，c）．
処置および経過
　2％キシロカイン浸潤麻酔下で，$\overline{3\,+\,1}$ 歯および歯槽骨を整復，動揺の著しい$\overline{1|}$ と動揺を認めない$\overline{|2}$ を歯牙結紮する（1-9-1d）．そして$\overline{5\,+\,3}$ をシーネ（MMシーネ，三金工業）で固定した．
　テクニックとしては，シーネを口腔内で試適して必要な長さに切断，断端を丸めて内側ベンディングしておく．0.4mmφ（臼歯用）や0.3mmφ（前歯用）のワイヤー（三金工業）で歯とシーネを囲綾結紮し固定する．その際の注意として固定源となる$\overline{5\,4|2\,3}$ の囲綾ワイヤーは，舌側歯頸部に入るようにストッパーやプッシャーで押さえて強固に結紮する（図1）．
　$\overline{3\,2\,1|1}$ 脱臼歯の囲綾ワイヤーは舌側基底結節上に位置するように結紮する．こうすることで脱臼歯を根尖側へ圧下する力が加わり，骨折片が整位され初期固定が得やすい（1-9-1e）．最後にワイヤーをホープライヤーで絞め直し，断端は痛くならないように曲げておく（図1）．また脱臼歯は挺出していることが多いので，咬合紙でバイトをチェックし削合する（1-9-1f）．
　感染防止のため抗菌剤を計7日間内服させた．
　歯槽骨骨折の固定期間は通常4～6週間で，本症例では4週後にシーネを除去した．固定除去時の歯牙動揺は1～2度で，まだ完全治癒ではなかった．シーネ除去は歯牙の骨性癒着を防ぐために，やや早期が良い．
　シーネ固定除去直前X線写真（1-9-1g）で，$\overline{2\,1|}$ に根尖病巣を認め，電気歯髄診断でも陰性反応であったため，$\overline{2\,1|}$ 抜髄処置を行い根管治療を開始し，2週間後に根管充填を行った．6か月後には歯の動揺は正常，$\overline{3|1}$ は電気歯髄診断で正常，X線所見でも骨折線，根尖病巣，歯槽硬線の改善が認められ経過は良好であった（1-9-1h，i）．

1-9 歯槽骨骨折

[症例1-9-1] 18歳，男性

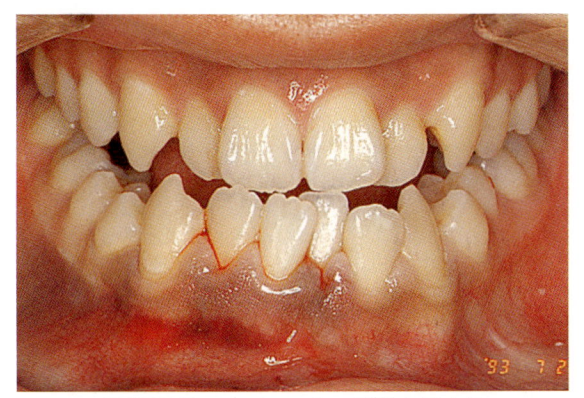

1-9-1a ３+１ がワンブロックの動揺を認める．

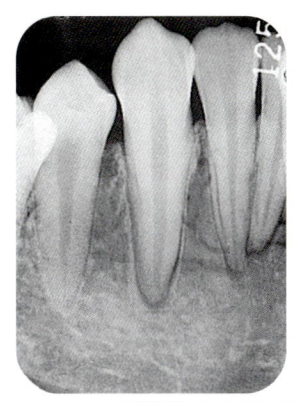

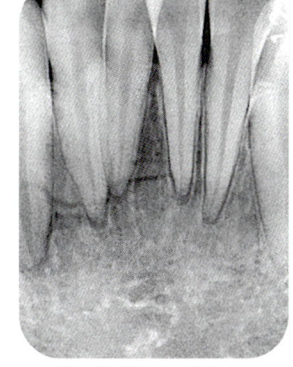

1-9-1b,c ３+１ 根尖部に沿って水平に骨折線を認めた．

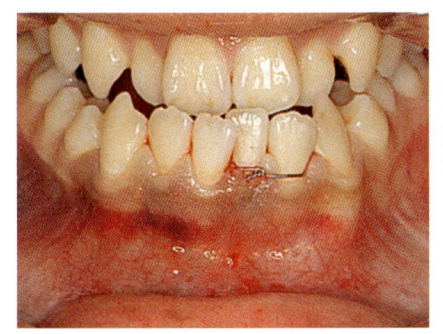

1-9-1d ２３| 歯牙固定．

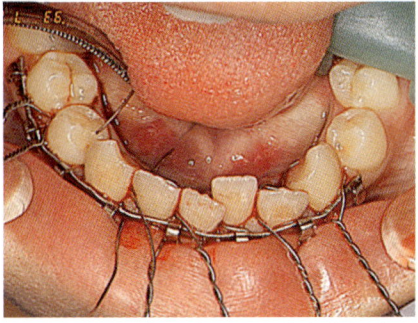

1-9-1e シーネ固定．シーネをまたぐようにワイヤーを通す．口底に著明な内出血斑を認める．

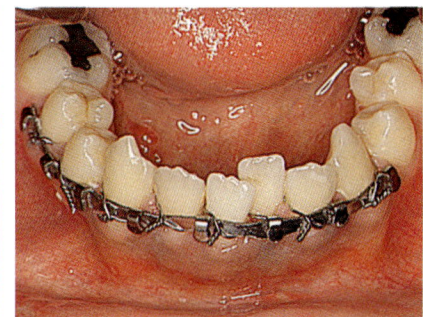

1-9-1f シーネ固定．

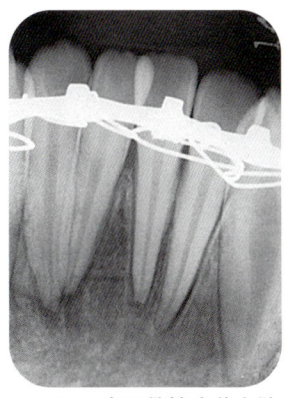

1-9-1g 歯の骨性癒着を防ぐため，固定4週後にシーネを除去．３２| 根尖病巣を認め抜髄する．

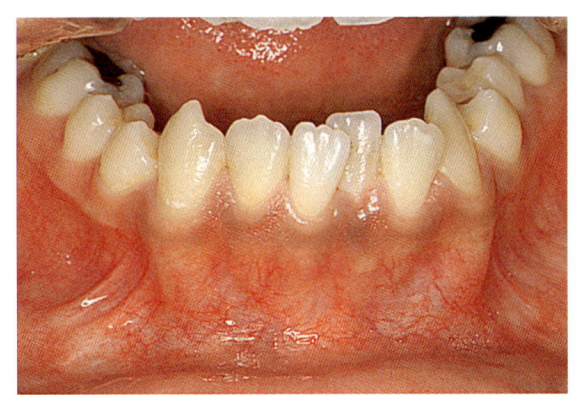

1-9-1h 6か月後．

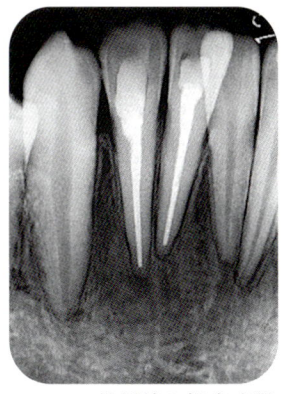

1-9-1i 骨折線や根尖病巣は消失し，経過良好である．

[症例1-9-2] 38歳，男性

交通事故で下顎部を強打，上下唇や歯肉，口底に裂傷を負う．口腔領域以外に損傷は認めず紹介来院．２１|４ 完全脱臼と |１２３ 歯槽骨骨折を認め，偏位は著明であった（1-9-2a）．

症例1-9-1と同様に整復しシーネ固定を行ったところ経過良好であった（1-9-2b）．このような広範囲の歯槽骨骨折に対しても，同顎の残存歯が固定源として使用できるならば，シーネ固定は有効である．

紹介にあたっての応急処置

歯槽骨骨折の処置としては止血，創面の縫合，骨折片の整復固定を行い，感染防止に努めることが重要となる．そのため器材や消毒の上で適切な処置が得られないと思われたときには，口腔外科のある病

日常臨床のこんなときどうする／口腔外科編

[症例1-9-2] 38歳，男性

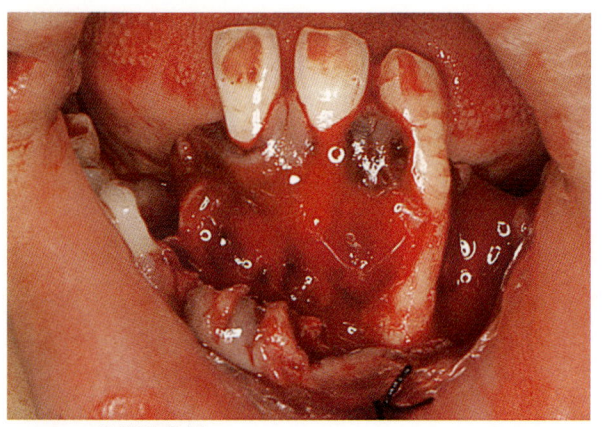

1-9-2a　歯槽骨骨折．

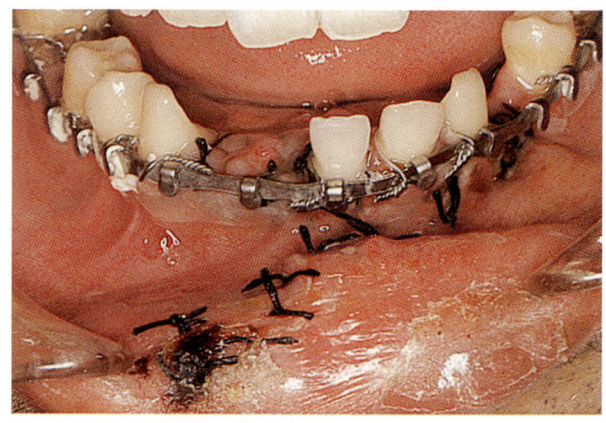

1-9-2b　シーネ固定と粘膜縫合．

[歯槽骨骨折におけるシーネ固定の手技解説]

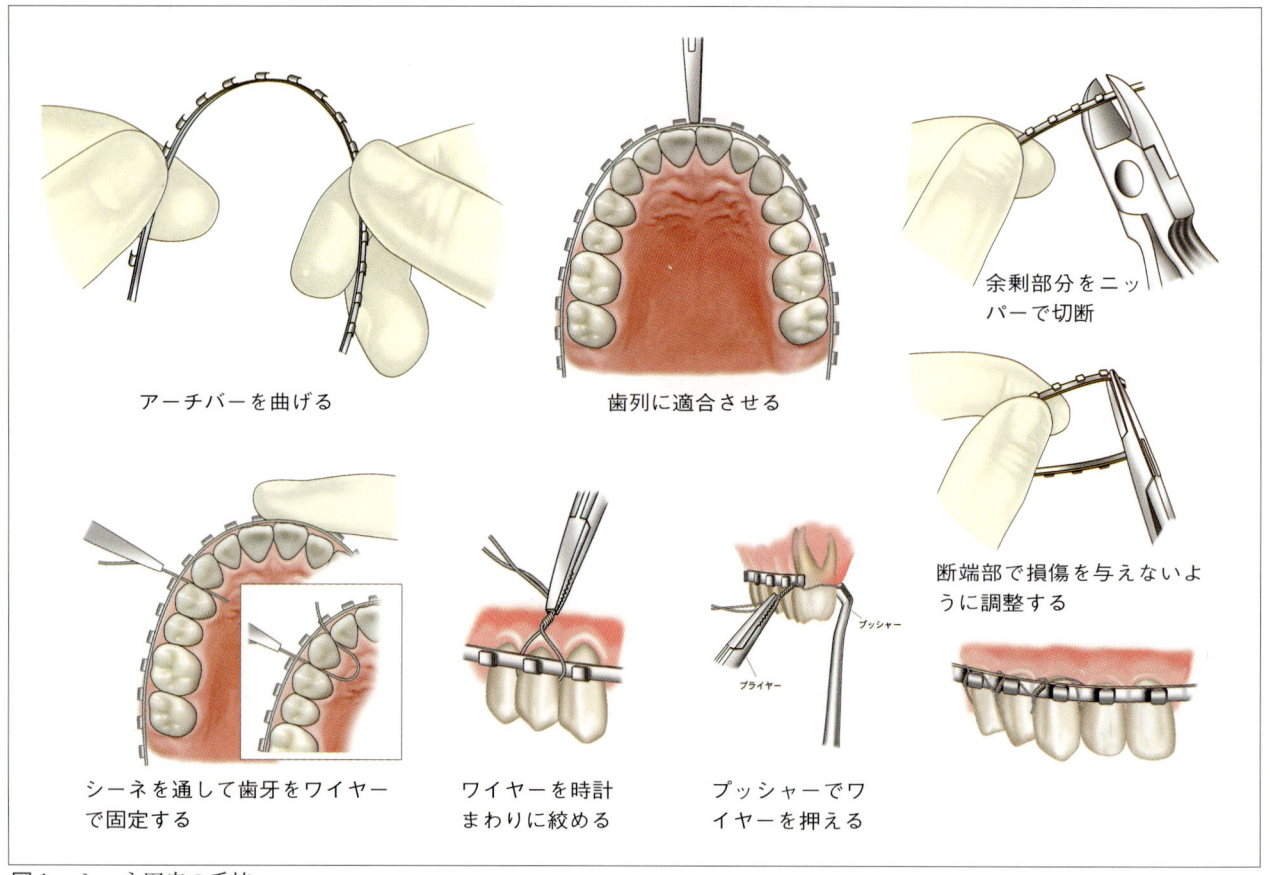

アーチバーを曲げる　　歯列に適合させる　　余剰部分をニッパーで切断

断端部で損傷を与えないように調整する

シーネを通して歯牙をワイヤーで固定する　　ワイヤーを時計まわりに絞める　　プッシャーでワイヤーを押える

図1　シーネ固定の手技．

院へ紹介依頼する．

　その際，周囲軟組織の損傷による出血が多い場合には必ず，応急的に創面の縫合処置をしてから紹介する．また歯牙の損傷を伴っていることが多いので当然のことながら予後の観察が必要とされる．

日常歯科臨床のこんなときどうする／口腔外科編

10 下顎骨骨折
非観血的整復固定術

下顎骨骨折

　転倒，殴打，スポーツ，あるいは作業，交通などの事故が原因で顔面骨骨折は増加の傾向にあり，部位別では下顎骨が圧倒的に多く約70％を占めている．症状から明らかに重症と診断できるときには歯科医院を受診することは少ない．しかしながら，受傷後に骨折部の偏位がほとんどない場合には症状が軽度のことが多く，咬合異常，歯の破折や脱落，歯痛を主訴に歯科医院を受診する．症状がなく，X線検査で骨折線を認め，はじめて下顎骨折の診断がつくこともあるので注意が必要である．

診断と治療

　下顎骨折の症状は顔面の腫脹や変形，骨折片の偏位，咬合異常，骨折部の圧痛，顎の異常運動や軋轢音，開口障害，咀嚼障害，知覚異常，歯列不正，歯や歯肉の損傷などがある．好発部位は正中部，犬歯部，大臼歯部，下顎角部，関節突起頸部，その他に筋突起部や下顎枝部がある（図1）．
　診断にはX線検査が不可欠であり，パノラマX線写真で好発部位をチェックして骨折線の有無を確認することは大切である（図2,3）．ただパノラマX線写真は前歯部で不明瞭な像を呈することが多く，デンタル口内撮影や咬合位撮影などの他の撮影法で確認することが必要になる．
　治療では他部の外傷，とくに脳損傷など緊急を要する処置があれば優先し，その後に顔貌や顎形態の再建と口腔機能の回復を目的に偏位した骨片を元の状態に戻し，咬合を改善（整復）させ骨折部が動かないように固定する．固定法には上下顎を結紮固定させる顎間固定やワイヤーや金属プレート，線副子を用いる顎内固定がある．
　受傷後1週間以内で，比較的偏位が小さく，単発骨折（1線骨折）であれば，一般的には非観血的整復固定術を行うことが多い．しかし受傷後1週間以上経っていたり，偏位が大きく整復困難な場合，多発骨折や複雑骨折の場合には観血的整復固定術を行う．

［症例1-10-1］ 14歳，男性
主　訴　咬合不全
現病歴　喧嘩で下顎を殴打され，帰宅後に咬合不全を自覚したため某歯科を受診する．パノラマX線検査で下顎骨骨折を指摘され，発症から10時間後に紹介来院した．その際，応急的にタオルを使って下顎をつり上げるように頭頂部で結び固定していた．これにより下顎の安静が得られ，疼痛の抑制に役立っていたと思われた．
現　症　顔貌所見ではオトガイ部が軽度に腫脹し，口腔内では咬合時に右側臼歯のみが接触し，他は開

日常歯科臨床のこんなときどうする／口腔外科編

［下顎骨骨折の好発部位とパノラマＸ線像］

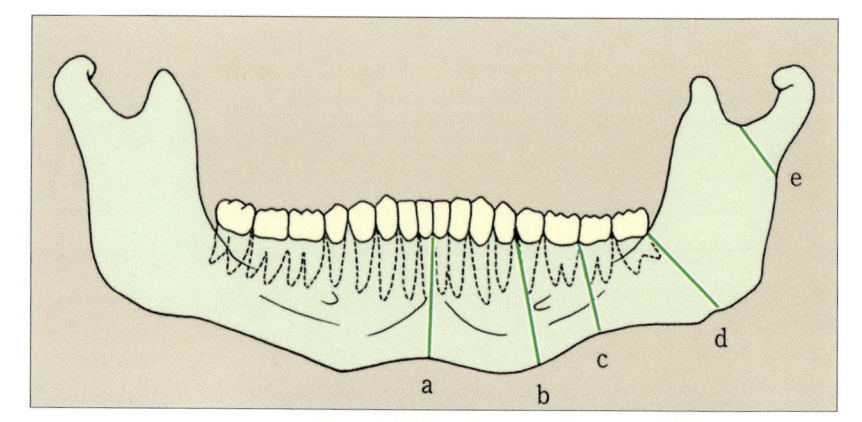

図1　下顎骨骨折の好発部位．
a．正中部
b．犬歯部
c．大臼歯部
d．下顎角部
e．関節突起頸部

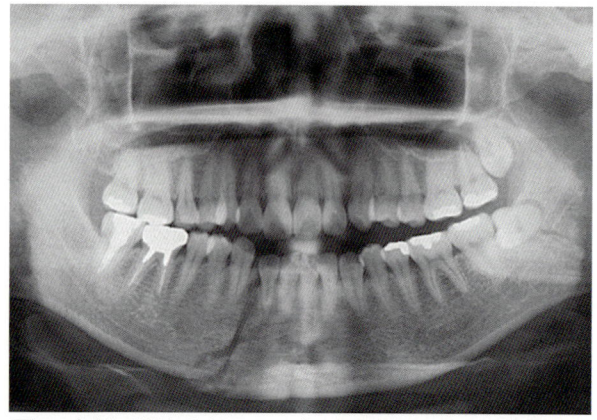

図2　右側下顎犬歯部および左側下顎角部の下顎骨骨折パノラマＸ線像．

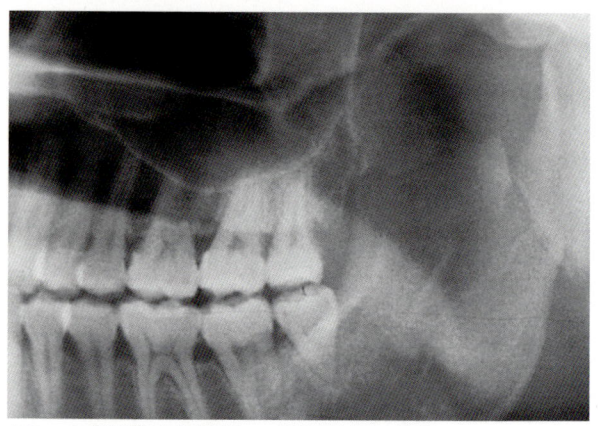

図3　左側関節突起頸部の下顎骨骨折Ｘ線像．

［症例1-10］14歳，男性

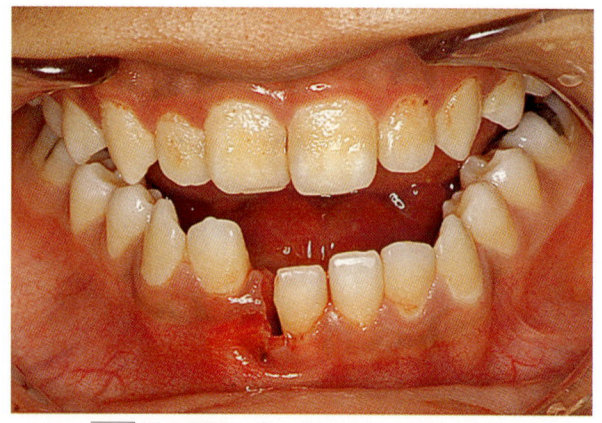

1-10a　2|1間で離開，著しい咬合不全を呈する．

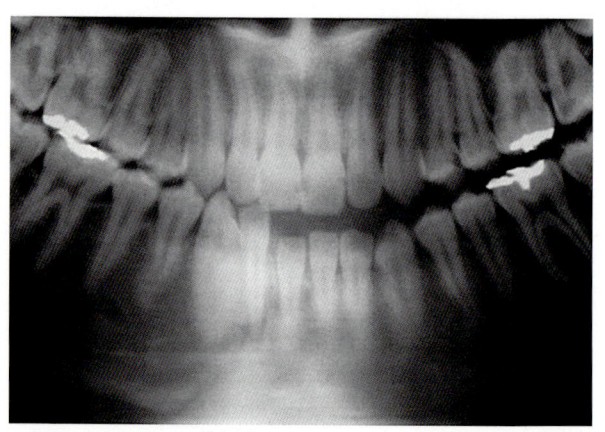

1-10b　パノラマＸ線写真．

口状態である．下顎歯列弓は左前方へ変位し，著しい咬合不全を呈していた．また2|1間は離開していて，開閉口時に骨片が開いたり閉じたりするいわゆる骨片呼吸を呈し，同部歯肉の圧痛は著明であった（1-10a）．

パノラマＸ線写真では2|1部から右側オトガイ下縁に至る骨折線を認め（1-10b），後頭-前頭位撮影で明瞭な骨折線像を確認した（1-10c）．

診　断　下顎骨骨折

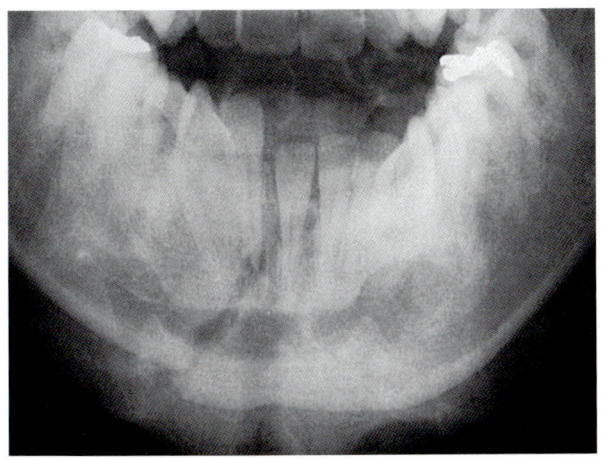

1-10c 2̄1̄部から右側オトガイ部下顎骨下縁にいたる骨折線が認められる．

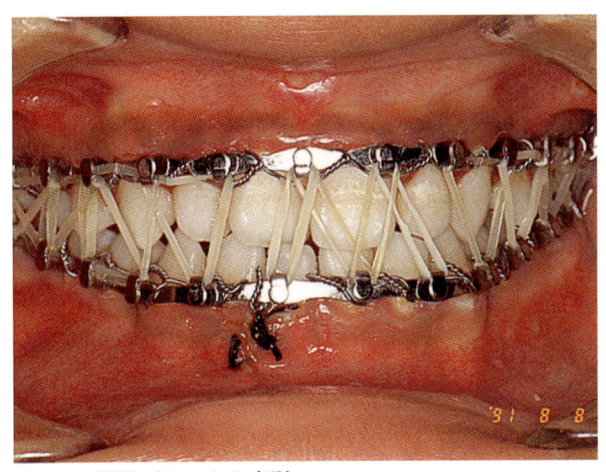

1-10d 顎間ゴムによる牽引．

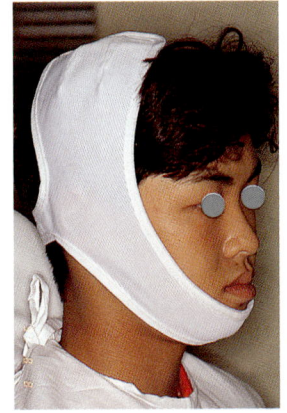

1-10e 弾性材を応用した顎固定帯（アメジスト大衛）．

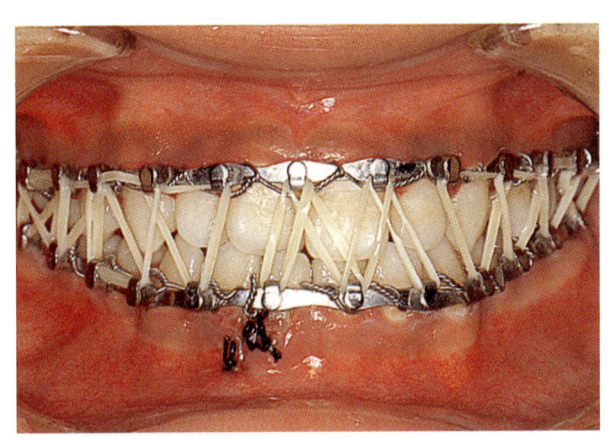

1-10f 咬合は緊密となった．

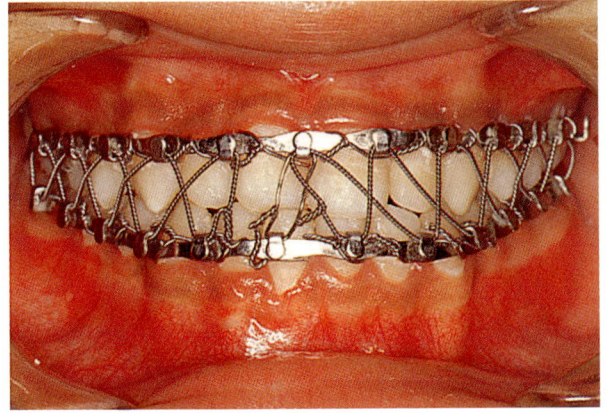

1-10g 3日間のゴム牽引後，ワイヤーで顎間固定する．

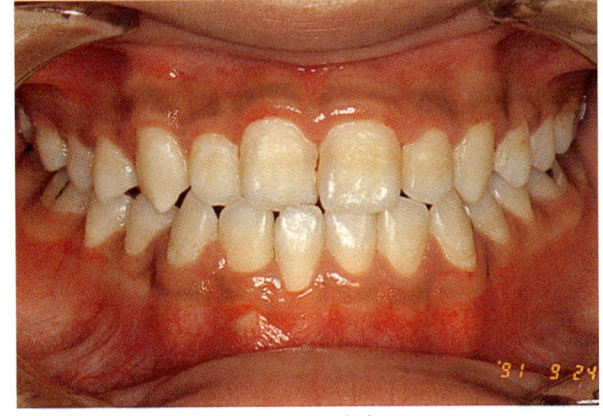

1-10h 咬合は咬頭嵌合が得られ安定している．

処置および経過

2％キシロカインで浸潤麻酔後，偏位した2̄1̄部骨片を元の状態に戻してみたところ，ほぼ整復できた．その後，咬頭嵌合位を得るため上下顎歯にMMシーネ®（三金工業）を結紮固定し，そのフックを利用して顎間をゴム牽引した（1-10d）．さらに骨片をより整復させ，浮腫や疼痛を軽減させるため，著者らの考案した顎固定帯®（アメジスト大衛）を使用した（1-10e）．3日後には緊密な咬合が得られたため（1-10f），ワイヤーによる顎間固定を行った（1-10g）．

7日間の入院で抗菌剤は点滴静注し，退院後7日間を内服とした．食事は固定ワイヤーの間や臼後三角部のスペースから流動食（表1）を摂取させた．

表1 顎間固定時に当科で使用している流動食一覧

商品名	分類	抗凝固剤（ワーファリン）の作用減弱	特徴	会社名
エンテドール	消化態栄養剤	＋	・窒素源(タンパク源)は卵に由来 ・消化をほとんど必要とせず，そのまま腸に吸収されるので，便がほとんど残らない ・溶解後は12時間以内に使い切るようにする	テルモ
エレンタール	成分栄養剤	－	・窒素源(タンパク源)は合成アミノ酸に由来 ・消化を必要とせず，そのまま全て吸収されるので，便がほとんどでない ・糖尿病を合併している人は高血糖に注意 ・腸内の清浄化を要する疾患の栄養管理	味の素ファルマ
ツインライン	消化態栄養剤	＋	・窒素源(タンパク源)が牛乳に由来 ・液を混合したら12時間以内に使い切る	大塚製薬
エンシュア・リキッド	半消化態栄養剤	－	・窒素源として牛乳や大豆が使用されており，腸で多少消化されてから吸収される ・バニラ味やコーヒー味がある ・牛乳アレルギーの人には使用できない ・高熱のあるときや意識のはっきりしない人，また腎臓病のある人には慎重投与 ・開封後は密閉して冷蔵庫に保管し，48時間以内に使い切るようにする ・一般的に手術後，患者の栄養保持に用いることができるが，とくに長期にわたり経口摂取が困難な場合は経管栄養にする	アボット・ジャパン
クリニミール	半消化態栄養剤	＋	・窒素源として牛乳や大豆が使用されており，腸で多少消化されてから吸収される ・牛乳アレルギーの人には使用できない． ・一般的に手術後，患者の栄養保持に用いることができるが，とくに長期にわたり経口摂取が困難な場合は経管栄養にする	エーザイ
ラコール	半消化態栄養剤	＋	・窒素源として牛乳や大豆が使用されており，腸で多少消化されてから吸収される ・従来に比べて味が改良されているレモンスカッシュ味，ココア味，グレープフルーツ味などがある ・高熱のあるときや意識のはっきりしない人，また急性膵炎のある人には慎重投与 ・できるだけ短期間で使い切る冷蔵庫に保管するときには24時間以内に使い切るようにする	大塚製薬

流動食には副作用として下痢が多く，またお腹が張ったり，吐き気がすることがあるので患者や家族にその旨を説明する配慮も必要である．顎間固定は4週間後に除去し，直後には開口障害が認められたが，開口訓練により2週間後には正常になった．また咬合は受傷前と同じように安定し，顎関節症状もなく経過は良好であった（1-10h）．

6か月後の定期検診では骨折線が消失し，骨折部の$\overline{3\,2\,1|}$電気歯髄反応は陽性であった．

下顎骨骨折の応急処置

外傷患者が開業歯科を受診し，臨床症状から下顎骨骨折が疑われるときにはX線でチェックする必要がある．骨折線を認めたときには口腔外科のある病院へ紹介依頼する．

その際，自発痛が著しければ，下顎孔伝達麻酔や骨折部の浸潤麻酔を行い除痛をはかる．出血があれば縫合や圧迫による止血処置を行う．またタオルや包帯で簡易的に下顎をつり上げるように頭部で固定し，開口を制限させ下顎を安静に保つなどの応急処置が必要である．

日常歯科臨床のこんなときどうする／口腔外科編

11 下顎骨骨折
観血的整復固定術

観血的整復固定

　下顎骨骨折において骨片の偏位が比較的小さい単純骨折の場合には，非観血的な治療が行われることが多い．しかし骨片の偏位が大きいために骨性癒合の不良，咬合異常，顔貌変形，顎関節障害などが予想される場合には観血的な治療を選択する．一般歯科での応急処置については非観血的の場合（37頁参照）と同様であるが，口腔外科で行われる観血的整復固定術について症例を供覧し解説してみたい．

[症例1-11] 35歳，男性
主　訴　左側下顎部の疼痛，咬合異常
現病歴　2日前に喧嘩で顔面を殴打され受傷．直後より左側下顎部の疼痛を自覚し，1日前に某病院整形外科を受診する．応急処置を受け，投薬と冷湿布を指示され，下顎骨骨折の治療のため紹介により来院した．
現　症　顔貌所見では左側頰部に腫脹，圧痛を認める（1-11a）．口腔内所見では，下顎正中は左側へ3mm偏位し，右側臼歯部は開口して咬合状態は不良である（1-11b）．
　最大開口距離は20mmと開口障害は著明で，顎運動時に左側下顎痛を訴える．
　パノラマX線写真で左側下顎関節突起の頸部に骨折線を認め，下顎枝は側頭筋，咬筋，内側翼突筋によって上前方に偏位している（1-11c）．
診　断　左側下顎骨骨折
処置および経過
　骨片の偏位が著明で，手術目的に入院し，感染防止と消炎を目的に，抗菌剤の点滴投与を開始する．
　術前処置として上下顎歯を線副子（MMシーネ®，三金工業）を用いてワイヤーで固定し，線副子についているフックを利用して上下顎をゴム牽引，咬頭嵌合位を得られるようにした．
　入院から4日目，全身麻酔下で下顎骨骨折の観血的整復固定術を施行した．左側下顎角部の下縁にそって弧状の皮膚切開を加え，鈍的に筋層を剝離して，骨折部を明視野で確認する（1-11d）．
　咬頭嵌合位を得るための咬合回復はきわめて重要であり，ツイストワイヤーで強固に顎間固定を行った（1-11e）．その後に骨折片を整復してチタン製のミニプレートとスクリューで骨片間を固定した（1-11d,f）
　骨膜や筋肉の内層縫合と皮膚縫合を行い手術を終了した．入院期間は17日間を要した．ワイヤーによる顎間固定は2週間行い，その後の1週間は顎間ゴム牽引を行った．
　固定除去後，顎運動時に左側顎関節部痛を訴えていたが，漸時改善し約1か月後には正常となり，経過良好であった．

[症例1-11] 35歳，男性

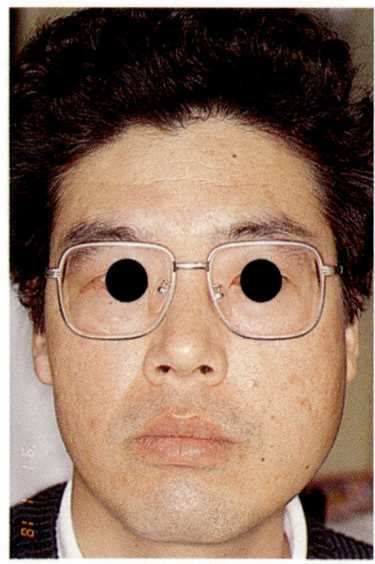

1-11a 初診時の顔貌写真．

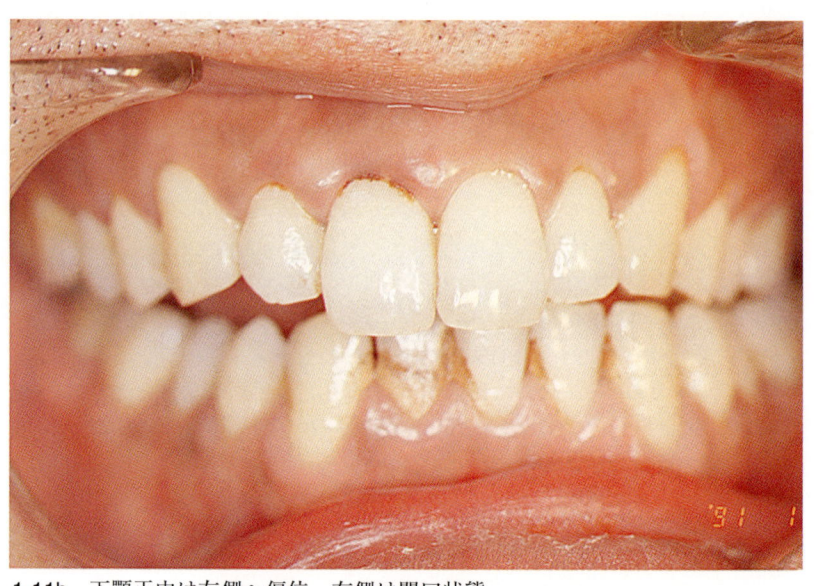

1-11b 下顎正中は左側へ偏位，右側は開口状態．

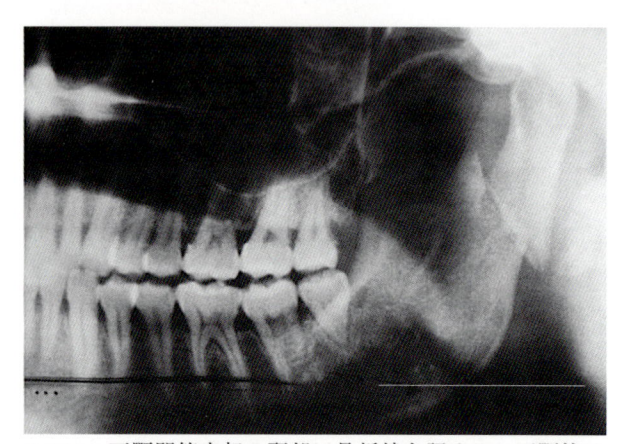

1-11c 下顎関節突起の頸部に骨折線を認める．下顎枝は側頭筋，咬筋，内側翼突筋によって上前方に偏位している．

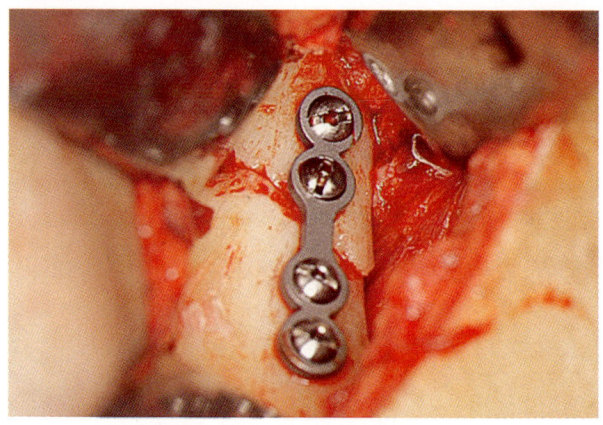

1-11d チタン製ミニプレートとスクリューで骨片間を固定した．

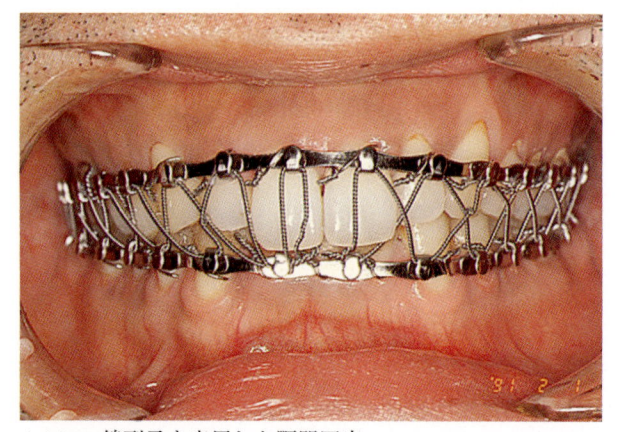

1-11e 線副子を応用した顎間固定．

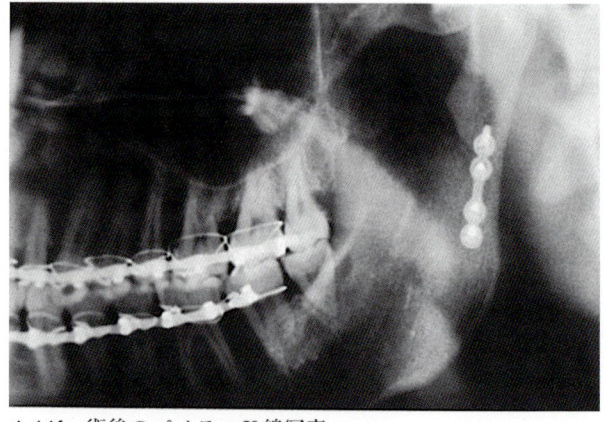

1-11f 術後のパノラマX線写真．

症例をとおして

　下顎骨骨折の観血的処置には，古くは骨釘（Roger-Anderson）による顎外固定法から囲繞結紮法，骨縫合法などが行われてきた．近年では関節突起の骨折時のキルシュナー（図2）を除いては，チタンによる金属プレート固定法がもっとも頻用され

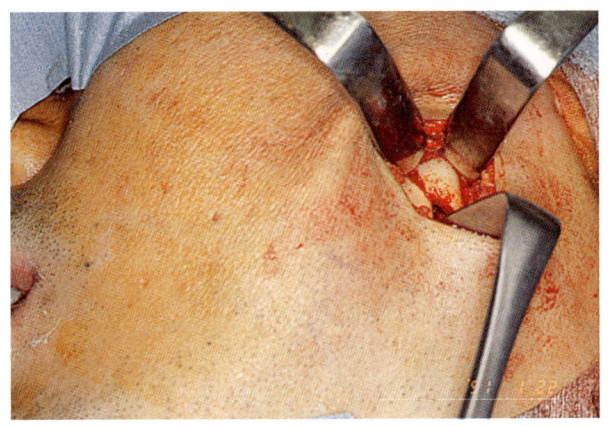

図1　術中の骨折部を示す．

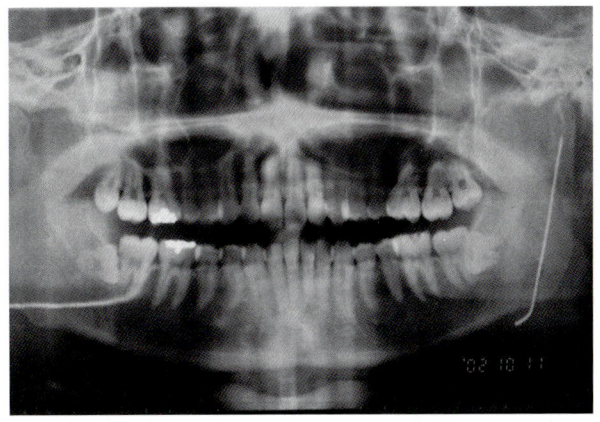

図2　骨折部位の整復後にキルシュナー鋼線を下顎下縁より差し込み固定する．

[下顎骨に付着する筋肉とその作用方向]

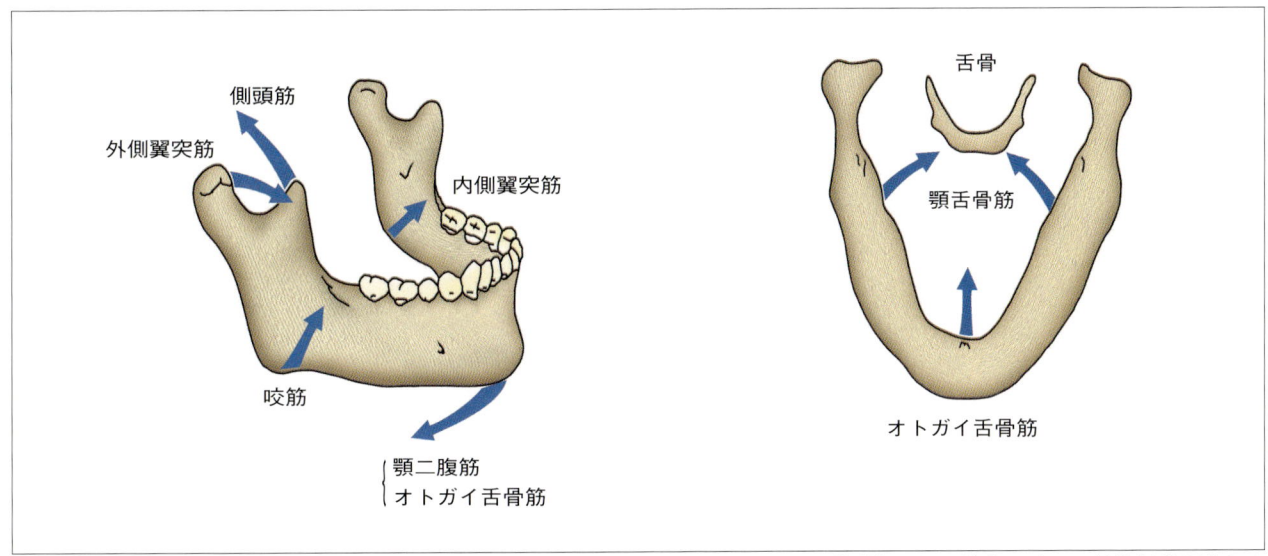

図2　下顎骨は強力な開口筋群が付着し，懸垂状態となっているため，骨折により筋群相互間の均衡が破れ，骨片偏位が生じる．

ている．

　チタンは歯科インプラントにも応用されていて，生体親和性が高く，為害作用がない．また骨との強固な結合が得られ，そのまま骨内に放置しておくことも可能である．リジッドであることからプレートによる固定は，顎間固定期間が1～2週間ほどですみ，従来の方法の3～4週間に比べ，はるかに短縮できるという利点もある．

　また，本症例のように関節突起の頸部の骨折の場合は，顎下部からのアプローチでミニプレートによる固定が可能であったが，関節頭が関節窩から逸脱して内方へ転位するような骨折の場合は，耳前部の皮膚切開が必要となり（図1），整復後，明視野でキルシュナー鋼線（図2）を下顎下縁より挿入し固定する方法を行っている．いずれにしても皮膚切開は顔面の審美性を考慮するとともに，顔面神経の損傷などには十分注意することが大切である．

日常歯科臨床のこんなときどうする／口腔外科編

12 硬口蓋の裂傷

硬口蓋の裂傷

[症例1-12] 7歳，女児
主　訴　口蓋部の裂傷，出血
現病歴　竹笛（1-12a）を口にくわえてテーブルに両肘をついて吹いていたところ，肘を滑らせて笛先で口蓋粘膜を突き裂傷を受ける．受傷直後に出血は認めたが，すぐに止血したため放置．
　4日後の夜，口蓋裂傷部から突然に出血が始まり，多量出血で止血困難なため当院受診となる．なお圧迫止血は行っていなかった．
現　症　口腔内には異常出血を思わせる血餅が多量に見られ，口臭を認めた．軽い含嗽後に口蓋を観察すると右側口蓋前方部に約1.5cmの半球状の血餅を認め，止血はしていたが易出血性であった．血餅が大きく創部は確認できない（1-12b）．
処置および経過
　患者は低年齢であり歯科治療に対し恐怖感をもっていたため，手術30分前に催眠鎮静剤トリクロホスナトリウム（トリクロリール®）シロップ（表1）12mlを内服させてレストレーナーで身体を固定（1-12c），さらに笑気麻酔鎮静法を行った．その後，表面麻酔をして，数分後2％キシロカイン（エピネフィリン含有）で浸潤麻酔を行った．鋭匙で血餅を除去したところ（1-12d），口蓋粘膜に裂傷を認め弧状に剥離されていた（1-12e）．
　ハーケンピンセットで粘膜をつかみ創内部を確認したところ，異物は認めないが深部で骨膜が剥がれて骨の露出がみられた．また少量の持続的な出血部があり，念のためその数か所を電気メスで凝固止血処置した（29頁参照）．
　生理食塩水で内部をよく洗浄した後，弁状の粘膜を元の位置に戻し，3-0黒絹糸で7糸縫合（1-12f），その後に数10秒間，術者の示指で創を圧迫して内部の血液を排除し，粘膜を密着させ手術を終了した．
　家族の希望や，前日夜中の異常出血のこともあり，入院下で管理することとした．3日間入院，セプチコール®・ドライシロップ200mg×3／日，6日間内服し，7日後に抜糸を行い経過は良好であった．

症例をとおして

本例は受傷直後に出血があったもののすぐ止血

表1　催眠鎮静剤

術前投与（30分～1時間前）
Rp）トリクロリール®シロップ
　　　20～80mg/kg
　　（1ml中に100mg）

[症例1-12] 7歳，女性

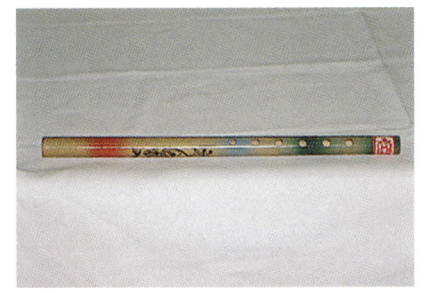

1-12a 口蓋裂傷の原因となった竹笛（縦笛）．先端が吹き口で，竹の輪切り状態．

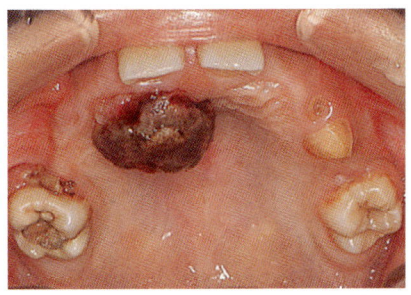

1-12b 口蓋粘膜の血餅が大きく，創部が確認できない．

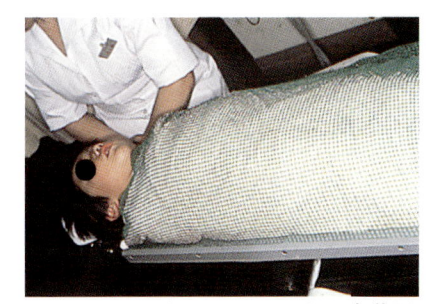

1-12c レストレーナーによる身体固定．

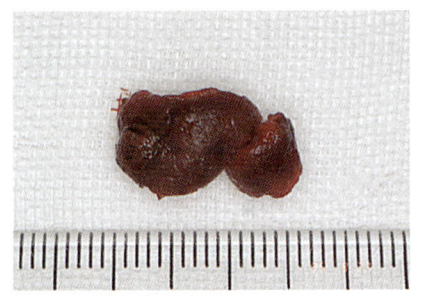

1-12d 除去した血餅．

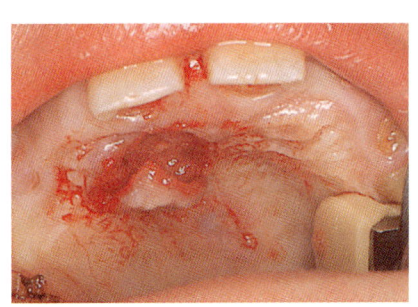

1-12e 口蓋粘膜が弁状に剥離された裂傷部．

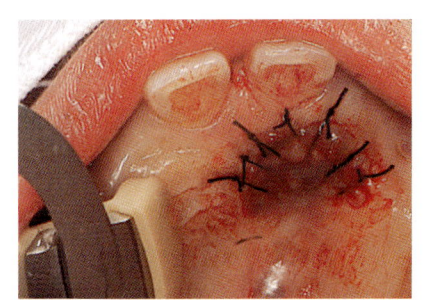

1-12f 創を戻し縫合する．

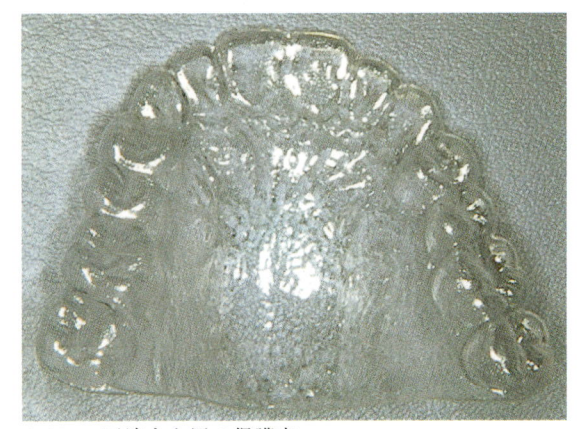

1-12g 圧迫止血用の保護床．

し，創部を家族が確認しないまま放置していたところ，4日間を経てから異常出血が発現している．1-12eのように弁状になった創面であるため，舌や食物の接触刺激によって出血が促されたものと推測される．さらに受傷部位が口蓋の前方で切歯孔に近いため，同部の動静脈血管を損傷した可能性もあると考えられた．

このような口腔軟組織の外傷処置の基本は，止血と創の洗浄，異物の除去である．まず局所麻酔の後，生理食塩水や重層水で十分洗い流しながら異物を取り除く．口蓋部は軟口蓋の粘膜が伸展するため，深い位置ではあるが，患者が動かずじっとしていればさほど難しいことではない．しかし硬口蓋では直下に骨が存在し，弾力性がないため縫合は比較的難しく，縫合後に創が密着せず術後に創縁が哆開することもある．

そこで周囲を剥離し，少し深めに（厚めに）密に縫合する．歯頸部に近い部位であればサージカルパック®やコーパック®などの歯肉包帯材を使用すると効果的で，さらに時間的に余裕があればセルロイドやレジン（透明が望ましい）の保護床（1-12g）で圧迫止血する方法もある．

小児で処置に対し理解が得られず，処置中に暴れ出すことが考えられるならば，術前に笑気麻酔鎮静法の応用やトリクロリール®シロップなどの催眠剤を内服させ，レストレーナーなどで身体固定をしたうえで処置を行うことが必要である．さもないと，術中の体動によって思いがけない偶発症を起こしてしまうこともあるため十分な注意が必要である．

なお乳幼児の症例によって抜糸が困難と思われる場合には，吸収性縫合糸（デキソン®など）を使用して自然脱落させる方法もある．

日常歯科臨床のこんなときどうする／口腔外科編

13 口蓋隆起の損傷

口蓋隆起の治療

　口蓋隆起は非腫瘍性の骨増殖である外骨症のひとつで，硬口蓋中央部に発生し，紡錘形，結節状あるいは分葉状の骨隆起として認められる．一般的には治療の必要性はないが，損傷を繰り返したり，義歯作製の障害となる場合には外科的に切除することもある．

　隆起部の粘膜は薄いため，物理的刺激に比較的弱く，食事中に擦過傷や熱傷を受けやすく，びらんや潰瘍形成，骨の露出などの症状が出現し来院することが多い．

[症例1-13-1] 55歳，女性
主　訴　口蓋部の疼痛
現病歴　3日前，硬固物を食べていて口蓋部に疼痛を自覚する．この1年間で毎月同症状を繰り返し，口蓋部の隆起が気になっていた．また以前より上顎義歯の安定が悪く，新しい義歯を希望している．
現　症　硬口蓋正中部中央に15×10mm骨様硬で紡錘形の隆起を認め，最突出部に潰瘍がみられる（1-13-1a）．義歯を装着したところ，口蓋隆起を避けた形態で，吸着は不良であった（1-13-1b）．
診　断　口蓋隆起の潰瘍

処置および経過
　アズノール®（17頁参照）による含嗽，および潰瘍面にはヒドロコルチゾン含有抗菌剤軟膏（テラ・コートリル®軟膏／1-13-1c）を3～4回／日塗布し経過をみたうえ，潰瘍が治癒するのを待ってから切除手術を行うこととした．

　2％キシロカインで骨隆起の周囲に浸潤麻酔を行い，円刃刀で1-13-1d-①のように，鼻口蓋動静脈，大口蓋動静脈の走行を考慮して弧状切開を加える（1-13-1e）．口蓋粘膜骨膜を剝離し骨を露出させた後（1-13-1f），骨ノミや骨バーを用いて慎重に削除する．

　本例に対し骨ノミで一塊としての削除を試みたが，隆起がなだらかで有茎性でないため困難で，フィッシャーバーで生理食塩水を注入しながら縦横に溝を形成し，小ブロックにして角ノミで削去する．その後はラウンドバーでさらに残りの骨を注水しながら削除した（1-13-1g）．骨の削除後は骨ヤスリで平滑にし，骨細片を洗い去り残存していないことを確認した．ついで口蓋粘膜骨膜弁を元に戻し，余った弁の辺縁を少量切除して修正を行う．そして粘膜骨膜弁に糸を通した後，剝離しておいた接合する口蓋粘膜に糸を通して縫合する（1-13-1h）．

　縫合終了時に，粘膜の上から手指で骨面に強く圧迫して，骨と骨膜を密着せしめて手術を完了する．また創部止血と創内血腫防止を目的に使用中の義歯にコーパック®を盛って圧迫させ（1-13-1i），3日後

1-13 口蓋隆起の損傷

[症例1-13-1] 55歳，女性

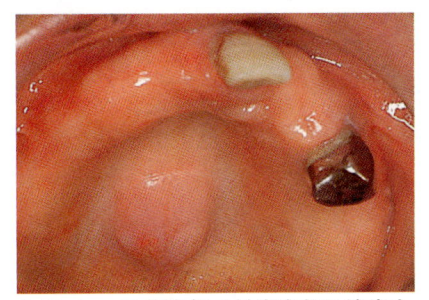

1-13-1a　口蓋隆起の最突出部に潰瘍を形成して来院．

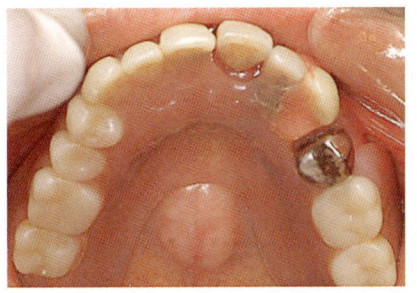

1-13-1b　隆起を避けて作製された義歯．潰瘍治癒後．

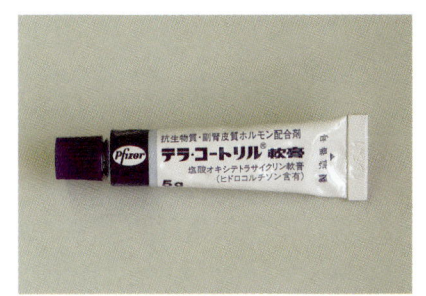

1-13-1c　ヒドロコルチゾン含有抗菌剤軟膏（テラ・コートリル®軟膏）．

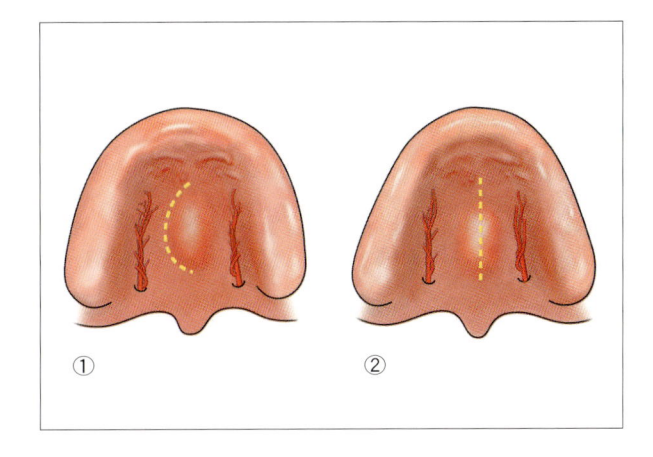

1-13-1d　口蓋隆起形成術の切開線．

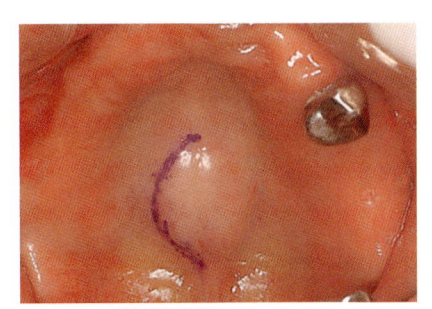

1-13-1e　弧状切開．

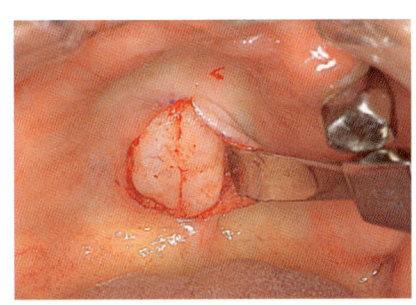

1-13-1f　粘膜骨膜弁を剥離．

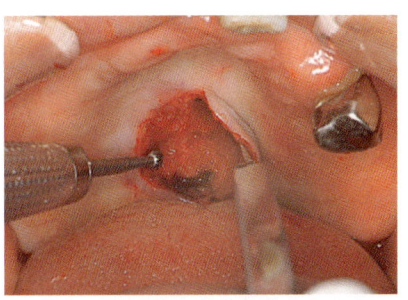

1-13-1g　生理食塩水を注水しながらラウンドバーで削除．

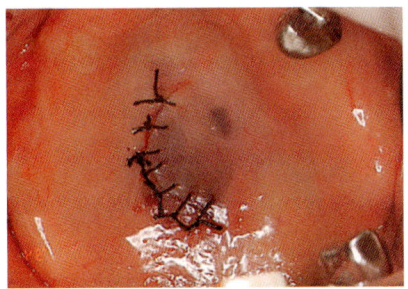

1-13-1h　余った弁の辺縁を切除した後に縫合．

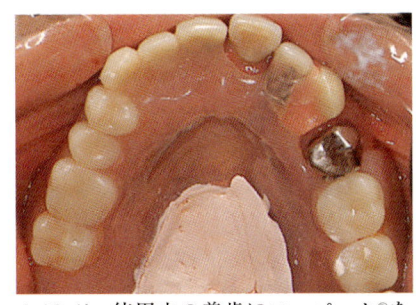

1-13-1i　使用中の義歯にコーパック®を盛って創面を圧迫．

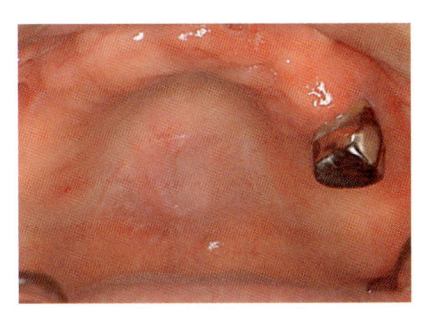

1-13-1j　手術1か月後の口蓋．

にコーパック®は除去した．

7日後の抜糸時に一部哆開があったものの，治癒状態は良好で（1-13-1j），2か月後に新しい義歯の作製に入った．

[症例1-13-2] 54歳，女性

主　訴　咀嚼障害

現病歴　6 5|5 6 7 欠損であるが，著明な口蓋隆起のため潰瘍形成を繰り返し，そのため上顎の義歯装着をあきらめ，長年咀嚼障害で困っていた．義歯

[症例1-13-2] 54歳，女性

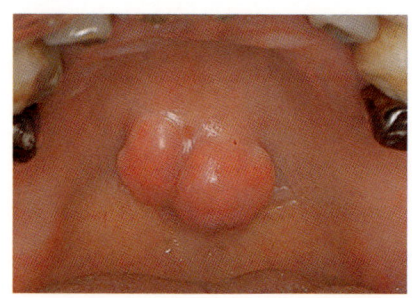

1-13-2a　硬口蓋中央部に著明な骨隆起を認める．

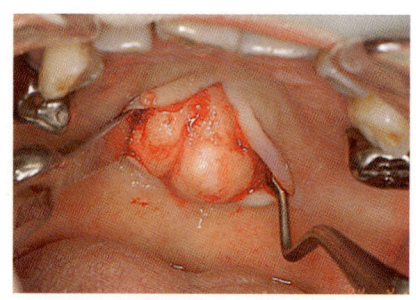

1-13-2b　口蓋粘膜正中部に切開を加え粘膜骨膜弁を剥離．

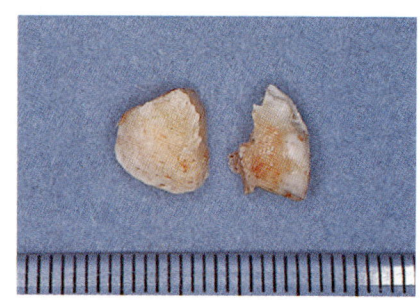

1-13-2c　切除した口蓋隆起．右は矢状断面，左は底面よりみたところ．

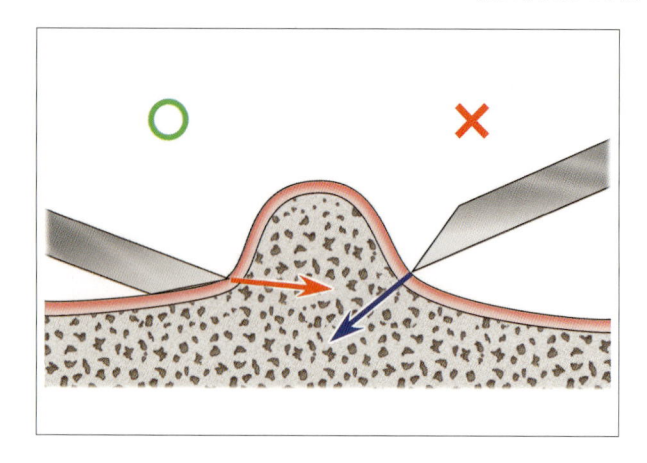

1-13-2d　槌打法．角ノミの正しい当て方．
槌出したノミの進む方向は刃先角度の二等分線方向となる．ノミの当てる刃先や角度を間違えると骨折が危惧されるので注意が必要である．

作製を希望して某歯科を受診した際，口蓋隆起の切除手術の必要を指示され来院した．

現　症　硬口蓋中央部には結節状の約15mm口蓋隆起を認め，著明に膨隆していた．口蓋隆起の側方基底部には3〜4mmの溝があり，有茎状であった．なお口蓋部の損傷はみられなかった（1-13-2a）．

処置および経過

　周囲浸潤麻酔後に1-13-1d-②のように口蓋粘膜正中部に切開を加え，粘膜骨膜弁を剥離して骨隆起を露出させた（1-13-2b）．症例1-13-1に応用した弧状切開を行わなかったのは，著しく大きい結節状の骨隆起に対して，弧状切開による粘膜骨膜弁では，基底部を明視野にするのが困難であると判断したためである．

　NO.4のラウンドバーで骨隆起の基底部周囲に切離誘導のための穴を開けた後，角ノミで槌打し切除した（1-13-2c）．この際，鼻腔底の位置を考慮し，ノミの方向には注意を払う（1-13-2d）．

骨ヤスリで平滑にして骨細片を洗い流した後に縫合した．そして前もって模型上で作製しておいた透明レジン保護床の内面にコーパック®をつけて，軽く圧迫止血した．6日後に抜糸を行い治癒状態は良好であった．

症例をとおして

　口蓋隆起部の損傷に対する処置として，創面に抗菌剤軟膏の塗布，含嗽剤を投与する．損傷部に感染があれば，3〜4日間抗菌剤内服させ，骨の露出などにより疼痛が著しい場合にはレジン保護床を装着する．

　補綴のうえで口蓋隆起が障害となる場合には，まず義歯を修理したり，ティッシュコンディショナーを応用して治療用義歯で経過をみたり，補綴的手法を駆使したうえで外科的処置を検討することが望ましい．

日常歯科臨床のこんなときどうする／口腔外科編

14　上顎歯槽部骨隆起の損傷

外骨症

　外骨症は骨面から外向性に増殖した骨隆起で，硬口蓋中央部にみられる口蓋隆起や，下顎小臼歯部舌側にみられる下顎隆起がこれにあたり，そのほか上顎臼歯部の頰側や口蓋側，下顎臼後三角舌側にもみられる（図1）．

　上顎歯槽部の骨隆起が損傷を繰り返し，障害となるため骨整形術を施行した症例を供覧し解説する．また歯槽部の骨隆起で，損傷がなくても義歯のために整形術を施行することがあり，その術式も紹介する．

[症例1-14-1] 26歳，女性
主　訴　左側口蓋部の疼痛
現病歴　約1年前よりときおり左側口蓋部に疼痛を自覚，数日で自然消失していた．5日前，同部にヒリヒリとした自発痛と接触痛を認め，硬固物や刺激物の飲食物摂取は苦痛であったが，放置していた．疼痛が初発時より増大したため来院する．
現　症　 7 6|6 7 口蓋側歯槽部に約15×10mmの骨隆起を認める（1-14-1a）．左側骨隆起の最突出部には7mm大の潰瘍がみられ，周囲はやや発赤，中央部は骨が露出し接触痛は著明であり，自発痛も認められる（1-14-1b）．

X線審査　デンタルX線写真では|6 7 歯槽部において軽度のX線不透過像が認められる（1-14-1c）．
診　断　口蓋粘膜の潰瘍
処置および経過
　初診時には潰瘍部に感染を伴っているものと思われ，生理食塩水で洗浄後，局所にテラ・コートリル®軟膏を塗布した．抗菌剤は3日間投与し，イソジンガーグル®よる含嗽を指示した．4～5日間で潰瘍部は上皮化し，治癒した．口蓋粘膜の潰瘍の原因は骨隆起によるもので，再発防止のため切除術を行う

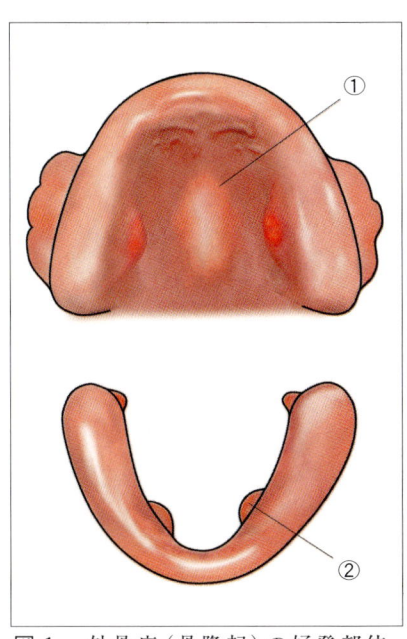

図1　外骨症（骨隆起）の好発部位．
①口蓋隆起，②下顎隆起．

[症例1-14-1] 26歳，女性

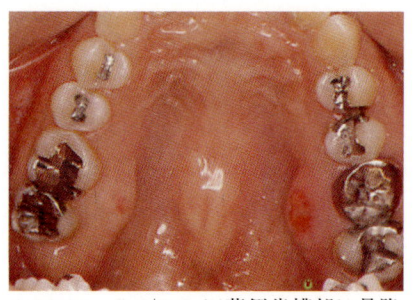

1-14-1a　7 6|6 7 口蓋側歯槽部に骨隆起を認める．

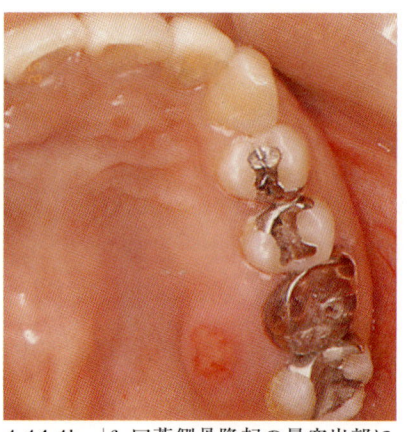

1-14-1b　|6 口蓋側骨隆起の最突出部に潰瘍を認める．

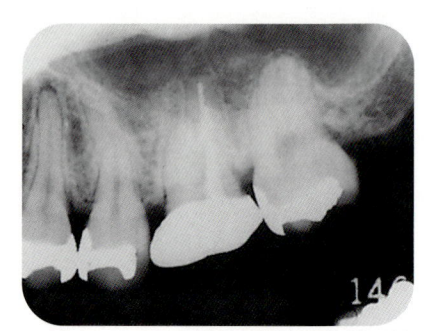

1-14-1c　|6 7 歯槽部に軽度のX線不透過像．上方の不透過像は正中部の口蓋隆起を思われる．

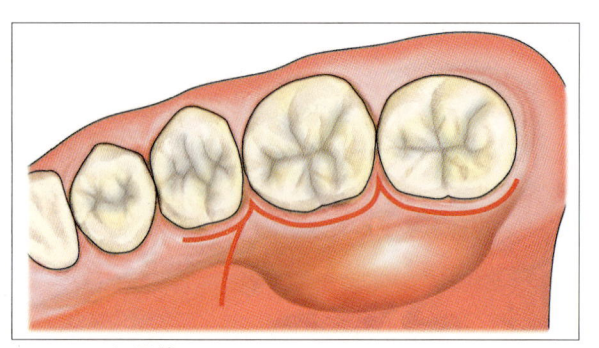

1-14-1d　切開線．

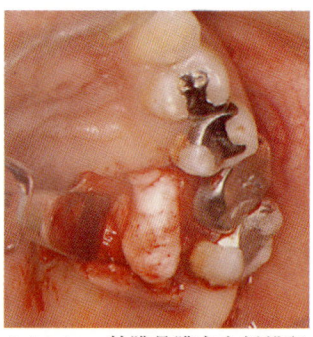

1-14-1e　粘膜骨膜弁を剥離翻転して，骨隆起を露出させる．

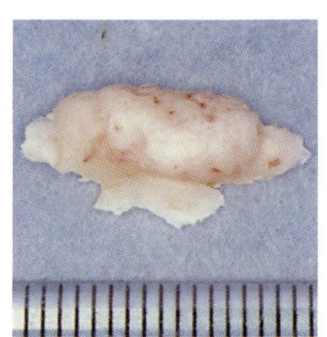

1-14-1f　切除された骨隆起．

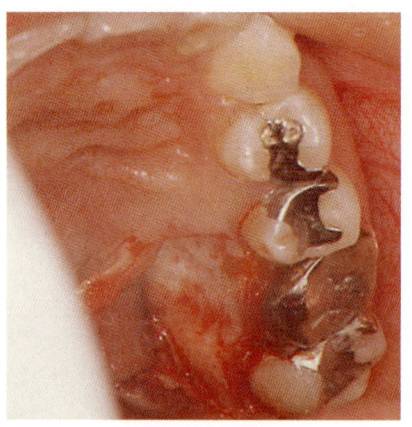

1-14-1g　骨を剥離した後，骨バーや骨ヤスリで平滑にして縫合する．

こととした．

　2％キシロカインで浸潤麻酔の後，1-14-1dのように切開を加え粘膜骨膜弁を剥離翻転し，骨隆起を露出させる（1-14-1e）．切離誘導のためラウンドバーで基底部に小穴を入れておき，角ノミで槌打（48頁参照）して切除した（1-14-1f）．そしてラウンドバーと骨ヤスリで骨面を平滑にした後（1-14-1g），黒絹糸3号で4糸縫合して手術を完了した．

[症例1-14-2] 55歳，男性

現　症　両側大臼歯の頬側歯槽部に著明な骨隆起を認め，義歯の作製が困難である（1-14-2a）．

処置および経過

　浸潤麻酔後，円刃刀で歯槽頂にそって切開を加え，粘膜骨膜を剥離翻転し骨隆起を露出させる．No.4ラウンドバーで基底部に数個の小穴を開け，切離の誘導とした（1-14-2b）．角ノミで槌打し一塊として摘出（1-14-2c）し，骨バーや骨ヤスリで平滑にする．生理食塩水で剥片をよく洗い流した後，粘膜を戻し

[症例 1-14-2] 55歳，男性

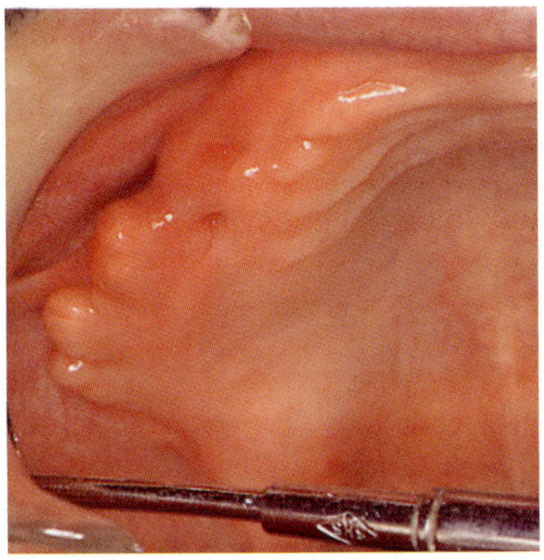
1-14-2a　7 6 5| 頬側歯槽部に著明な骨隆起を認める．

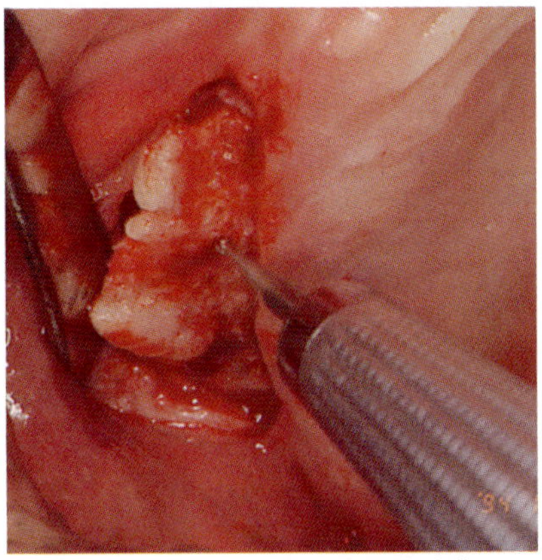
1-14-2b　ラウンドバーで切離誘導のための穴をあける．

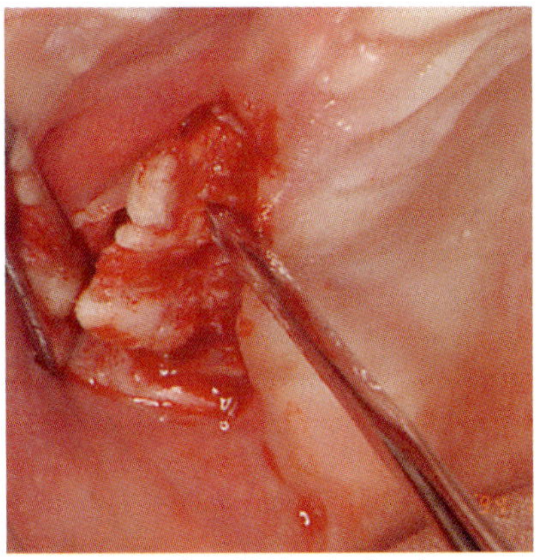
1-14-2c　刃先は外側にむけ，角ノミで槌打．義歯の維持安定のために垂直的な骨は残し，削除しすぎない．

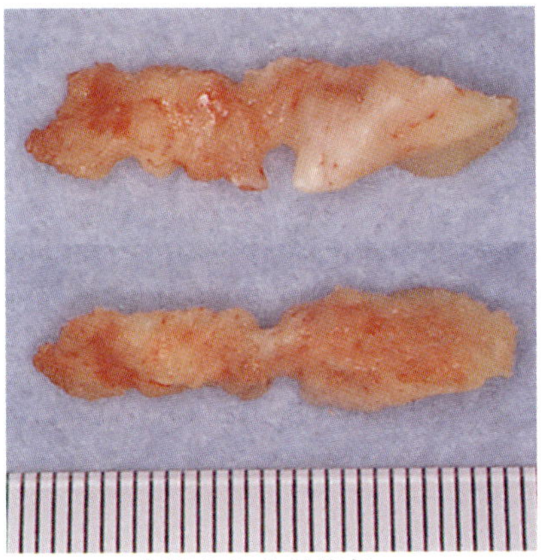
1-14-2d　切除された骨隆起．
上図は上方から見たところ，下図は内面から見たところ．

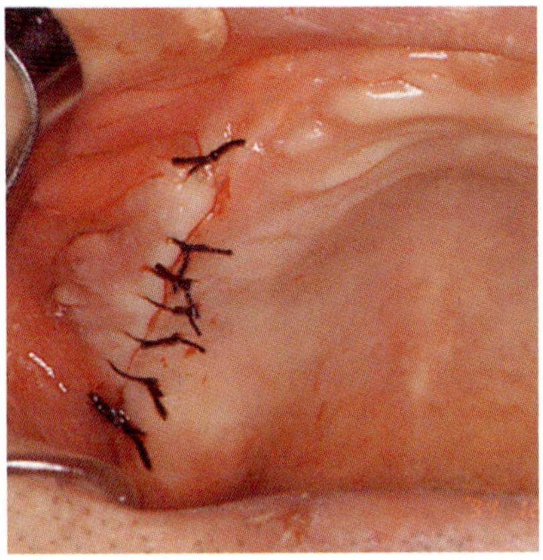
1-14-2e　粘膜骨膜弁をもどし縫合する．

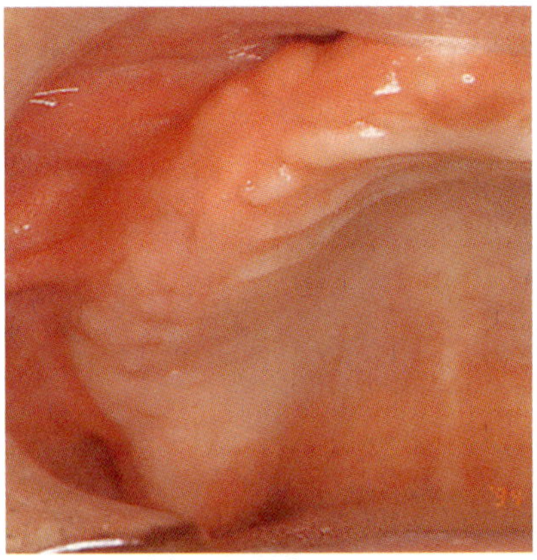
1-14-2f　手術 3 週間後．

縫合した（1-14-2e）．

その際の注意点としては，側方の突出部のみの骨削除を行って，義歯の維持安定に役立つ垂直的な骨は残し，くれぐれも削除しすぎないことである．また粘膜骨膜弁を戻した際に余った部分ができるが，付着歯肉や口腔前庭を考えるとトリミングしない方が予後がよいと思われる（1-14-2f）．

症例をとおして

上顎歯槽部の骨隆起のため，粘膜が菲薄なことや物理的に刺激を受けやすいことなどから，損傷を受けることが多い．含嗽や抗菌剤かステロイド含有の軟膏の塗布により，短期間で上皮化して治癒することが多い．頻回の機械的な刺激により口蓋損傷が生じた場合に，骨隆起の整形術も必要である．

有歯顎と無歯顎の場合では，術式が少し異なっていることをつけ加えてみたが，いずれも将来の補綴処置を十分考慮したうえで手技を考えていただきたい．

2 出血

1. 皮下出血斑が生じたら ————————————— 54
2. 抜歯後出血の処置／
   注意事項の遵守と局所原因 ————————————— 56
3. 抜歯後出血の処置／
   抜歯窩の骨内からの異常出血 ————————————— 59
4. 抜歯後出血の処置／
   抜歯時切開線を誤ったための出血 ————————————— 61
5. 歯肉出血 ————————————— 63

日常歯科臨床のこんなときどうする／口腔外科編

1 皮下出血斑が生じたら

皮下出血

　皮下出血斑は抜歯や手術，局所麻酔後に出血した血液が組織間隙に漏れ，さらに皮下組織へおよぶことで生じる．また鈍的な外力によって皮下の血管損傷を起こすことによっても生じる．

　抜歯や手術においては術中，術後に抜歯窩や手術部位の骨や骨内血管からの出血，さらに周囲軟組織からの出血によるものが多く，局所麻酔においては注射針により血管を損傷することで起きる．

　下顎の智歯抜歯後では出血斑が頸部あるいは上胸部まで下降してくることも稀にある．

　図1は|8の低位水平埋伏歯抜歯後に生じた黄色の皮下出血斑で，5日目に出現し10日間で自然消失した．写真は7日目の状態である．図2は左頬粘膜の線維腫摘出術術後に生じた暗赤色の皮下出血斑で1日目に出現し，14日間で消失した．写真は7日目の状態である．

　また軽微で鈍的な外力によっても，直下に骨隆起がある部位では皮下組織の断裂を起こしやすく，出血斑や血腫が生じる．皮下出血斑や血腫が生じた場合，軽く圧迫しておけば4～7日間で自然に消退するが，気になる場合にはVitamin C 製剤（ハイシー顆粒：1日50～2,000mg 1日1～数回，シナール：1日2～6g 1日1～3回）や作用機序の異なった止血剤の投与が望ましい．

　著者らは図3のような処方を行っている．また反応性炎症が強い場合には，感染予防のため抗菌剤と消炎剤（塩化リゾチーム製剤のレフトーゼでは出血抑制作用がみられるがセラペプターゼのダーゼンでは稀に出血傾向が現れる）を投与する．炎症が強い1～2日間は冷湿布を施し，急性期を過ぎたころ温罨法を

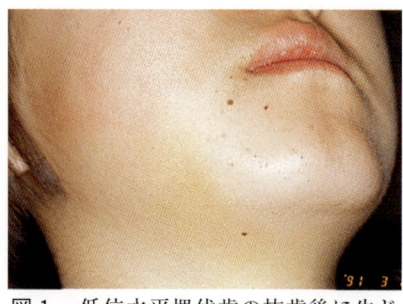

図1　低位水平埋伏歯の抜歯後に生じた黄色の皮下出血斑．7日目の状況．

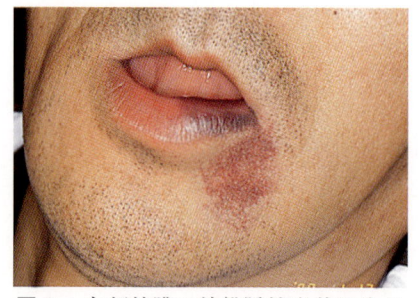

図2　左頬粘膜の線維腫摘出後に生じた暗赤色の皮下出血斑．7日目の状況．

```
トランサミン　　　　6 caps
アドナ　　　　　　　90mg
ハイシー　　　　　　1.5g

　　分3，5日間
```

図3　皮下出血斑（血腫）が生じたときの処方例

[症例2-1] 63歳，女性

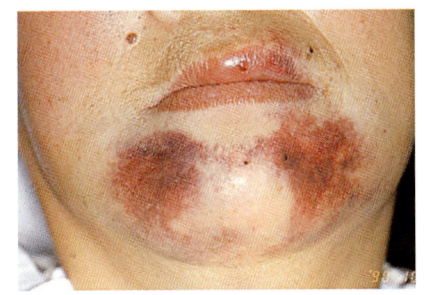

2-1a 下顎を箪笥に強打し皮下出血とともに熱感を伴ったため来院してきた．

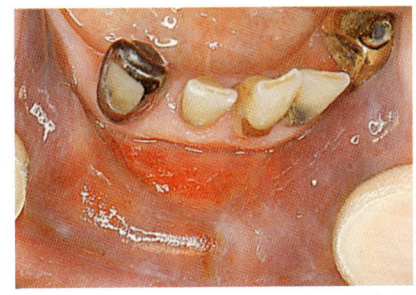

2-1b 下唇粘膜に広範囲の出血斑を認めたが，創面や歯の外傷はなかった．

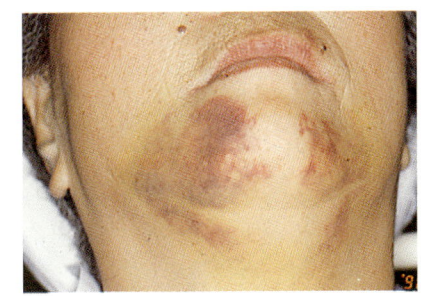

2-1c 受傷11日目の打撲創．出血斑は縮小してきている．

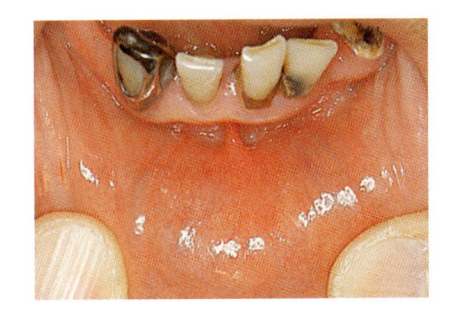

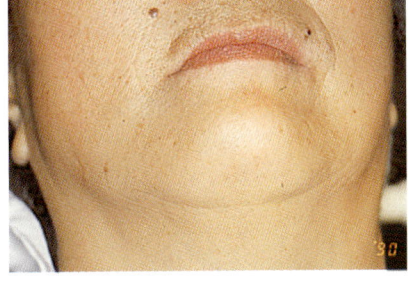

2-1d,e 受傷後4週目の状態．打撲の硬結などもみられなく経過は良好．

併用すれば吸収が速く，皮膚変色の消退も速い．

通常，皮下出血斑の皮膚の変色は，最初に暗紫色や青色を呈するが，4〜7日すると黄色に変化し，1〜3週で消退する．これは皮下組織内の血液が凝固し，血色素がhemosiderinとなり，そして鉄を含まぬhematoidinとなって黄色の色素と化し，さらには吸収され消失するからである．

このように皮下出血斑は，たとえ放置しても自然に消退していく．患者には皮膚の変色が完全に消失するまではある程度の時間を要するが，心配はいらないことをよく説明して，不安感を抱かせないようにしておくことが大切である．

[症例2-1] 63歳，女性

主　訴　オトガイ部の腫脹と皮下出血斑

高いところの物をとろうとして踏台に登っていたところ転倒し，下顎を箪笥に強打する．約3時間後，オトガイ部の腫脹と皮下出血斑が出現したため冷湿布を行ったが，翌朝には腫脹と皮下出血斑が増大し，熱感を伴うようになったため来院した．

顔貌所見ではオトガイ部に暗赤色の皮下出血斑を認め腫脹，自発痛，圧痛，熱感を伴っていた（2-1a）．口腔内では下唇粘膜に広範囲の出血斑を認めたが，創面や歯の外傷はみられなかった（2-1b）．

診　断　打撲によるオトガイ部皮下出血

診断および経過

打撲によるオトガイ部の反応性炎症は著明で，感染予防のため抗菌剤と消炎剤，さらには血腫に対して止血剤（図3）を投与した．また局所の熱感が強い2日間は冷湿布を指示した．

腫脹，疼痛，熱感は漸時軽減したが，受傷から3〜4日に皮下出血斑は逆に拡がった．5日目より暗赤色部は縮小しはじめ，周囲は黄色に変色した．2-1cは受傷11日目であり，皮下出血斑と口唇粘膜出血斑は漸次縮小していき，約3週間で完全消失した．2-1d，eは4週間後の状態で，打撲部の硬結などもみられず経過は良好であった．

患者は皮下出血斑による顔貌の醜美を気にしてマスクを常用し，出血斑の跡が残らないかと気にかけていたが，縮小傾向がみられ安心をとり戻した．

症例をとおして

皮下出血斑の経過と全身的な止血剤の投与について述べてみた．最も重要なことは，軽く圧迫することにより時間の経過とともに完全に出血斑は消退することを説明し，安心させることである．しかしながら軽微な外力でも頻回に本症状がくりかえされる場合には出血性素因（63頁参照）を疑い，血液検査が必要とされることはいうまでもない．

日常歯科臨床のこんなときどうする／口腔外科編

2 抜歯後出血の処置
注意事項の遵守と局所原因

注意事項の遵守と局所原因

抜歯後出血は出血性素因（63頁参照）や高血圧症などの全身的疾患に起因するものは稀であり，そのほとんどは局所の的確な処置が行われていなかったり，抜歯後の注意事項が守られなかったことで生じ，抜歯後数時間を経てから異常出血が始まり来院することが多い．

抜歯後，患者が帰宅してから異常出血が始まり止血困難なため再来院し縫合処置を行ったり，突然の多量出血のため救急車で他の病院を受診して処置を受ける例がよくある．また抜歯翌日に来院した際，患者より「昨夜はずっと血が止まらず，ほとんど眠ることができなかった」などといわれると，抜歯した臨床医としては「やはり，あのときに縫合しておけばよかった」とあとで悔むことになる．

抜歯は日常臨床で頻繁に行われるため，臨床医はまず抜歯後に異常出血を起こさないように努めるとともに，出血に対する確実な止出処置をマスターしておく必要がある．

[症例2-2-1] 50歳，男性

某歯科にて 6| を抜歯する．術後約7時間は出血がみられなかったが，夕食後に口をゆすいだところ，突然に抜歯創より出血が始まり，止血困難となったため午前2時ごろ救急車にて来院した．既往歴として会社の検診で高血圧を指摘されたが，とくに内科的治療の必要性はないといわれていた．

現 症 6| 部に拇指頭大の血餅塊があり，同遠心部より持続的な少量の出血が認められた（2-2-1a）．

処置および経過

キシロカインスプレーによる局所麻酔下，歯科用ピンセットと外科用鋭匙で血餅塊を除去する．一度，軽く含嗽させた後，綿ガーゼを抜歯創にあて患者自身に強く咬ませる圧迫止血を約20分間行ったところ容易に止血した（2-2-1b）．鎮痛剤はすでに投薬されているため，とくに薬物療法は行わず帰宅させた．翌日，経過観察および洗浄のため再来したが，抜歯窩は完全に止血し，創の治癒状態は良好であった．また，とくに出血性素因もなかった．

患者は前医で抜歯後に「頻回にうがいをしてはいけない」，「出血がある場合はガーゼを創面にあて強く咬む」などの適切な注意を与えられていなかったか，あるいは注意は与えられたが，精神的緊張のためかあまり記憶されなかったのかもしれない．できれば図1のような抜歯後の注意事項を書いたリーフレットを作成し，渡しておくことが大切である．

このように簡単な抜歯後の出血であれば，綿ガーゼで圧迫を加えるだけで十分である．しかし，流れ出るような激しい出血であれば，3,000倍ボスミン液（血管収縮止血剤，ボスミン液®，第一製薬を3倍に薄めたもの）を浸したガーゼで圧迫することが効果

2-2 抜歯後出血の処置／注意事項の遵守と局所原因

[症例2-2-1] 50歳，男性

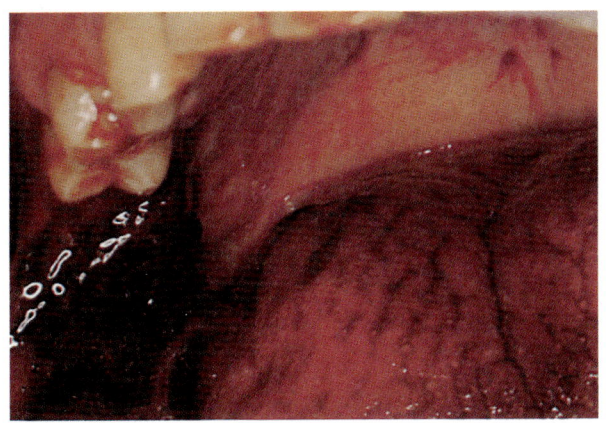

2-2-1a ６｜部に拇指頭大の血餅塊があり，同遠心部より持続的な少量出血が認められた．

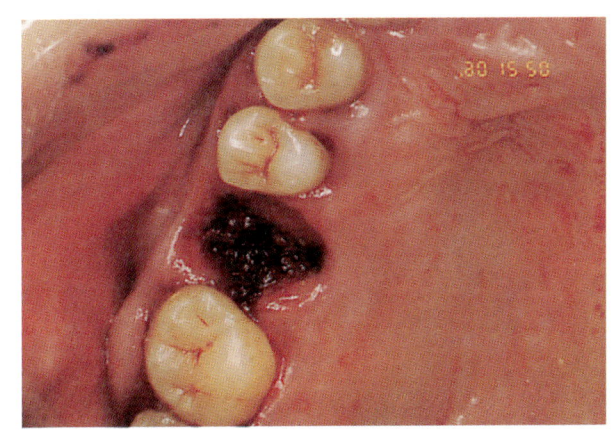

2-2-1b 抜歯創に綿ガーゼをあて強く咬ませる圧迫止血を20分間行うと止血した．

①止血
- うがいはあまりしないで下さい．うがいをしすぎますと，血がいつまでも止まらないだけでなく，痛んだり，なおりが悪くなることがあります．
- 普通は1日ぐらい，唾液に少し血が混じります．とくに多量に出血する場合は，ガーゼか脱脂綿をまるめて傷口にあて，20分間ぐらい強くかんで下さい．

②痛み
- 麻酔の効果は1～2時間のあいだ続きます．麻酔からさめると少し傷むことがあり，あまり傷むときには，お渡ししてある鎮痛剤を飲んで下さい．

③薬
- 化膿止めの薬（抗生物質）をもらった方は，必ず全てを飲み切って下さい．万一，湿疹などの副作用が出た場合は中止して下さい．

④食事
- 今日は硬いものや刺激物はさけて，反対側でかんで下さい．

⑤その他の禁止事項（抜歯した当日のみ）
- 入浴
- 飲酒
- 激しい運動

⑥「親知らず」を抜歯した方へ
- 抜歯後，3～4日間は頬がはれたり，口が開けづらかったりしますが，すこしずつなおっていきますから心配いりません．
- できれば，その外側を冷したタオルで湿布して下さい．ただし，あまり冷たすぎる湿布はかえって痛みを増したり，なおりを悪くしますから，注意して下さい．

明日のお約束には必ずおいで下さい．
傷口が正常に回復にむかっているかを確認し，洗浄処置と貼薬をいたします．
なお，傷口を糸で縫った方は1週間後に取りますので忘れずにおこし下さい．

ご来院までに心配なことが起こりましたならば下記にご連絡下さい．

○○○○

図1 抜歯・小手術後の注意

的である．

[症例2-2-2] 45歳，男性

某歯科にて正常萌出している ８｜ を抜歯，5～6時間後に抜歯創より出血が始まる．抜歯後の注意事項通りに綿ガーゼを創面にあて咬んでいたが，止血しないため某歯科に電話連絡した．しかしビル開業医で時間外のためか連絡がつかず，やむなく夜間ずっとガーゼを数回交換しながら咬んでいた．

翌朝も少しずつ出血があるため心配で当院を受診した．抜歯日の夕食と翌日の朝食は出血が気になり摂取しなかったという．

現症 ８｜部から臼後三角部にかけて拇指頭大の血餅塊があり，出血は認められなかったが口臭が著しかった（2-2-2a）．

[症例 2-2-2] 45歳，男性

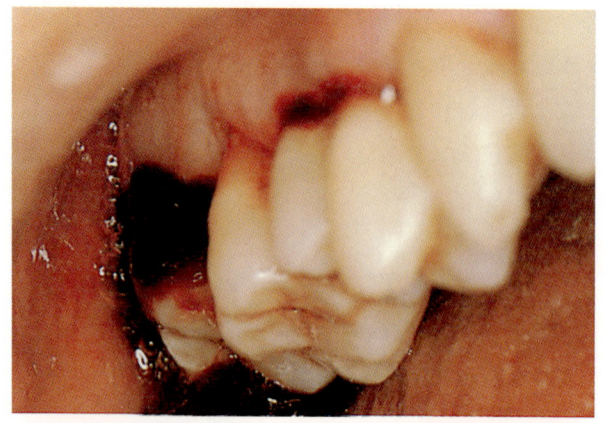

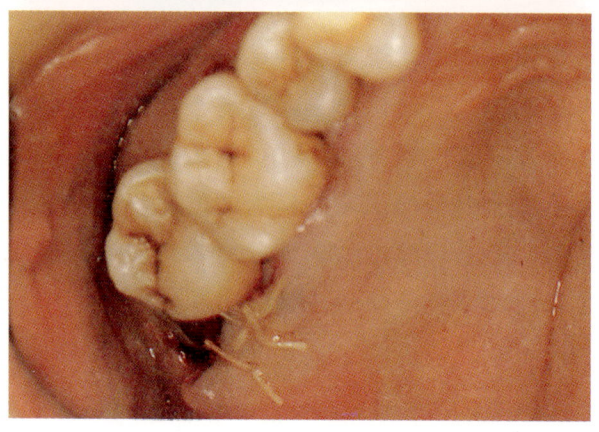

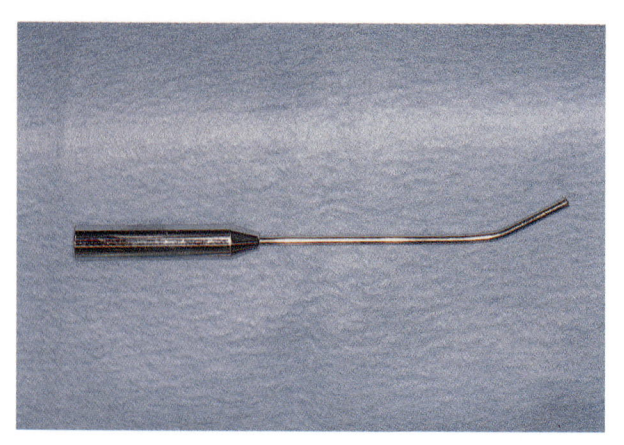

2-2-2a | 2-2-2b
2-2-2c |

2-2-2a　8｜部から臼後三角部にかけて拇指頭大の血餅がみられる．
2-2-2b　先端の細い吸引管
2-2-2c　8｜に残存していた不良肉芽組織を掻爬除去し，歯肉を密に縫合した．

処置および経過

歯科用ピンセットやガーゼで血餅塊を除去したところ再び出血が始まる．先の細い吸引管（2-2-2b）で出血を吸引しながら歯肉からの出血か抜歯窩からの出血かをよく観察したところ，近心頬側の歯肉より多量の出血が生じているのが確認できた．

エピネフリン含有2％キシロカインを抜歯創周囲の歯肉に浸潤麻酔したところ出血はほぼ止まった．生理食塩水で抜歯窩を洗浄して再度確認すると，8｜歯肉には肉芽組織が多量に残存していたため鋭匙でていねいに掻爬し除去した．その後は3-0絹糸で歯肉を密に縫合し，念のため抜歯窩にスポンゼル®を挿入（2-2-2c）してから綿ガーゼを咬ませて上より20分間圧迫止血した．

鎮痛剤と3日間の抗菌剤を投与した．縫合処置後，出血は全くなくなり翌日に来院した際には創の治癒状態は良好であった．

局所止血剤

このように歯肉からの出血原因の多くは歯周炎による不良肉芽の残存にあり，鋭匙で慎重に掻爬して縫合した後，圧迫止血を行う．必要によってはゼラチン製剤（スポンゼル®，ゼルフォームスポンジ®，粉末ゼルフォーム®），セルロース末製剤（サージセル線型Ⅱ®，サージセルガーゼ型®）などの局所止血剤（29頁表3参照）を抜歯窩に挿入する．

抜歯後出血は患者の身になれば，こんな不快なことはなく，食事や睡眠にも障害となり，また精神的不安は耐えがたいものがある．そのため抜歯時に局所出血が予測される場合には，縫合など確実な処置をしなければならない．

日常歯科臨床のこんなときどうする／口腔外科編

3 抜歯後出血の処置
抜歯窩の骨内からの異常出血

抜歯窩の骨内からの異常出血

抜歯後に抜歯窩骨内からの異常出血が発生した場合の処置について解説する．

抜歯窩の骨壁からの出血は下顎管からのものが多く，下顎大臼歯の抜歯，とくに智歯抜歯の際に発現する．また，高血圧症や糖尿病，腎不全症などの全身疾患により止血困難な出血をみることもある．

抜歯窩の骨からの異常出血に遭遇するのは稀であるが，確実な局所止血法をマスターしておくことは重要なことである．

[症例2-3-1] 22歳，男性
現　症　近心傾斜した8|埋伏智歯（2-3-1a）を抜歯したところ，抜歯窩からの動脈性の激しい出血を認めた（2-3-1b）．

出血部位を確認するため，口腔外科用の先端の細い吸引管（58頁参照）で血液を吸引したところ，抜歯窩底部の根尖に相当する部からの出血で，下顎管穿孔に起因するものと思われた．とりあえずガーゼを抜歯窩に挿入して，咬ませ圧迫止血させた．数分後，ガーゼをそっと除去してみたが，異常出血は未だ持続していたため，ガーゼを抜歯窩に残したまま縫合した．

処置および経過
本処置を具体的に述べると，止血剤として3,000倍ボスミン液（前項56頁参照）を浸したガーゼを抜歯窩に挿入して再び咬ませ，その間に止血処置に用いる器具（縫合セット，約1×4cmリボン状のガーゼ，バラマイシン®軟膏）を準備する．

止血法としてはボスミンガーゼを除去した後，バラマイシン®軟膏を塗布したリボン状のガーゼを抜歯窩に折り重ねながら密につめこむ（2-3-1c）．バラマイシン®軟膏を塗布するのは，数日間ガーゼを抜歯窩に入れておくので，少しでも汚染を防ぐためと除去時に乾燥して疼痛を与えないためである．またガーゼを折り重ねるのは，除去の際にもつれないようにするためである（2-3-1e）．

ガーゼを抜歯窩に挿入した後，緊密に歯肉を縫合する（2-3-1d）．そして，さらに患者にガーゼを咬ませ，圧迫し手術を終了した．

抗菌剤と消炎剤を5日間，鎮痛剤を屯服で4回分投与した．手術翌日に局所洗浄と消毒を行った．5日後に局麻下で抜糸と挿入したガーゼの除去をし，止血を確認したうえ粘膜骨膜弁を正常位置へ戻して再縫合した．さらに抗菌剤を3日間追加投与し，1週間後に抜糸し終了した．

[症例2-3-2] 26歳，男性
現　症　パノラマX線写真で，下顎管と接した8|埋伏智歯根尖を認め，術中の出血，術後の麻痺を懸念

日常歯科臨床のこんなときどうする／口腔外科編

[症例2-3-1] 22歳，男性

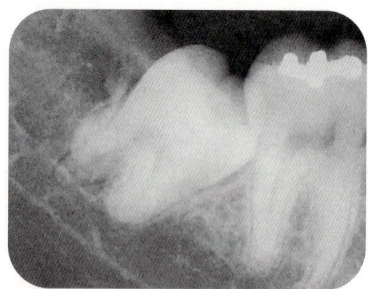

2-3-1a　X線診査で下顎管に接した8│埋伏智歯．

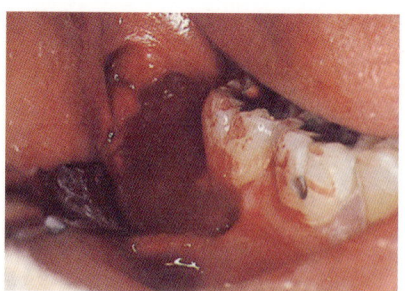

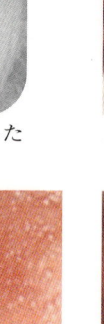

2-3-1b　8│抜歯窩からの動脈性の出血を認めた．

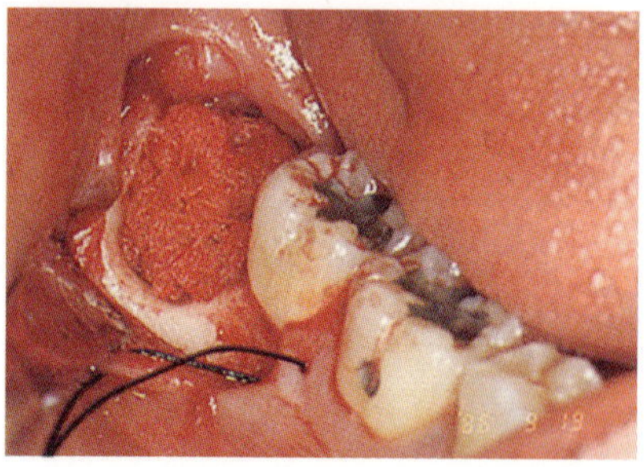

2-3-1c　ボスミンガーゼを除去後，バラマイシン®軟膏を塗布したリボン状のガーゼを抜歯窩に折り重ねながら密につめ込む．

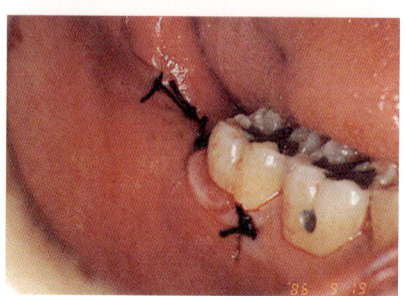

2-3-1d　ガーゼを抜歯窩に挿入後，緊密に歯肉を縫合する．

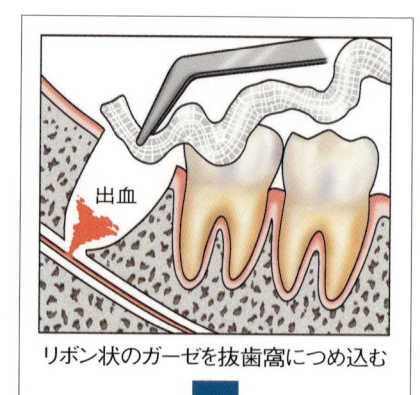

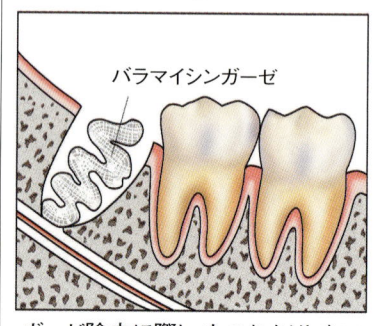

2-3-1e　抜歯窩へのガーゼの挿入法．

[症例2-3-2] 26歳，男性

2-3-2a			
2-3-2b	2-3-2c	2-3-2d	2-3-2e

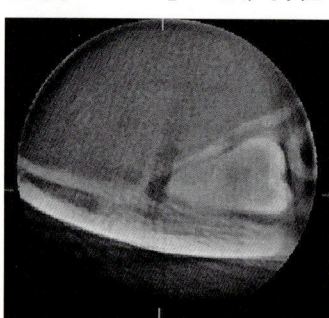

2-3-2a,b　下顎管は上方から近心根の頬側を通り，根尖端下方で接している．
2-3-2c　根尖の断層写真．下顎管と接しているのがわかる．
2-3-2d　2cよりも前方（近心）の断層写真．ここでも下顎管と接しているのがわかる．
2-3-2e　2dよりもさらに前方（近心）の断層写真．ここでも下顎管と接しており，近心根の根尖部分が多く下顎管と接していることがわかる．

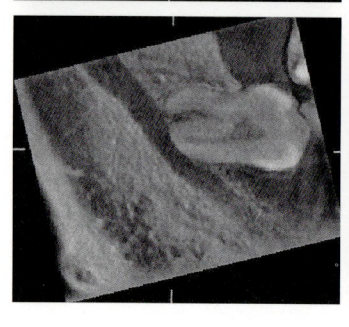

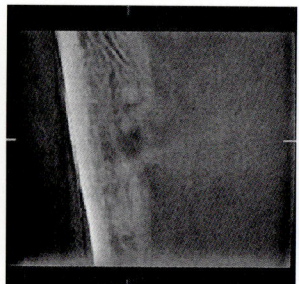

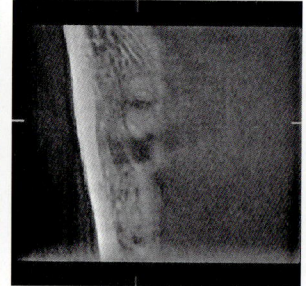

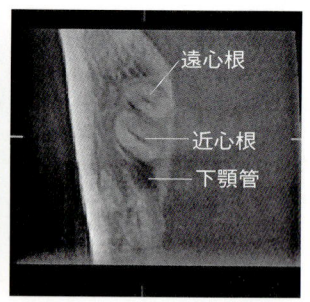

し，当科へ抜歯依頼され来科した．
処置および経過
　8│水平埋伏智歯と下顎管の関係を精査する目的で3DX線写真を撮影した．2-3-2a,bにみられるように下顎管は上方から近心根の頬側を通り，根尖下方で接し，近心根に接した部分の白線は不明瞭であっ

た（図2-3-c〜e）．この画像所見より，抜歯はできるだけ頬側の骨をラウンドバーで大きく削去し，根を分割し，近心根を時計回りに上方に少しづつ持ち上げるようにして，注意深く脱臼させ摘出した．術後，麻痺は見られず，治癒状態は良好であった．

4 抜歯後出血の処置
抜歯時切開線を誤ったための出血

抜歯時切開線を誤ったための出血

　下顎埋伏智歯の抜歯時において，切開線を誤ったために多量の出血を生じた症例を供覧し，その原因と対処法について検討してみたい．

[症例2-4] 25歳，男性
　他医院で 8̲ 水平埋伏智歯を抜歯し，6時間後の午後11時頃に止血困難にて来院した．来院時にはガーゼを咬み圧迫止血を試みていたが，口腔内は血液で満たされ，あふれでる血液をタオルで受けるほどであった．
　また頬部の腫脹と開口障害，37.8℃の発熱があり，さらに持続する出血のため水や食事は摂取できずに患者は憔悴状態であった．
口腔内所見　軽く含嗽した後に口腔内をみると，8̲ 抜歯創より多量の出血を認め，口腔内が数秒間で満たされるほどの出血量であった(2-4a)．
処置および経過
　緊急時であり，まず患者に3,000倍ボスミン液(56頁参照)を浸したガーゼを咬ませ圧迫止血させた．その間に局所麻酔や縫合手術に用いる器具を準備する．8万倍エピネフリン含有の2％キシロカインで抜歯創周辺に浸潤麻酔を行ったところ，含有している止血剤の作用で一応止血された．

　創部を観察すると縫合は連続縫合で行われていて緊密性が得られていなかった．また創部周辺の粘膜は内出血により広範囲に暗赤色を呈していた(2-4b)．抜歯窩精査のため，デンタルX線撮影を行ったが，とくに異常は認めなかった(2-4c)．
　出血部位を確認し止血処置を行うため抜糸すると粘膜下に大きな血液の凝塊がみられた(2-4d)．鋭匙で凝塊を除去し，抜歯窩を搔爬して生理食塩水で洗浄した．口腔外科用の先の細い吸引管(58頁参照)で抜歯窩や粘膜下を吸引しながらよく観察してみると，出血部は抜歯窩ではなく遠心切開部であることが確認できた(2-4e)．
　遠心切開線の位置が臼歯咬合面中央溝の延長線上にあり，そのため下顎枝内斜線の内側で粘膜切開がなされ，舌側からの血管を損傷し異常出血を惹起したものと思われた(2-4f,g)．
　出血部位は遠心切開の後下方部約1.5cmの深部組織からであった．止血鉗子などが使用できる部位でないため，3号黒絹糸で切開部の粘膜を厚く緊密に4糸縫合して止血処置を行った(2-4h)．そしてその上よりガーゼをあて患者に約30分間咬ませ，止血を確認してから帰宅させた．
　翌日の来院時には開口障害と頬部・顎下部の腫脹が著明であったが，約10日間でほぼ消失した．なお抗菌剤と消炎剤は7日間服用した．

日常歯科臨床のこんなときどうする／口腔外科編

[症例2-4] 25歳，男性

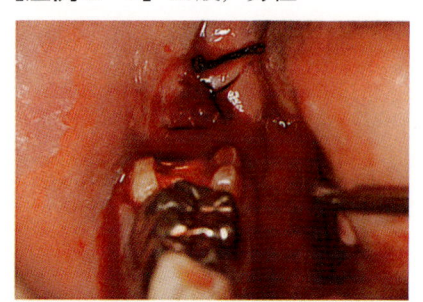

2-4a　抜歯創より多量の出血を認める．

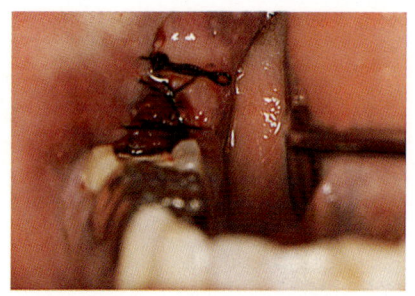

2-4b　止血後の創部をみると縫合は緊密性を得られていなく，粘膜は内出血のため暗赤色を呈している．

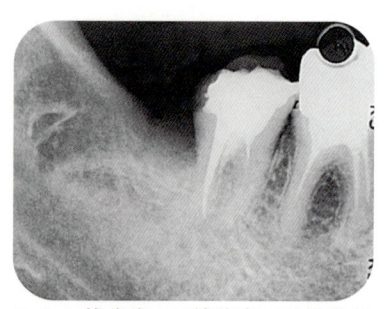

2-4c　抜歯窩のX線診査では異常が認められない．

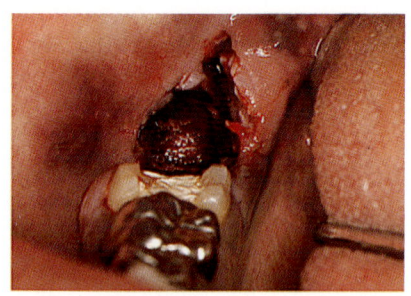

2-4d　止血処置のため抜糸すると，粘膜下に大きな血腫がみられた．

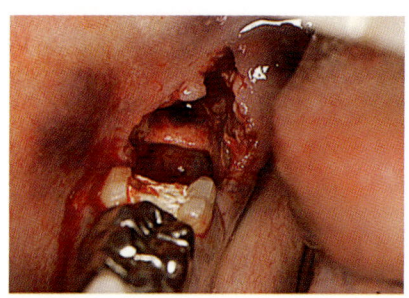

2-4e　出血部は抜歯窩ではなく，遠心切開部であることが確認できた．

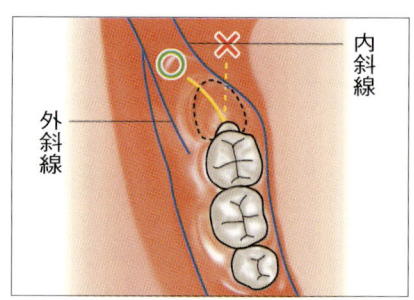

2-4f　遠心切開線の位置が臼歯咬合面中央溝の延長線上にあり，下顎枝内斜線の内側で粘膜切開したため，舌側からの血管を損傷したと思われる．

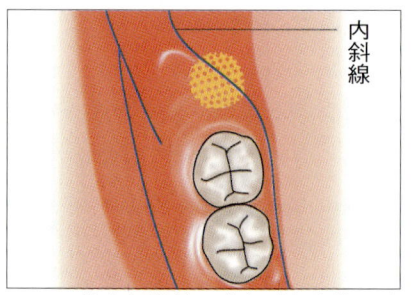

2-4g　遠心切開線は咬合面中央溝の延長線ではなく，頰側よりに置く．

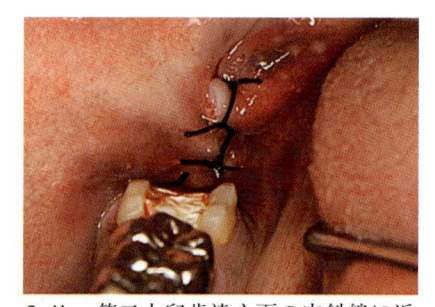

2-4h　第二大臼歯遠心面の内斜線に近い粘膜は厚く血液に富み，切開で出血しやすい．

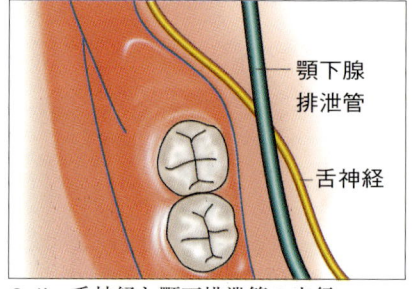

2-4i　舌神経と顎下排泄管の走行．

下顎埋伏智歯抜歯時の切開線

　下顎埋伏智歯の抜歯の際，遠心切開は下顎枝の内斜線と外斜線の中間に切開線をおき，必ず指先で骨面を確認してから行わなければならない．

　遠心部切開線を頭の中に描くとき，どうしても見えている歯列弓を目安に延長線上に切開を加えやすい．また同様に頰粘膜を手前に引っ張って遠心切開すると，頰側寄と思っても頰粘膜を元に戻したとき内側に寄ることも頭に入れておく必要がある．第二大臼歯遠心面より約1cm遠心の粘膜下に骨はなく，勢い余ってメスは粘膜深く入り異常出血につながることがあるので十分注意しなければならない．さらに同部の底部には舌神経が走行しており（2-4i），損傷させると舌尖部知覚異常が長期にわたり残存する場合もあるので，さらに注意が必要である．

5 歯肉出血

出血性素因

　口腔内出血のうち歯肉からの出血は頻度が高い．主な原因として局所的には歯肉炎や歯周炎などの炎症があげられ，全身的には高血圧症，糖尿病，肝臓疾患，腎不全，白血病，紫斑病，血友病，抗凝固剤を使用している心臓病などの出血性素因（表1）を有することで生じる．

　歯肉出血を主訴に歯科を受診する場合，ほとんどが歯肉炎や歯周炎が原因であり，放置しても自然に止血されることが多い．しかし歯肉の炎症部辺縁がびらんや潰瘍を形成している場合，物理的刺激によって簡単に多量の出血をきたすことがある．

　そこで突然に歯肉出血が生じたため開業歯科を受診し，止血困難なため紹介来院した症例を検討してみたい．

［症例2-5］ 30歳，男性
主　訴　歯肉出血
現病歴　2～3か月前よりブラッシング時に歯肉から出血があったが，自然に止血するため放置．今朝6時ごろ，突然に右側上顎歯肉より出血が始まり止血困難となり，午前10時ごろ近くの歯科医院を受診．止血せず出血性素因が疑われたため，当科へ電話連絡のうえ，午後4時に紹介来院する．

既往歴・家族歴　特記事項なし
現　症　口腔内所見では右側上顎全体に多量の血餅塊がみられた（2-5a）．含嗽後，口腔内を診査すると，$\overline{7\ 6\ 5\ 4\ 3｜}$歯間乳頭からじわじわと流れ出る出血を認めた（2-5b）．

　患者は長時間におよぶ歯肉出血と食事ができないことで憔悴し，さらに多量の血液を飲んだと思われる胃部不快感と嘔気を訴えていた．しかしながら出血部の疼痛や頰部腫脹，熱発は認められなかった．

　右側上顎のデンタルX線写真では，歯石沈着と歯槽骨吸収像を認め，軽度の歯周疾患を思わせるX線像を示していた（2-5c）．
臨床診断　歯周炎に起因する歯肉出血
処置および経過

　止血のため3,000倍ボスミン液を浸した綿球を$\overline{7-4｜}$歯肉に当てたところ，5～7分後にはほぼ止血した（2-5d）．この時点で出血部歯肉を精査したところ，$\overline{7\ 6\ 5\ 4｜}$歯間部の歯周ポケットは2～5mmで，$\overline{4\ 3｜}$および$\overline{7\ 6｜}$歯間乳頭には潰瘍が形成され，一部歯槽骨が露出していた．

　ボスミン液によって一応止血したものの，このまま患者を帰宅させれば再び出血の可能性があるため，圧迫止血を目的として歯周パックを行うこととした．まず生理食塩水で歯周ポケット内をよく洗浄し，再びボスミン液で止血させてからコーパック®で$\overline{7-2｜}$の頰側および口蓋側歯肉を包埋した．

　このときの注意として，パックが動いたり，すぐ

日常歯科臨床のこんなときどうする／口腔外科編

[症例2-5] 30歳，男性

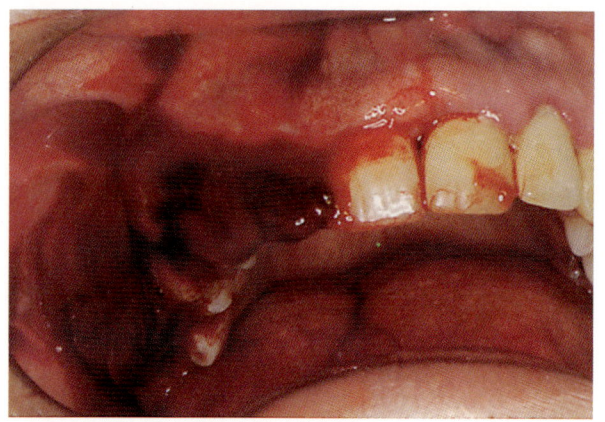

2-5a　右側上顎全体に多量の血餅塊がみられた．

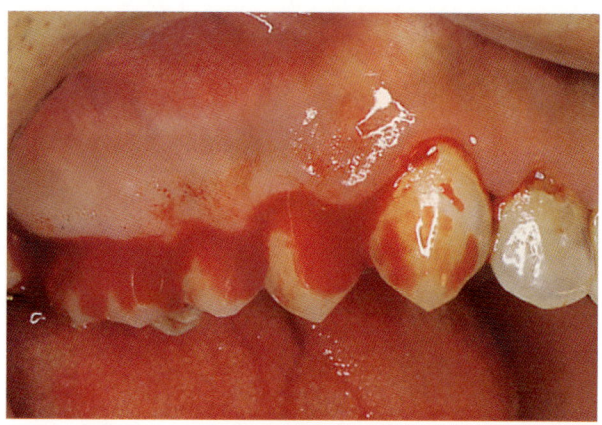

2-5b　含嗽後，7 6 5 4 3｜歯間乳頭からじわじわと流れでる出血を認めた．

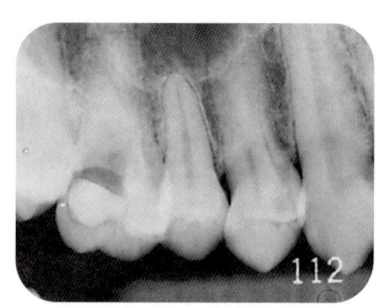

2-5c　歯石沈着と歯槽骨吸収像が認められ，軽度の歯周疾患を思わせる像を示している．

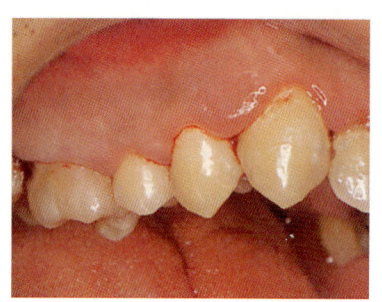

2-5d　止血するため血管収縮剤の3,000倍ボスミン液を浸した綿球を7－4｜歯肉にあてた．

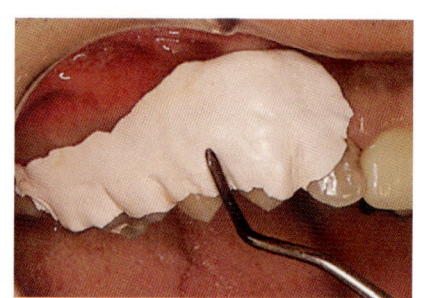

2-5e　生理食塩水でポケット内を洗浄後，再びボスミン液で止血させ，歯周パック（コーパック®）で7－2｜頬側および口蓋側歯肉を包填した．

脱落してしまうようでは圧迫の役目をなさない．パックが硬化したときに出血部歯肉を確実に圧迫していることが肝心で，そのため指先やストッパーで少しずつ押さえていき，硬化が進むにしたがって歯間部にパックが入り込むようにすることが成功のポイントになる．このようなきめ細かい手技や確実な処置の積み重ねによって完全な止血が得られる．

　本例では唇の動きでパックが脱離しやすいように思われたため，4 3｜部では歯肉頬移行部までパックを延長した（2-5-e）．これらの処置により局所的には歯肉からの出血を止めることができた．

　抗菌剤としてオラセフ750mg／日，止血剤としてハイシー150mg，アドナ60mg，トランサミン1,500mg／日を分3で3日間投与して帰宅させた．出血性素因の有無については同日採血して血液検査を行ったが，後日の検査結果で異常は認められなかった．

　翌日の洗浄時や1週間後のパック除去時には出血

表1　出血性素因の分類．

1. 血管壁の異常 　　老人性紫斑病 　　アレルギー性紫斑病
2. 血小板異常 　　特発性血小板減少性紫斑病
3. 血液凝固因子 　　血友病A,B
4. 線維素溶解能の亢進 　　播種性血管内凝固症候群（DIC）

はなく，経過は良好である．その後，ブラッシング指導とスケーリングを行い，歯周組織の改善をはかり再出血を防いだ．

応急処置と歯周パック法

　歯肉からの出血で自然止血が困難な場合には，たとえ全身的原因があるにせよ，応急処置としてコー

2　出血

[出血性素因]

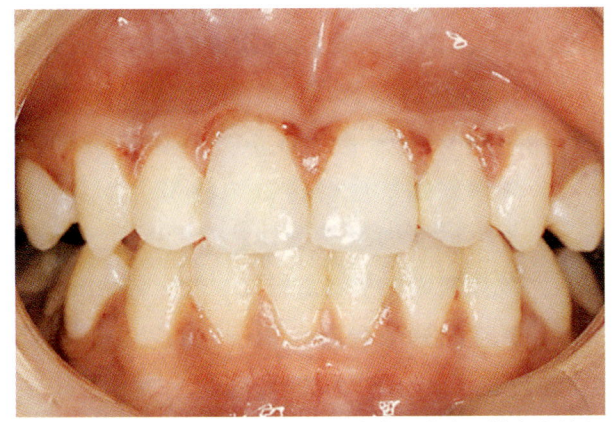

図1　急性骨髄性白血病患者の口腔内．歯肉の易出血性がみられる．

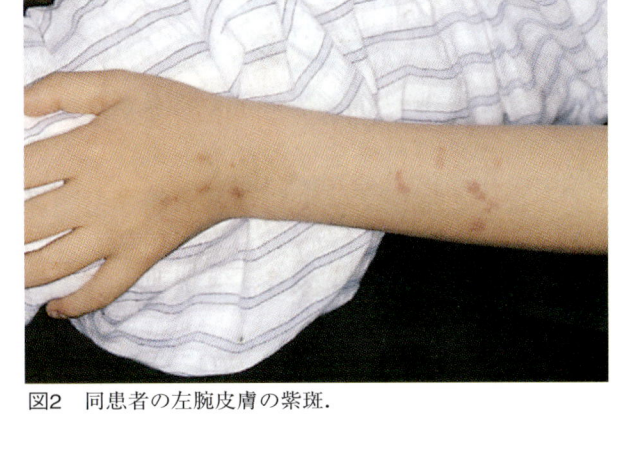

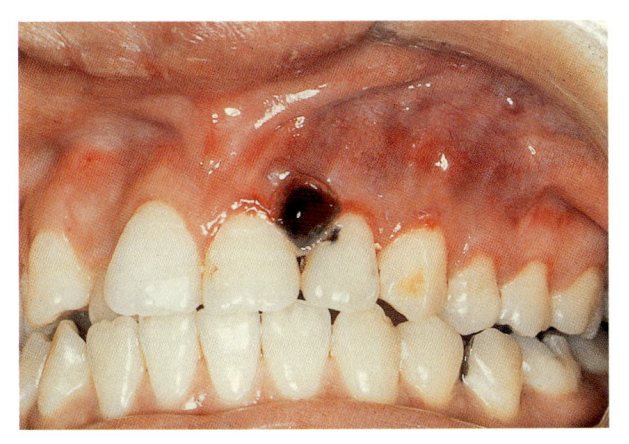

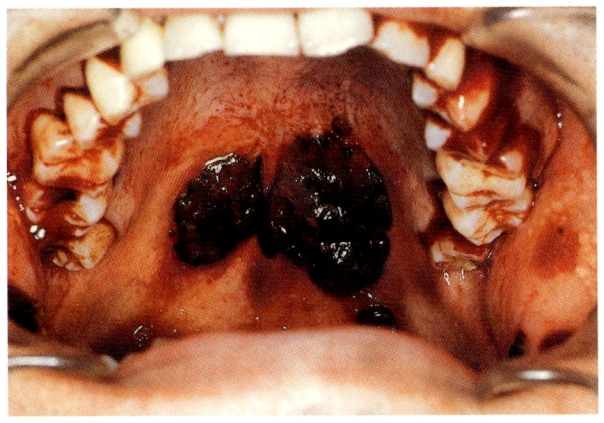

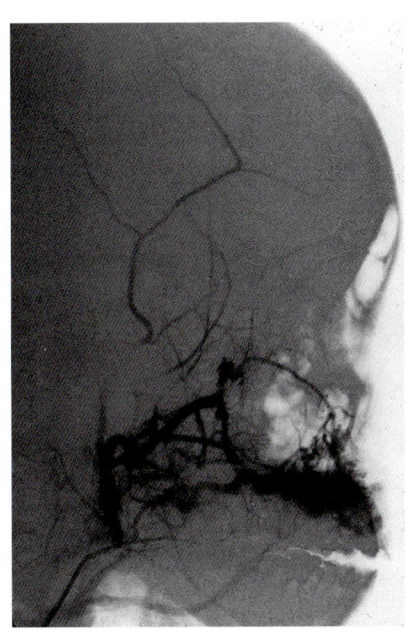

図2　同患者の左腕皮膚の紫斑．

図3 | 図4
図5 |

図3　動静脈奇形（AVM）の口腔内出血．
図4　動静脈奇形（図3）の血管造影写真．
図5　血友病患者の口腔内出血．

パック®（ヨシダ）やペリパック®（日本歯科薬品）を応用する歯周パック法が有効である．

それでもなおパックの下から押し上げられるような出血がみられたり，数日を経過してもだらだらと流れる異常出血がみられる場合には，出血性素因を疑い，速やかに適確な検査と診断・治療を受けるため，口腔外科や内科に紹介する必要がある．

また前記のように出血傾向のある疾患に罹っている患者の歯肉出血（図1～5）に対しては，よく問診し歯周パックなどの局所処置を行った上で，専門医との協力のもとで全身管理に努めることが大切となる．

3 異物迷入

1. 破折した注射針が咽頭部に迷入したら ———— 68
2. 歯根が咽頭部に迷入したら ———— 70
3. 歯根が上顎洞へ迷入したら ———— 72
4. 異物が組織内に迷入したら／
   舌，口腔底，抜歯窩，頰部への迷入 ———— 75
5. 異物が組織内に迷入したら／歯肉着色 ———— 78
6. 異物が組織内に迷入したら／
   矯正用ゴムの歯肉迷入 ———— 84
7. インレー破折片の舌への迷入 ———— 87

日常歯科臨床のこんなときどうする／口腔外科編

1 破折した注射針が咽頭部に迷入したら

注射針の破折と迷入

　下顎智歯の抜歯の際に偶発事故が稀に起こることがある．そのひとつとして浸潤麻酔を行っているときに，患者の思わぬ動きによって注射針が破折してしまうことがある．

　智歯舌側の浸潤麻酔時に嘔吐反射により，注射針が基部で破折し，咽頭に迷入し摘出に苦渋した症例を紹介する．

[症例3-1] 34歳，男性
現　症　某歯科医院にて 8| 抜歯時の同部舌側浸潤麻酔中に，患者が突然嘔吐反射を起こした．刺入点が深部であったため，基部にて注射針が破折した．舌側の骨膜を剝離し，摘出を試みたが破折針が咽頭部に迷入したため，摘出は困難と判断し直ちに当科への紹介にて来院する．

処置と経過
　当科では直ちにパントモX線写真，後頭-前頭位X線写真を撮影した．破折針の尖端は下顎骨隅角部よりよりやや前方で，下縁より下方に存在するため（3-1a,b），口腔内からのアプローチを断念した．全身麻酔下で口腔外より下顎下縁に沿って，その下方約2cmのところで下顎角から前方へ約5cmの皮膚切開を行い，広頸筋を切離し顎下腺腺体内に迷入していた破折針を確認した．曲型ペアンで鈍的に剝離・把持して摘出した．

　摘出後，術後感染を防ぐ目的で抗菌剤を5日間点摘投与した． 8| 舌側よりアプローチした際，舌神経を損傷させたため舌知覚麻痺を訴えた．そこで末梢性顔面神経麻痺に準じてプレドニゾロン60mg／日からの漸次減量投与（図2）と，メチコバール1,500μg，アデホス60mg，コランチル3.0gを分3にて約6か月間投与を行った．舌麻痺は軽減し，日常での不都合はなくなった．

症例をとおして

　原因は 8| 舌側深部の浸潤麻酔と嘔吐反射の惹起である．破折した注射針の摘出は，口腔内からのアプローチでは，走行している舌神経，舌下動脈，顎下腺，排泄管などがあるため極めて難しく，やむなく下顎下縁に平行した横切開による口腔外アプローチが選択された．

　現在，一般的に使用されているディスポーザブルの浸潤麻酔針は簡単に破折することは少ないが，十分に注意したい．

　下顎智歯部舌側の浸潤麻酔は注射感染が起こると，顎舌骨筋後縁より口腔底や頸部に拡がりやすいため，深部では行わず歯頸部近くにとどめる．

3-1 破折した注射針が咽頭部に迷入したら

[症例3-1] 34歳，男性

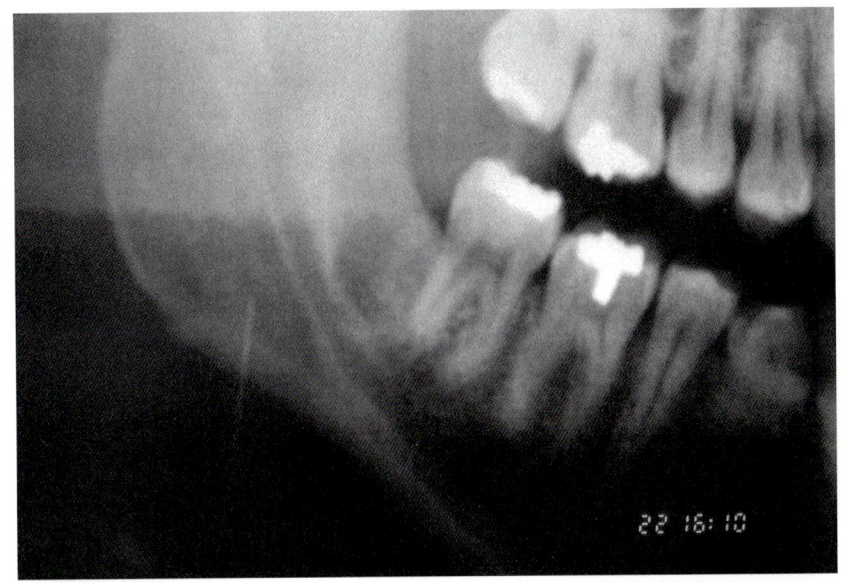

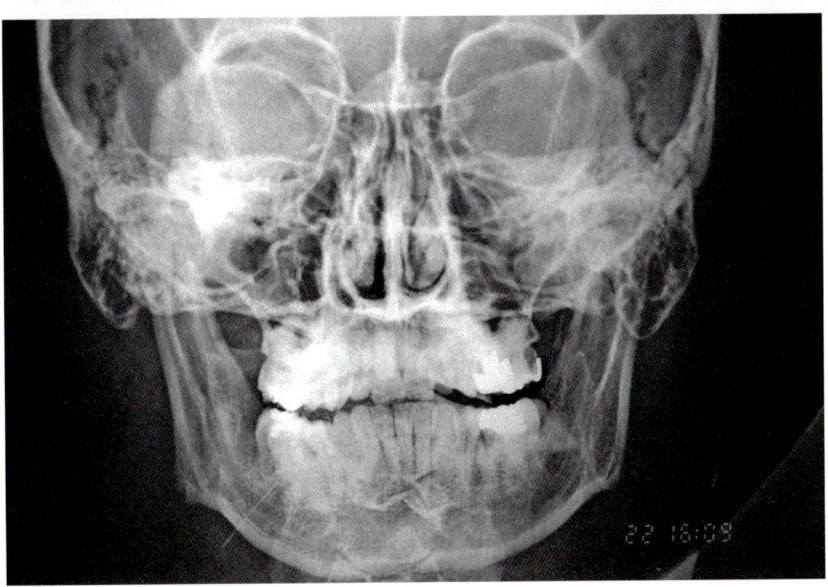

3-1a,b　破折針の尖端は下顎骨隅角部よりやや前方で，下縁より下方に存在している．

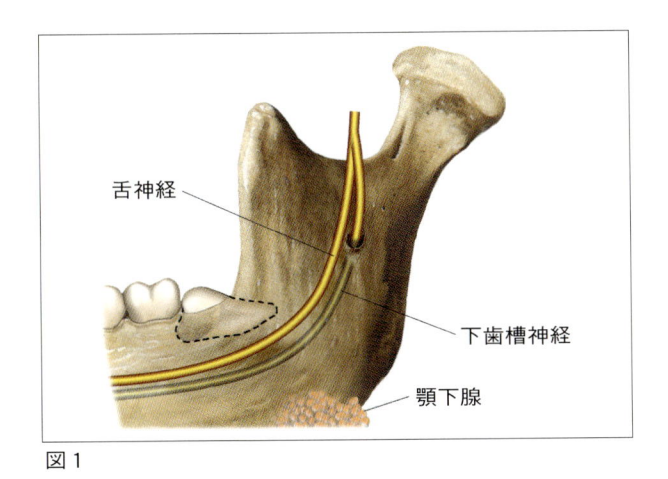

図1　（舌神経／下歯槽神経／顎下腺）

図2　プレドニゾロンの大量投与療法．

麻痺発症後，神経線維の変性が完成される前に早期（約2週間以内）のプレドニゾロンの大量投与が重要である．
当科での投与法は，
　　60mg／日分3 …… 5日間
　　30mg／日分3 …… 3日間
　　10mg／日分1 …… 2日間
　　　　　　　　　　計10日間
と漸次減量させていく．

3　異物迷入

日常歯科臨床のこんなときどうする／口腔外科編

2 歯根が咽頭部に迷入したら

歯根が舌側骨膜と骨の間へ迷入

　下顎智歯抜歯の際，偶発症として歯根が側咽頭部に迷入することが稀にある．これは下顎智歯部，とくに埋伏歯の場合に舌側歯槽骨が菲薄で破折しやすいため抜歯操作で過度な力が加わると，舌側歯槽壁が破綻し，ここから歯根が突び出し，舌側骨膜と骨の間に迷入するためである．

　この場合，歯は舌下，口底部に深く存在し，あせって摘出しようと試みると迷入歯は咽頭部へ少しずつ深く移動し，摘出を困難にさせるだけではなく，舌神経や顎下腺排泄管，さらには舌下動脈を損傷させることになる．また，同部には可動する舌筋があり，結合組織も多いため舌下部に炎症が広がりやすく，顎舌骨筋の後縁やその筋肉の間から感染が口腔底に侵入し，重篤な蜂窩織炎を継発することもある（109頁参照）．そのため強力な抗菌剤投与のもと，できるだけ速やかに迷入根の摘出が必要とされる．

[症例3-1] 25歳，男性
主訴　咽頭部の疼痛および開口障害
　某歯科医院にて智歯周囲炎消炎後の 8| 半埋伏智歯抜歯の際，根尖が彎曲していたため歯根が破折し残根状態となった．ヘーベルを用いて摘出を試みた際，舌側歯槽骨を突き破り歯根は咽頭部に迷入した．同医院での摘出は困難と判断し紹介により同日直ちに来科した．

処置および経過
　直ちに歯科用X線撮影を行ったが，X線写真では破折歯根を確認するもその位置については明らかではなかった（3-2a）．
　咬合位X線撮影（3-2b）およびパントモX線撮影（3-1c）を行ったところ，迷入根は 8| 舌側根尖わずか下方，顎舌骨筋上方で骨と骨膜の間に位置することが推測された．
　 8| 側の粘膜骨膜弁を剥離し，頬側の骨を削除することによって広い手術野（3-2d）を得た．
　バキュームに外科用吸引管をとりつけておく（3-2e）．
　示指の先端部で口腔底より 8| 部舌側に，破折歯根をもちあげるようにして舌側歯槽骨骨壁穿孔部より再び抜歯窩に押し戻す（3-2g）．
　歯科用鋭匙，スプーンエキスカベーターなどを用い，最後には抜歯窩より吸引（3-2h）にて摘出した（3-2i）．
　摘出後は抜歯窩内を生理食塩水でよく洗浄し，吸引したのちデンタルコーンを挿入し，緊密に黒絹糸で縫合し，セフェム系抗菌剤を3日間投与した．

症例をとおして

　抜歯操作中に舌側歯槽骨壁を破折し，咽頭部の組

[症例3-2] 25歳，男性

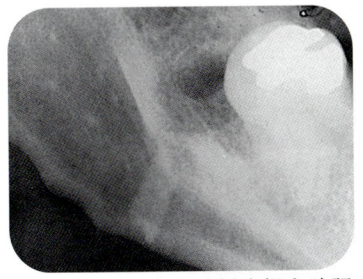

3-2a　X線写真で破折歯根を確認するが，位置については明らかではない．

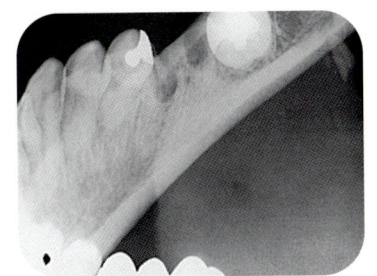

3-2b,c　咬合位X線撮影とパントモX線撮影により，迷入根は 8| 舌側根尖わずか下方，顎舌骨筋上方で骨と骨膜の間にあることが推測された．

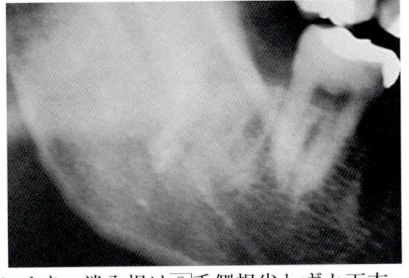

3-2d　8| 側の粘膜骨膜弁を剝離し，頰側の骨を削除することによって広い視野を得た．

3-2e　バキュームに外科用吸引管をとりつける．

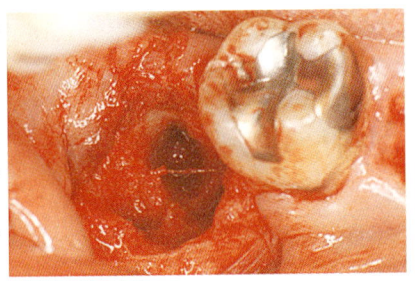

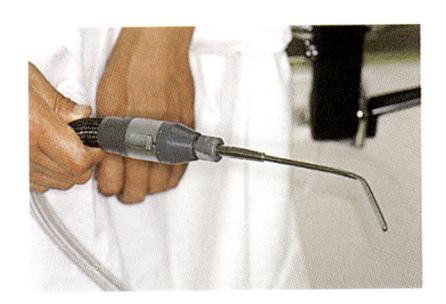

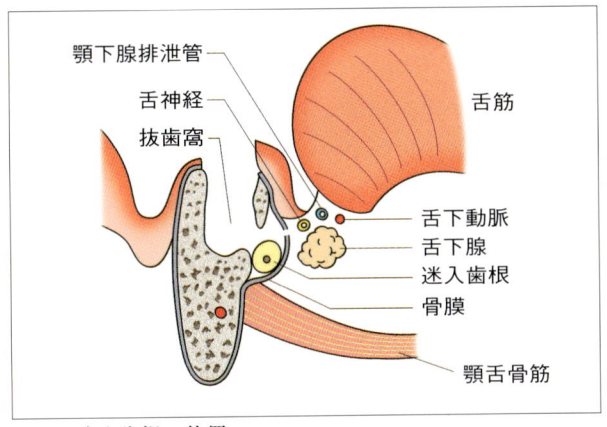

3-2f　迷入歯根の位置

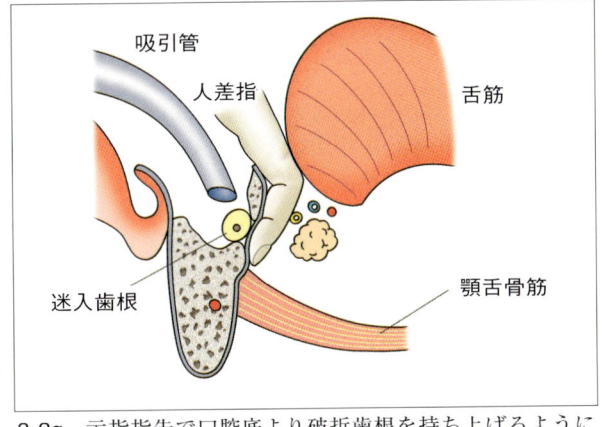

3-2g　示指指先で口腔底より破折歯根を持ち上げるようにして，歯槽骨骨壁穿孔部から抜歯窩に押し戻す．

3-2h,i　歯科用深針，スプーンエキスカベータなどを用い，抜歯窩より吸引にて摘出した．

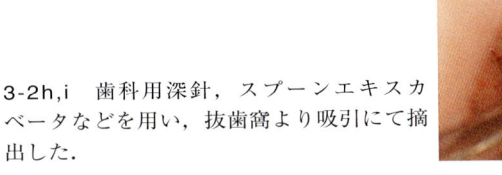

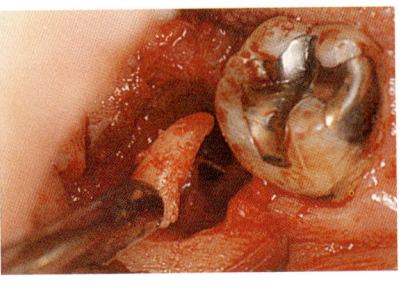

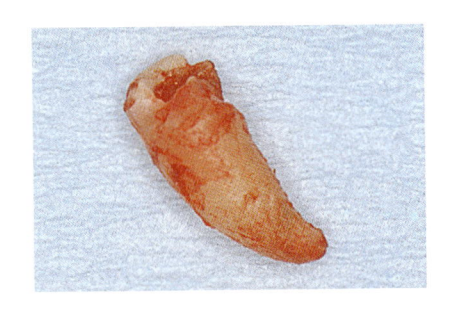

織内に迷入した偶発症の一処置法について述べた．原因は舌側歯槽骨が非常に菲薄で，なおかつ下顎舌側歯肉骨膜が比較的剝離されやすい形態をしているにもかかわらず，頬側歯槽骨の削除が不十分で十分な手術野が得られず，歯冠分割やヘーベル操作の際に過度な力が加わり骨折を起こさせたためと考える．

破折歯根が舌側の比較的上部の組織内に迷入していたため，再度抜歯窩に押し戻すことにより吸引管を用いて比較的容易に摘出することができた．しかしながら周辺には重要な血管や神経が存在するため，さらに深く咽頭部に迷入した場合は入院させ，全身麻酔下で摘出することもある．いずれにしても感染が起こりやすい部位のため，抗菌剤の投与を忘れてはならない．

3 歯根が上顎洞へ迷入したら

上顎洞内への歯根の迷入

　上顎臼歯の根尖は上顎洞と近接あるいは洞内へ露出している場合があり，しばしばそれにより偶発症が発現することがある．抜歯時に歯根が上顎洞へ迷入した場合の応急処置について，症例をもとに検討してみたい．

　抜歯時に誤って上顎洞へ迷入させやすい歯根は，まず第一，第二大臼歯の口蓋根，次いで第一，第二大臼歯の近心頬側根，遠心頬側根，第二小臼歯である（表1）．また条件的には，当該歯が残根状態であったり，歯周疾患や根尖病巣のため上顎洞底付近に骨吸収がみられる場合などである．抜歯時にヘーベルの先がうまく歯根膜空隙へ挿入されずに歯根を上方へ圧してしまうことで上顎洞へ迷入させてしまう．

　もちろん，抜歯に先だってX線像で根尖の状態，洞底線の位置などを確認してから施行することが望ましい．もし歯根を上顎洞内に迷入させたとしても術者は慌てることなく，安全かつ的確に摘出が行えるように患者に協力を求めることが大切である．まず，デンタルX線撮影を行い，迷入歯根の位置を確認する．このとき，迷入歯根が洞底部の抜歯窩周辺より移動しないように，頭部を上に保ったまま撮影する．

　迷入歯根はしばしば抜歯窩周囲より移動するため，デンタルX線写真で確認できない場合があり，そのときは必要に応じ，パントモX線撮影を行って

表1　歯根尖と上顎洞底の距離，洞内への歯根露出頻度

歯種		距離（mm）	頻度（%）
第一小臼歯		8.5	4.0
第二小臼歯		5.3	4.0
第一大臼歯	近心根	4.3	8.0
	遠心根	4.1	8.0
	口蓋根	3.3	8.0
第二大臼歯	近心根	2.5	24.0
	遠心根	1.9	8.0
	口蓋根	2.9	12.0

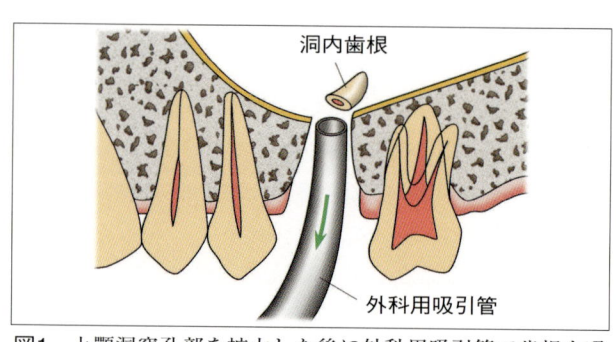

図1　上顎洞穿孔部を拡大した後に外科用吸引管で歯根を吸着させ摘出する．

[症例3-3-1] 28歳，男性

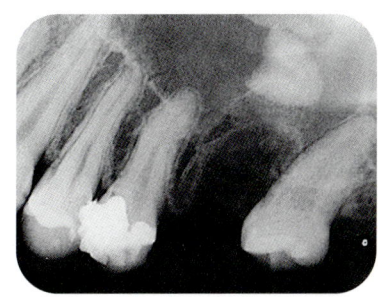

3-3-1a　迷入歯根は抜歯窩付近の洞内下方に位置しているのがわかる．

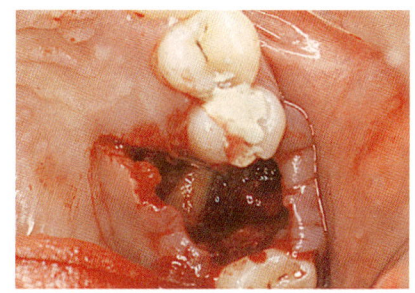

3-3-1b　抜歯窩より迷入歯根をみる．

3-3-1c｜3-3-1d

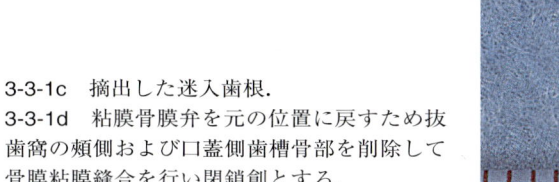

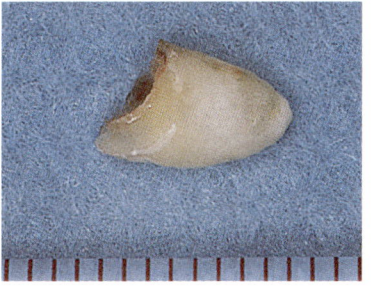

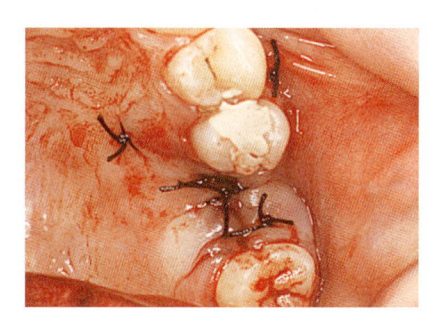

3-3-1c　摘出した迷入歯根．
3-3-1d　粘膜骨膜弁を元の位置に戻すため抜歯窩の頰側および口蓋側歯槽骨部を削除して骨膜粘膜縫合を行い閉鎖創とする．

位置を確認する．

洞内の歯根の摘出法

　X線写真にて洞内歯根が確認できたならば，上顎洞炎の継発を防ぐため摘出しなければならない．摘出法には以下の方法があるが，いずれにしろ洞内歯根が移動しないように頭部を上方に保つか，わずかに倒した位置で摘出術を施行する必要がある．

①抜歯窩を拡大して摘出する方法

　抜歯窩の上顎洞穿孔部を骨ノミやロングネックのラウンドバーで拡大した後，外科用吸引管により歯根を吸着して摘出する（図1）．容易に摘出できない場合には根管中隔の骨を削除して穿孔部を大きく開放して行う．洞内に生理食塩水を注入して歯根を流し出すことも効果的である．その際，冷水は使わず少しぬるめの生食水を加圧せず，少しずつ洗浄する．

　摘出後は洞内の洗浄を行い抜歯窩をできるだけ閉鎖創とし，一部閉鎖不全ならサージカルパックを使用する．また，感染防止のため，抗菌剤を1〜2週間投与する．

　なお，患者へは鼻を強くかんだり，すすったりして上顎洞内を陰圧にし口腔内液が穿孔部より洞内に進入しないように，注意を与える．また，後日抜歯窩が閉鎖せず口腔上顎洞瘻が生じた場合には閉鎖手術を行う（140頁参照）．

[症例3-3-1] 28歳，女性

　某歯科にて |6 残根歯を抜去時，口蓋根を上顎洞内へ迷入させてしまい，摘出手術を依頼された．デンタルX線写真では，迷入歯根が抜歯窩付近の洞内下方に位置しているのが認められた（3-3-1a）．

　抜歯窩を骨ミノとラウンドバーで少しずつ拡大し，外科用吸引管で吸着させ摘出を試みるが穿孔部が小さいため不可能であった．そこで頰側および口蓋側歯肉に粘膜骨膜弁を形成，剝離翻転して根管中隔を削除し，明視野で迷入根を摘出した（3-3-1b,c）．粘膜骨膜弁の緊張をとる目的で，抜歯窩の頰側および口蓋側歯槽骨部を削除したうえで密に粘膜縫合を行い，穿孔部を閉鎖創とした（3-3-1d）．

②犬歯窩より上顎洞前壁を開窓して摘出する方法

　歯根が上顎洞内に迷入し，抜歯窩を拡大して摘出を試みても不可能な場合には，犬歯窩より上顎洞を開放し摘出する．局所麻酔下で第一小臼歯から第一大臼歯にわたる歯肉頰移行部に弧状切開を加え，粘膜骨膜弁を剝離翻転して上顎洞前壁を露出させる．次いで骨ノミ（丸ノミ）にて開窓した後，洞粘膜をメスで切除すると上顎洞内は明視野となる．そこで吸

日常歯科臨床のこんなときどうする／口腔外科編

[症例3-3-2] 14歳，男性

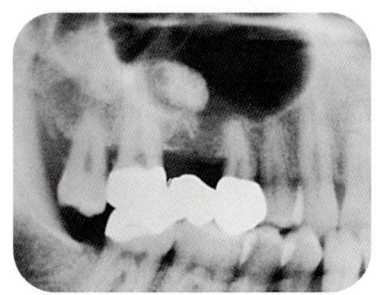

3-3-2a　右側上顎洞部に歯牙様不透過像が発見され，精査を依頼される．

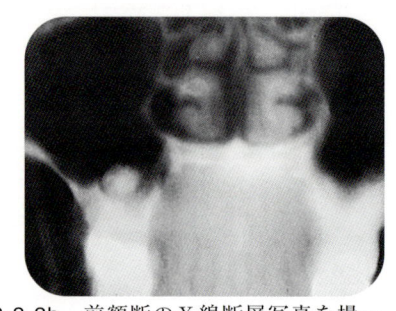

3-3-2b　前額断のX線断層写真を撮ってみると右側上顎洞の底部に迷入歯根を認めた．

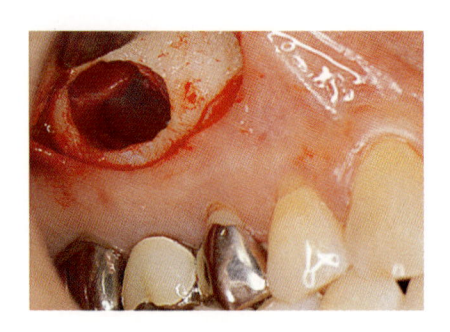

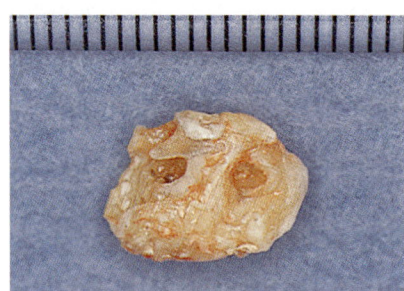

3-3-2c｜3-3-2d

3-3-2c　6－4｜部歯間頬移行部に約2cmの弧状切開を加え，上顎洞前壁を露出させ骨ノミで開窓した．
3-3-2d　摘出した迷入歯根，周囲には多量の肉芽組織を認めた．

表2　上顎洞炎が懸念されるときの処方

ルリッド300mg/日　分2
エンピナースPD　3T/日　分3
ムコダイン6T（1.5g）/日　分3

以上1～3か月内服

引管とルーツェの耳鼻科用（126頁参照）かスウェーデンの有鉤ピンセットを使って迷入歯根を摘出する．その後は前述の方法と同様に軽く洗浄し閉鎖創とする．

[症例3-3-2] 44歳，男性

某歯科にてパントモX線検査を行ったところ，右側上顎洞部に歯牙様不透過像が発見され精査を依頼される（3-3-2a）．前額断のX線断層写真にて右側上顎洞の底部に迷入歯根を認めた（3-3-2b）．

6－4｜部歯肉頬移行部に約2cm弧状切開を加え，上顎洞前壁を露出して骨ノミで開窓．同部より陳旧性の迷入歯根を摘出した．

口腔外科専門医への紹介

抜歯時に歯根を上顎洞へ迷入させてしまった場合には，以上の方法により迷入歯根の摘出を行うが，術者が摘出困難と判断した場合や①の方法を施行しても摘出不能な場合には，ウォーターズ法による上顎洞内の読影やCTスキャンなどの必要もあり，手技に慣れている口腔外科専門医のいる病院へ速やかに紹介する．

電話連絡の上，同日に摘出術が行われることが望ましいが，翌日以降になるようなら上顎洞炎の継発予防のために，抗菌剤や消炎剤を投与しておく必要がある．この際にはペニシリン系かセフェム系などが良いが，上顎洞炎が懸念される場合の治療には表2のような処方の長期投与を行っている．

日常歯科臨床のこんなときどうする／口腔外科編

4 異物が組織内に迷入したら
舌，口腔底，抜歯窩，頬部への迷入

異物の舌，口腔底，抜歯窩，頬部への迷入

歯科治療中の偶発事故として，誤って切削器具の破折片などの異物を口腔組織内へ迷入させたり，また外傷によって裂傷部に土砂，ガラス片などが迷入することもある．このような異物の迷入を放置すれば疼痛や出血，感染，異物性刺青の原因となり，さらに位置の移動により思いがけない事故につながることもある．そのためできるだけ早く除去することが必要である．

しかしながら異物が組織内に遺残していても，全く症状を示さないものも多く，摘出するか否かは異物の種類，感染の有無，部位，手術侵襲などを考慮して決定しなければならない．そこで，当科で遭遇した異物迷入の症例を供覧し，その治療法を中心に解説してみたい．

[症例3-4-1／インレー破折片の舌への迷入]

患　者　46歳，女性
主　訴　左側舌縁の違和感
現病歴　6か月前，某歯科で左側下顎大臼歯の治療時に左側舌側縁を損傷したが，2〜3日で治癒した．ときおり舌側縁の違和感は認めたが，放置していたところ1週間前より同症状が強くなったため来院する．

現　症　触診で左側舌側縁部に圧痛を伴う米粒大の硬結を認める（3-4-1a）．
X線検査　舌を伸展させ，その下にデンタルX線フィルムを置いて撮影したところ，金属様の不透過像を認めた．
処置および経過
　浸潤麻酔下，尖刃刀で膨隆部の真上を切開したところ金属物が露出してきた（4-3-1b）．モスキートで周囲を鈍的に剥離した後に金属片を摘出した（4-3-1c）．摘出物は3×2mmのインレー破折片であった（4-3-1d）．創部を軽く搔爬した後によく洗浄し，1糸縫合し手術を終了した．
　原因としては，下顎大臼歯治療時にインレーを除去しようとして，タービンバーでインレー片を飛ばした際に舌につきささり，そのまま深部に迷入したと推測した．またバーによる舌の損傷を伴っていたことも考えられた．

[症例3-4-2／タービンバー破折片の口腔底迷入]

患　者　43歳，男性
　下顎智歯の抜歯の際，歯冠分割にタービン用のカーバイトバー（ザグリアバー®）を使用したところ，バーが破折して口腔底へ迷入した（3-4-2）．
処　置　まず浸潤麻酔下で注射針を破折片迷入付近に刺入し，方向を変えてX線撮影して位置を確認した後，口腔底に歯列弓と平行に約1cmの切開を加え，モスキートで舌下動脈，舌神経，唾液腺排泄管

日常歯科臨床のこんなときどうする／口腔外科編

［症例3-4-1］ 46歳，女性

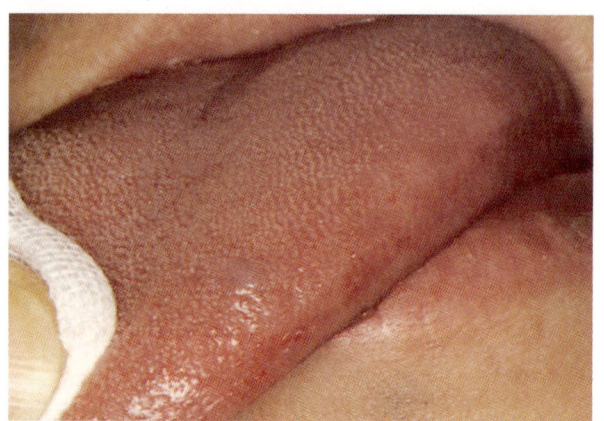

3-4-1a　触診で左側舌縁部に圧痛を伴う米粒大の硬結を認めた．

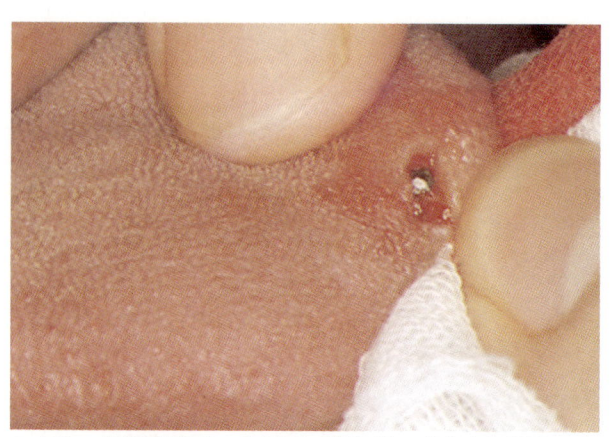

3-4-1b　浸潤麻酔下，尖刃刀で膨隆部の真上を切開すると金属物がでてきた．

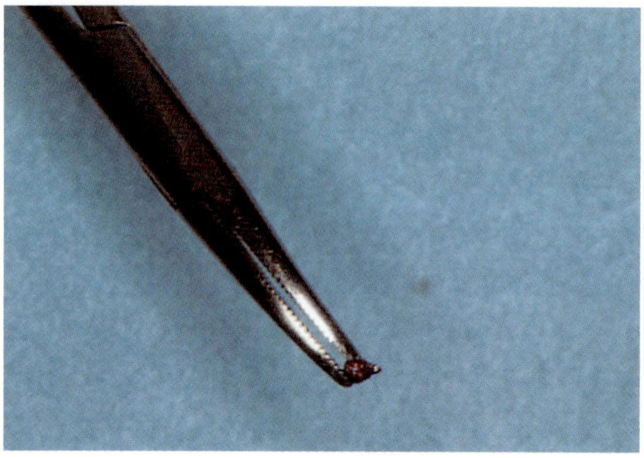

3-4-1c　モスキートで周囲を鈍的に剥離した後に金属物を摘出した．

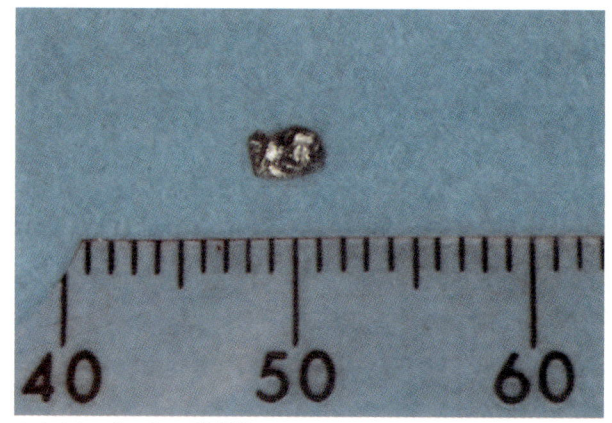

3-4-1d　インレー破折片．

［症例3-4-2］ 43歳，男性

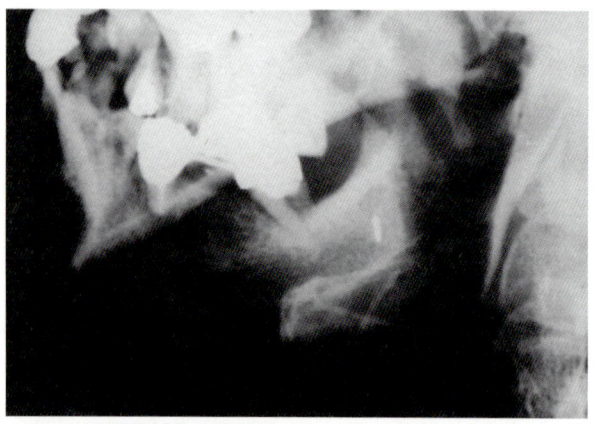

3-4-2　下顎骨斜位X線写真でタービン用カーバイトバー破折片を確認．

［症例3-4-3］ 40歳，男性

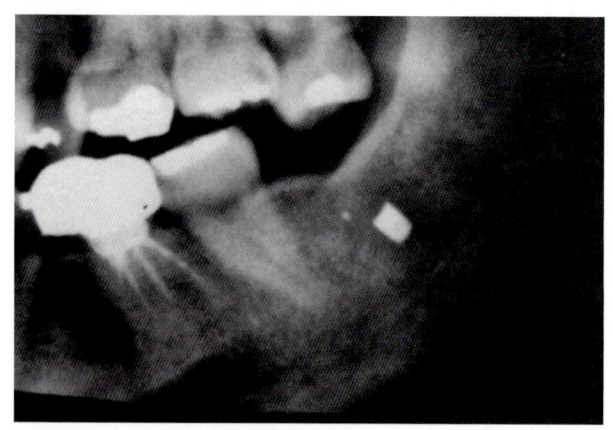

3-4-3　ヘーベル先の破折片を確認．

を損傷しないよう気をつけながら組織を鈍的に剥離し破折バーを摘出した．

予防として

　タービン用カーバイトバーの使用に際しては，高速回転で使用しないで，かつフェザータッチで使用する．何度も使って切削力が落ちれば新しいバーに取り替える．このような偶発事故防止にはカーバイトバーでなくダイヤモンドバーを使用することが望ましい．ちなみに著者らは歯冠分割にメリーダイヤ SA‐10（日向和田製作所）のダイヤモンドバーを使用している．

[症例3-4-4] 48歳，男性

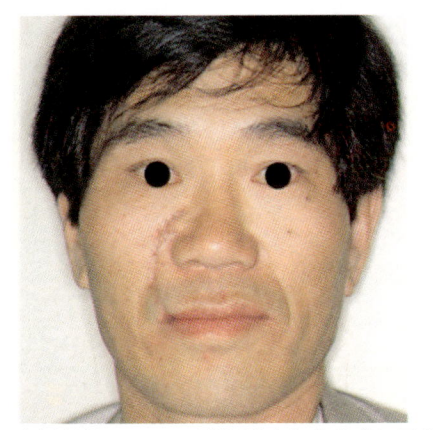

3-4-4a　右側頰部に8cmの裂傷瘢痕と犬歯窩に圧痛．

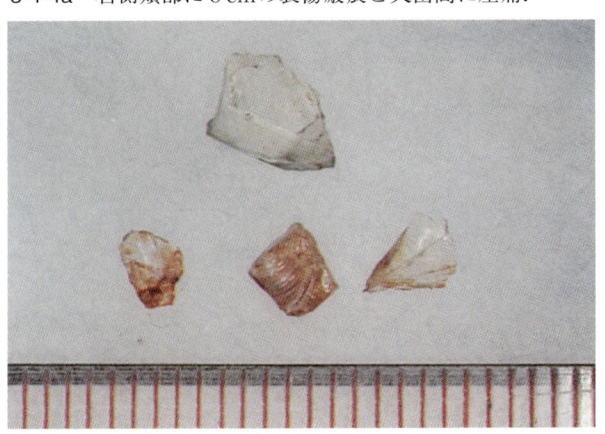

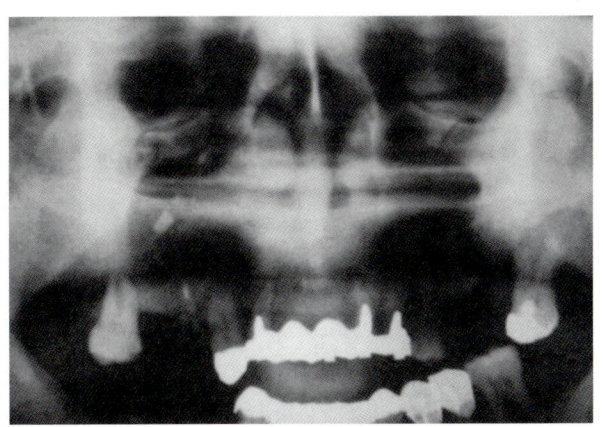

3-4-4b　右上顎骨部に骨折線と異物様不透過像を認める．

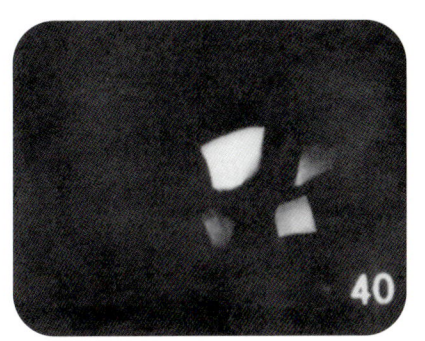

3-4-4c　メガネのガラス片．

3-4-4d　ガラスレンズの成分には金属の酸化物が含まれている．

[症例3-4-3／ヘーベル破折片の抜歯窩への迷入]

患　者　40歳，男性

下顎智歯抜歯の際，ヘーベルの先が破折して抜歯窩に迷入，気づかぬまま放置された．数年経過しているが症状なく，他疾患のため撮影したパントモX線写真で金属様不透過像として確認された（3-4-3）．

処　置　伝達麻酔下で埋状智歯の抜歯に準じ，|8部歯肉を切開し剝離翻転後，骨ノミとエンジン用ラウンドバーで骨削除し，ヘーベルで破折片を摘出した．破折片の周辺は肉芽組織で満たされていた．

予防として

当然のことながら歯の脱臼時にヘーベルを無理な力で使用しないことが大切である．また当然のことながら，金属疲労したような古いヘーベル，剝離子，鋭匙などは使用しない．

[症例4-3-4／メガネのガラス片の頰部への迷入]

患　者　48歳，男性

工事現場で鋼材が顔面を直撃し，左側頰部裂傷および上顎骨骨折を受ける．某外科で裂傷部の縫合処置を受け創部は治癒するが，3か月後に右側頰部の鈍痛と圧痛を認めたため来院した．右側頰部皮膚に8cmの裂傷瘢痕部と，犬歯窩に圧痛を認めた（3-4-4a）．X線写真で右上顎骨に骨折線と異物様不透過像を認めた（3-4-4b）．既往にてメガネの破損が確認され，そのガラス片と思われた．

処　置　全身麻酔下にて頰部の皮膚瘢痕部の形成術と異物摘出術を施行した．異物の周辺には多量の軟弱な肉芽組織を認めた．骨折部は陳旧性で偏位は軽度なため，そのままとした．摘出した異物は形態からメガネのガラス片と確認され（3-4-4c），念のため撮影したX線写真ではガラスレンズの成分としてさまざまな金属の酸化物が含まれているため，不透過像として写っている（3-4-4d）．

外傷による異物迷入は受傷直後によく洗浄して摘出することが望ましく，本例のように異物性肉芽腫となって，数か月後に感染を生じることもあるので注意を要する．

日常歯科臨床のこんなときどうする／口腔外科編

5 異物が組織内に迷入したら
歯肉着色

Amalgam Tatoo

　歯科臨床ではアマルガムが充塡材として長年使用されてきた．近年は性質の良好な光重合型レジンが次々と開発され，アマルガムにとって代わっているが，それでも操作性や耐磨耗度などの点で本材が優れた点があるため，いまだに臨床に用いられている．

　しかし，アマルガムの使用に際しては，誤って口腔組織内に埋入させてしまうとアマルガム刺青（amalgam tatoo）と呼ばれる症状が発現することがあるので注意しなければならない．その要因となるのは，

①アマルガムの充塡，研磨，除去時に粘膜に埋入する．
②エアータービンでアマルガムを削除する際に，切削片が粘膜に埋入する．
③充塡されていたアマルガム片が抜歯窩に埋入する．
④逆根管充塡時にアマルガム片が根尖部周囲組織や歯肉に埋入する．

などが指摘されている[1]．

[症例3-5-1／アマルガム削片の歯肉迷入]

患　者　8歳，女児

　8歳のときに反対咬合を主訴に来院（3-5-1a）．矯正治療中，4|を遠心へ咬合誘導するため，タービンバーで|E近心部をdisking（削合）して萌出スペースを確保した．その際，歯肉損傷を生じ，さらに|Eにはアマルガムが充塡されていたため，アマルガム削片を歯肉損傷部へ迷入させてしまった．

　しかし，diskingのみに集中して，削片迷入を気づかず放置した．約3年後，反対咬合や前歯叢生は改善されて経過は良好であったが，4|E側歯肉に初診時にはみられなかった黒色斑が生じていた（3-5-1b）．

治　療　浸潤麻酔下，電気メスで黒色部の歯肉を切除し，止血を兼ねてサージカルパックで包帯した．

予防として

　diskingする部位にアマルガムが充塡されている場合には，歯肉を損傷しないよう注意することや，やむをえず歯肉の損傷を伴いそうなときにはレジン充塡に交換してから行う．

　誤って歯肉損傷部にアマルガム削片を迷入させた際は，できるだけ洗い流す．それでも除去できない場合には，タービンバーで一層歯肉ごと削りとってしまう．

[症例3-5-2／歯根尖切除時のアマルガムの迷入]

患　者　36歳，男性

主　訴　正中上顎歯肉の疼痛および黒色斑による審美障害．

現　症　8年前に某歯科で|1歯根尖切除術とアマ

3-5 異物が組織内に迷入したら／歯肉着色

[症例3-5-1／アマルガム削片の歯肉迷入] 8歳，女児

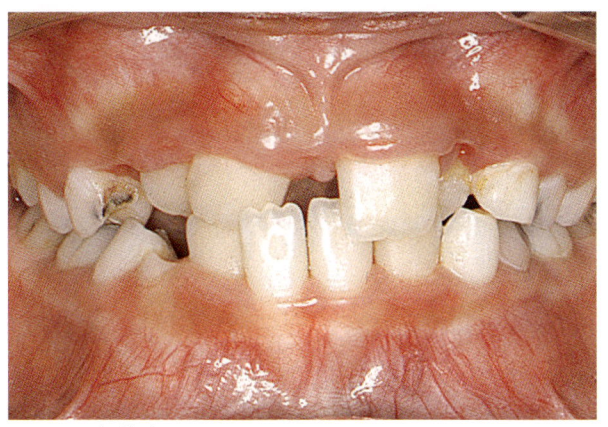

3-5-1a 初診時．

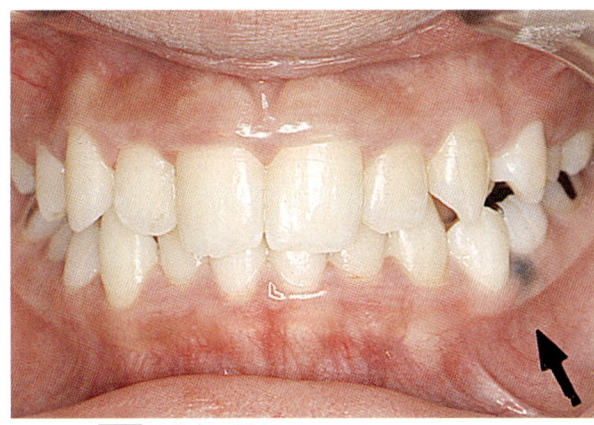

3-5-1b ４Ｅ側歯肉の黒変．

[症例3-5-2／歯根尖切除時のアマルガムの迷入] 36歳，男性

3-5-2a	3-5-2b
	3-5-2c

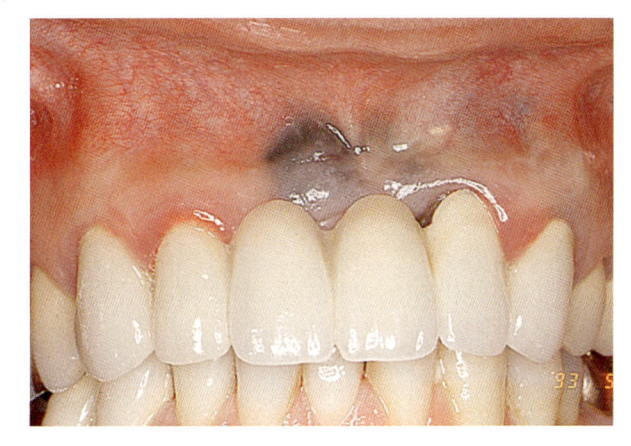

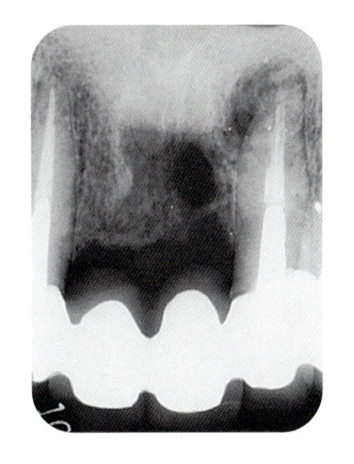

3-5-2a 紹介状．
3-5-2b １|１歯肉は黒色を呈し，軽度の膨張と圧痛，瘻孔を認める．
3-5-2c |１歯槽骨部に骨欠損像を認め，周辺にはアマルガム顆粒と思われる不透過像が点在する．

ルガムの逆根管充塡を行う．約１年を経て歯肉の黒色変化に気づくが放置したところ，黒色度を増しながら範囲は拡がった．２年前に歯肉の腫脹と疼痛のため|１を抜歯したが，１週間前から１|１唇側歯肉に腫脹，圧痛，瘻孔からの排膿を認めたため紹介にて来院した（3-5-2a,b）．
　X線写真では|１歯槽骨部と|２根尖部にそれぞれ小豆大の透過像を認め，さらに周辺に金属様不透過物が点在していた（3-5-2c）．

処置および経過
　歯肉の黒色斑は逆根管充塡に使用したアマルガムを，歯肉や根尖部周囲組織に埋入させてしまった結果に生じたものである．また正中部歯肉の瘻孔は|１歯槽骨部へ通じているため，|１を抜歯したに

3 異物迷入

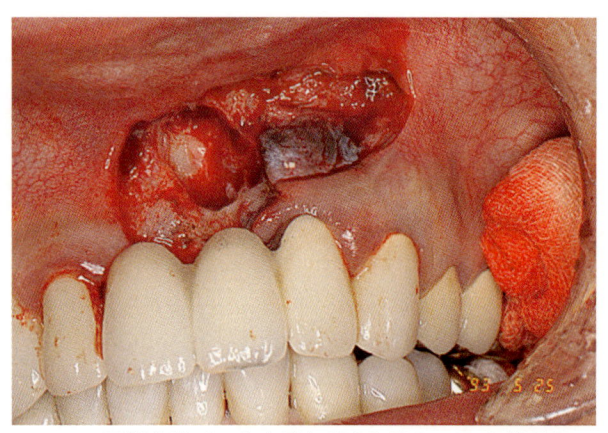

3-5-2d　浸潤麻酔下に歯肉黒色部を切除し，|1 歯槽骨部の掻爬と|2 の歯根尖切除術を行った．

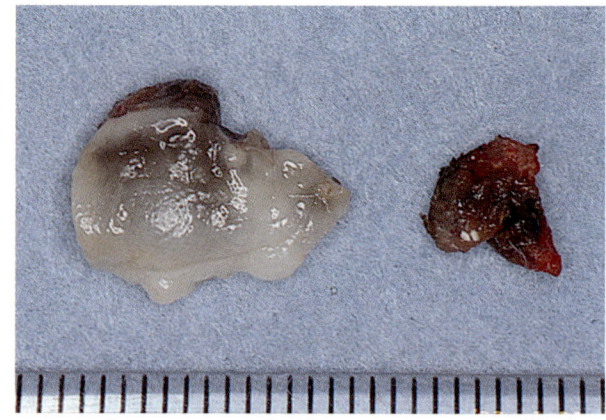

3-5-2e　左は切除した歯肉黒色部．右は黒色の|2 根尖部周囲組織．

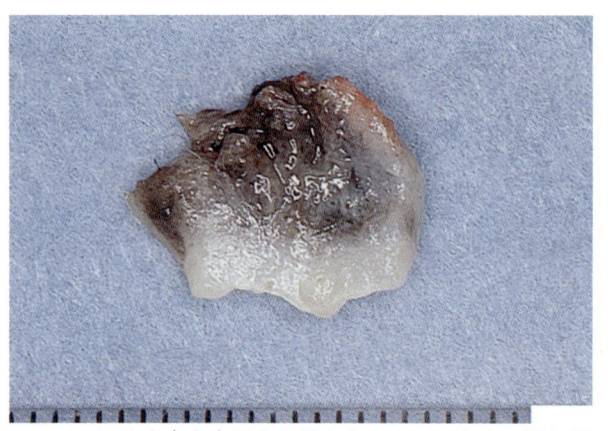

3-5-2f　切除歯肉を内面より見たところで，中央の黒色部は|1 骨欠損部にあった組織．

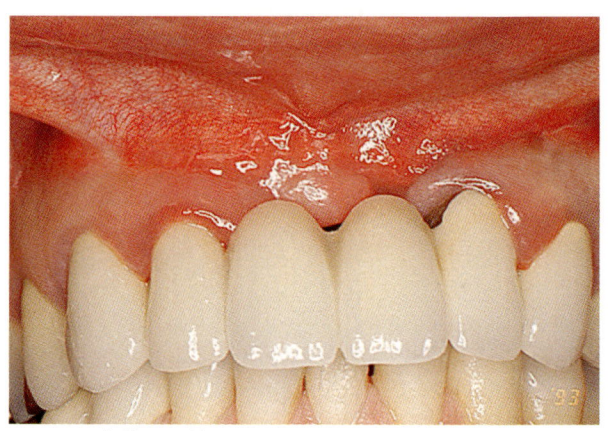

3-5-2g　術後1か月．

もかかわらず残存異物が原因で治癒不全が生じ，感染を起こしたものと推測した．

　歯肉の洗浄と抗菌剤を3日間投与して消炎した後，浸潤麻酔下に円刃刀で歯肉に切開を加え黒色部を切除し，|1 歯槽骨部の掻爬と|2 歯根尖切除術を行った（3-5-2d）．摘出物は全体に黒ずんでいて，その中に黒色の粒状物が散在していた（3-5-2e,f）．

　摘出1か月後の来院時には創面は治癒し，歯肉黒色部は見られず，経過は良好であった（3-5-2g）．

予防として

　歯根尖切除時，アマルガムの逆根管充填を行う際には綿花を骨欠損部に置くなど，アマルガム片を取り残さないように慎重に操作する必要がある．

　誤ってアマルガム片がこぼれ落ちた際にはスプーンエキスカベータか鋭匙を用いて取り除き，生理食塩水で洗い流していただきたい．

　そこで現在，われわれは逆根尖充填を行う際には操作性に難のあるアマルガムを避け，スーパーボンドを使用している．

金属削片迷入による歯肉着色

　最近，テレビの映像が鮮明となり，大写しの笑顔が目に入る．職業柄，前歯部に目がいくが，そこに歯肉着色があると気になるものである．歯冠補綴物が装着されている歯頸部付近の歯肉が黒色に色素沈着している患者にときどき遭遇するが（図1～3），臼歯部では目立たないものの，前歯唇側面に出現しているときには審美障害は大きい．

　原因としては，
①歯頸部歯質の変色
②歯頸部金属の透過
③修復物の不適合による刺激

[歯頸部歯肉の着色]

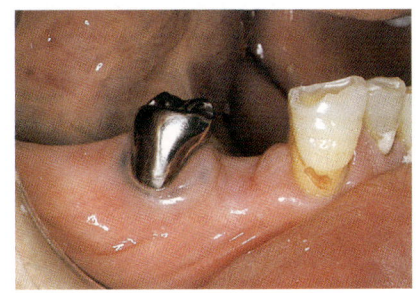

図1　5|辺縁歯肉にリング状，青黒色の着色がみられる．

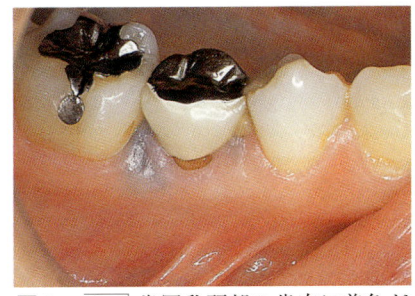

図2　6|5歯冠乳頭部の歯肉に着色がみられる．

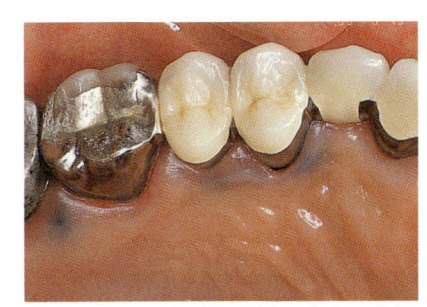

図3　6|54歯頸部付近の歯肉に境界不明瞭な着色がみられる．

[症例3-5-3／支台歯形成時のメタルコア削片の迷入] 31歳，女性

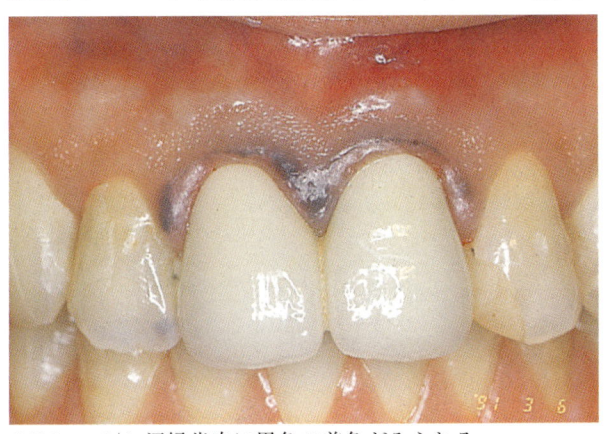

3-5-3a　1|1辺縁歯肉に黒色の着色がみられる．

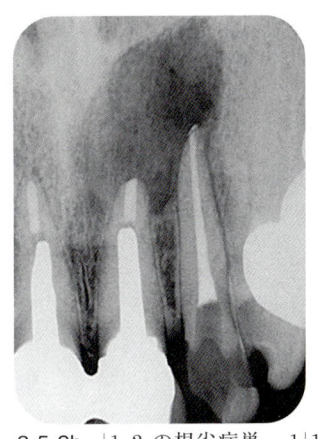

3-5-3b　|12の根尖病巣．1|1は長いメタルコアが装着されている．

④修復に用いた金属の溶出
⑤メラニンやヘモジデリン（血鉄素）による色素沈着
⑥金属削片の歯肉への迷入
などがあげられる．

　このうち金属削片の迷入による歯肉着色は頻度が高く，医原病ともいわれるもので，その予防法と処置法を知っておくことは大切である．

[症例3-5-3／支台歯形成時のメタルコア削片の迷入]

患　者　31歳，女性
主　訴　|12歯肉腫脹，1|1歯肉の黒色色素沈着による審美障害．
現病歴　約5年前に某歯科で1|1金属焼付ポーセレンをセット，約半年後に歯肉の黒変に気づく．その後，黒変の程度に関係なく，気にはなるが無痛性のため放置していた．来院の直接理由は，2週間前に|12歯肉が腫脹して某歯科を受診，X線検査で|12根尖病巣を認め，|2根管治療を行ったが予後不良であったためである．
現　症　1|1歯肉は歯頸部にそって幅1～2mmの黒色を呈している．また|1根尖相当部に歯肉膿瘍を認める（3-5-3a,b）．

処置および経過

　浸潤麻酔下にて円刃刀で1|1歯肉黒色部を切除，同時に|12歯根嚢胞摘出術および歯根尖切除術を施行した（3-5-3c）．黒色部は深層に及び着色部の全てを切除した（3-5-3d）．創面保護はコーパック®で6日間行った．手術3か月後，|1辺縁歯肉が軽度退縮したものの経過良好で，患者は審美的に十分満足した（3-5-3e）．

予防として

　メタルコアを用いた支台歯形成の際には以下の注意点を守っていただきたい．

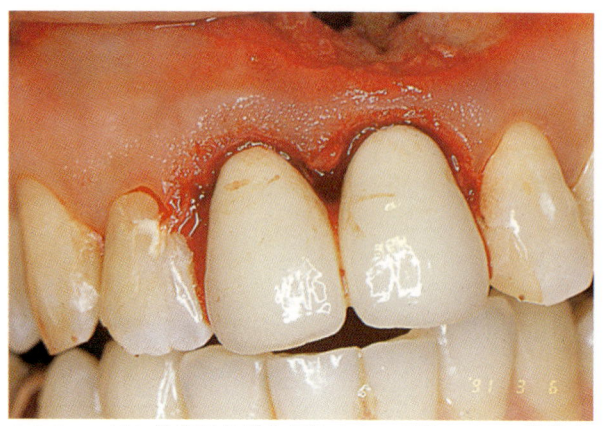

日常歯科臨床のこんなときどうする／口腔外科編

3-5-3c　1|1 歯肉黒色部を切除する．同時に|1 2 歯根尖切除と嚢胞摘出術を行った．

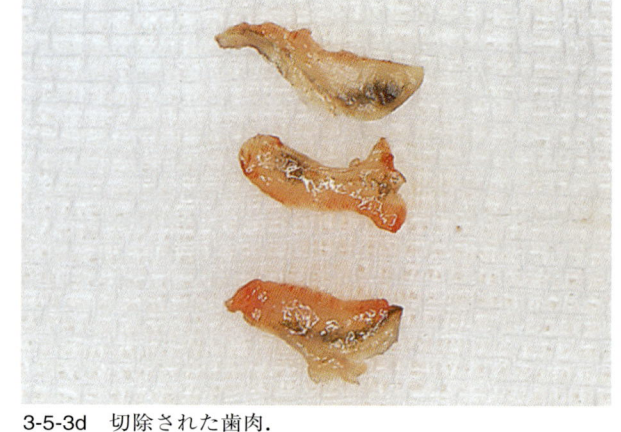

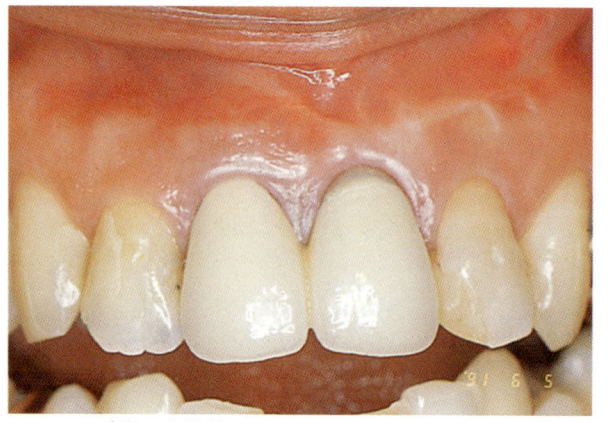

3-5-3d　切除された歯肉．

3-5-3e　手術3か月後．

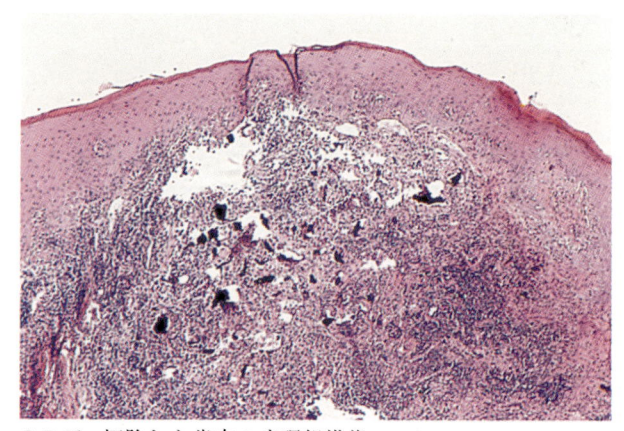

3-5-3f　切除した歯肉の病理組織像．
　上皮下に大小不同の黒色の金属削片がみられる．その周囲には異物巨細胞がみられ，異物肉芽腫を形成している．

① メタルコアの装着前に十分チェックして形態修正し，装着後はできる限り削らないようにする．
② 歯肉圧排を行ってから支台歯形成し，歯肉をできる限り損傷しない．歯肉さえ損傷させなければ金属削片は流出できる．
③ メタルコアの金属削片を歯肉溝に残さないように（図4）．形成終了時には十分スプレー洗浄する．タービンバーで歯肉を損傷している場合には洗浄だけでは除去できないことが多く，そのときは印象後にタービンバーで迷入部の歯肉を一層削去して金属片を削り飛ばしておく（図5）．
④ メタルコアの材料としてAgを含有しない金属を使用する．チタン合金ではT-アロイS®（ジーシー），パラジウム合金ではオーロラ®（松風），KIK WING®（石福）などがあげられるが，コストの面では問題がある．

症例をとおして

　本症例の歯肉着色の原因の解明と予防の目的で，切除歯肉の病理組織検査と電子マイクロアナライザーによる金属分析を行った．病理組織所見では上皮下に大小不同の削片と思われる黒色物が散在性に認められ，その周囲に異物巨細胞が少数みられる．広範な高度のリンパ球浸潤も観察され，いわゆる異物肉芽腫を形成している（3-5-3f）．
　黒色の微細顆粒は金属と思われたため，元素の定性分析を行ったところ，Ag，Pd，Au，Cuが検出され（図6），金銀パラジウム合金と判明した．黒色物が顆粒状であることやAg，Cuが多量に存在することにより，金属焼付ポーセレンからの金属漏出は考えられなく，金銀パラジウム，コア形成時の削片

[支台歯形成時の注意点]

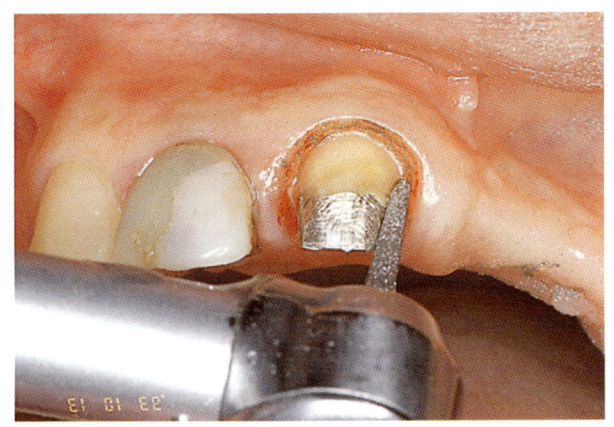

図4 歯肉溝に残った金属片．金属焼付ポーセレンのための支台歯形成は歯肉縁下まで行うため，歯肉を損傷しやすい．

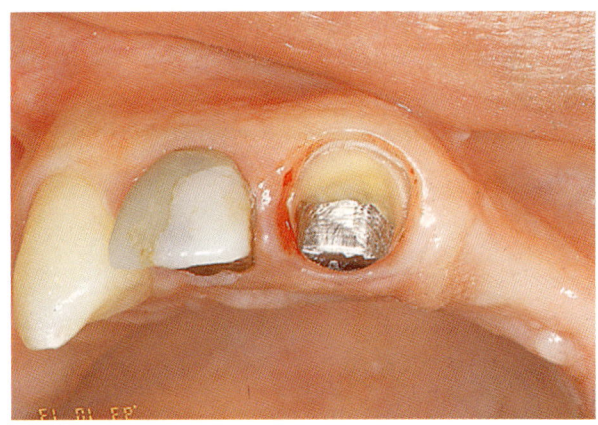

図5 十分スプレー洗浄し，金属削片が除去できないときは印象後に歯肉を軽く一層削去しておく．

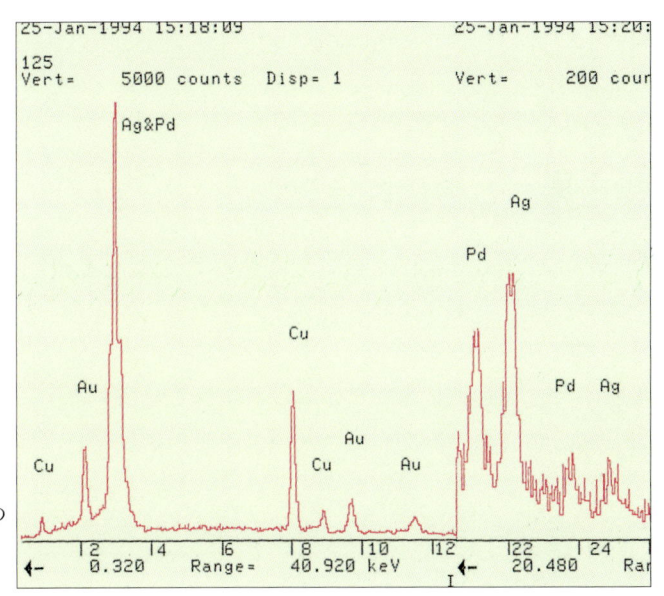

図6 電子マイクロアナライザーによる歯肉へ迷入した金属の元素分析．Ag,Pd,Cu,Auが検出された．
（吉成正雄　東京歯科大学理工学教室助教授のご好意による）

と断定した．

　金属性異物が歯肉に迷入すると，生体内に存在する硫黄と反応し，硫化物となって歯肉粘膜の固有層に沈着する．固有層の上層に異物が沈着している場合には境界が明瞭にみえ，固有層の下層に沈着している場合は境界がやや不明瞭にみえる．金属削片の歯肉迷入は後者の場合が多く，患者が審美性を望めば歯肉黒色部を切除するしかその治療法は見あたらない．

　金属削片（とくにAgを含有する金属）を歯肉へ迷入させた場合には，たとえその削片がごく少量であっても数か月すると歯肉が黒く変色し，しかも広範囲に及ぶことがある．"予防に優る治療はなし"といわれるように，前述した術者のわずかな気配りで金属削片迷入による歯肉着色は防ぐことができる．

日常歯科臨床のこんなときどうする／口腔外科編

6 異物が組織内に迷入したら
矯正用ゴムの歯肉迷入

矯正用ゴムの歯肉迷入

上顎の正中離開を主訴に来院する患者は比較的多く，アグリーダッキング・ステージを過ぎても離開していて，過剰埋伏歯などがなければ矯正治療することになる．正中離開の矯正治療に際し，矯正器材の使用法の誤りで，異物の迷入という偶発症を歯肉に生じた症例に遭遇したので，その診断と処置を中心に症例を供覧し解説してみたい．

[症例3-6] 9歳，男児
主　訴　1|1 動揺と前突
現病歴　8か月前に 1|1 正中離開のため某歯科を受診し，矯正治療を開始する．正中離開はやや改善したが，2～3か月前より 1|1 の動揺と前突が出現，漸次増大したため同医に相談したところ不明といわれた．今後のことが心配となり当院を受診した．
現　症　1|1 前突のため上唇は突出し，口唇の閉鎖は困難である(3-6a)．over bite 3 mm, over jet 15mmと 1|1 の前突は著しく，動揺は3度で水平的動揺は著明である(3-6b)．歯周ポケットは1～3mmとほぼ正常で排膿は認められない．

1|1 唇側および口蓋側の歯肉に横走する線状の溝を認めた(3-6c, d)．また 1|1 遠心辺縁隆線部にボタン状のレジンが接着されていた．

X線検査　1|1 の根尖3～4mm付近までの骨吸収像と，歯根膜腔の拡大や歯槽硬線の消失が認められた．1|1 歯軸はハの字状で，歯根および根尖は近接していた(3-6e)．

処置および経過

1|1 歯周ポケットが病的でないにもかかわらず著明な歯の動揺と前突とともに歯肉に異常な線状の溝を認め，X線写真の異常像から矯正用ゴムの歯肉迷入を疑った．

浸潤麻酔下，1| 遠心唇側歯肉に試験的縦切開を加え歯肉内を観察したところ，矯正用ゴムを確認した．しかしながら歯肉内に深く埋入しているために摘出不可能であった．そこで弯刃刀で 1|1 の歯周靭帯を切離し，歯肉を剥離した上で摘出した(3-6f, g)．次いで歯肉を軽く掻爬した後に生理食塩水で洗浄し，歯肉を元に戻して縫合し，感染予防のためケフラール細粒小児用600mg／日分3，3日間投与した．

その後，1|1 前突の矯正治療は患者の希望で他の矯正専門医に紹介した．治療方針としてはまず動揺の著しい 1|1 を固定し安静にさせ骨の再生を計る．その後に下顎前歯を圧下させ対合歯とのスペースを作った上で，挺出し前突となった 1|1 を圧下および舌側傾斜させて歯列内へ移動することとした(3-6h)．

摘出手術から7年6か月後のX線写真(3-6i)では，1|1 根尖付近の骨はやや再生されたが正常状態に

3-6 異物が組織内に迷入したら／矯正用ゴムの歯肉迷入

[症例3-6] 9歳，男児

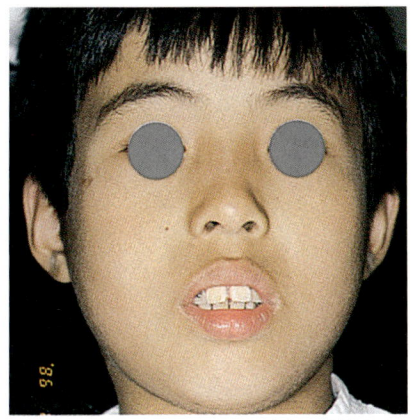

3-6a 当科来院時の顔貌．1|1 前突のため口唇の閉鎖が困難．

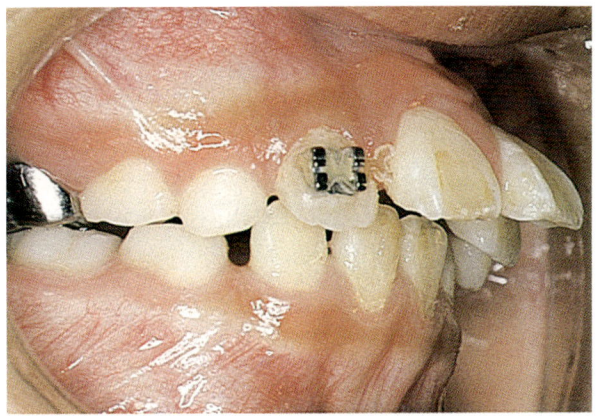

3-6b over bite 3 mm, over jet 15mmと 1|1 は著明な前突を呈している．

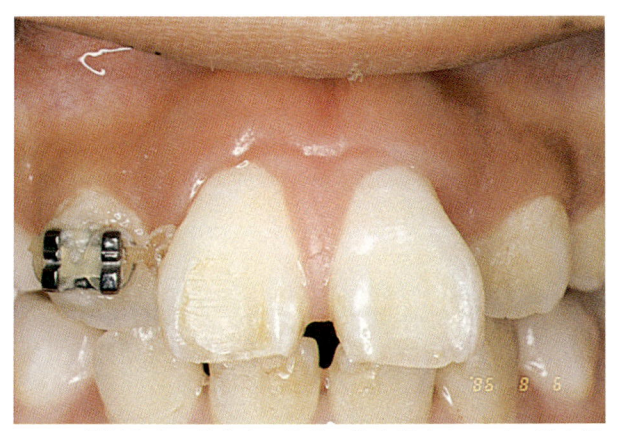

3-6c 唇側歯肉に横走する線状の溝を認める．1|1 遠心辺縁隆線部にボタン状のレジンが吸着されていた．

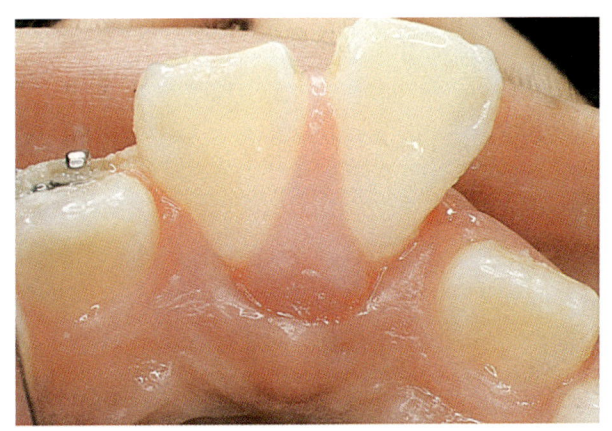

3-6d 口蓋側歯肉にも弧状の溝を認める．

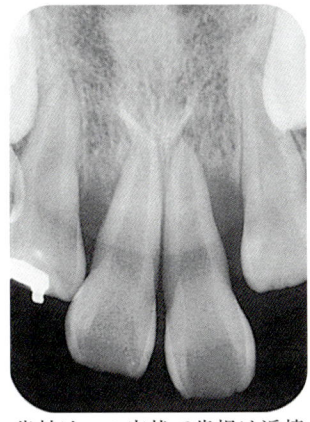

3-6e 著明な骨吸収像．1|1 歯軸はハの字状で歯根は近接している．

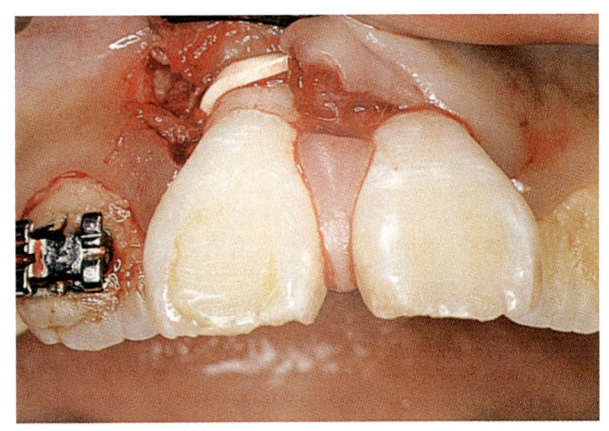

3-6f 摘出時の所見．

は戻らず，圧下による影響のためか，根尖の吸収が生じ歯根が短くなり，軽度の歯牙動揺がみられた．また矯正治療は患者の協力が得られず中断されていた．

矯正用ゴムの使用時の注意点

1|1 正中離開を矯正するため，矯正用ゴムを歯冠をくるむように回して使用したところ，歯冠に留まらず歯頸部へずれ込み，さらには歯肉内へ迷入し

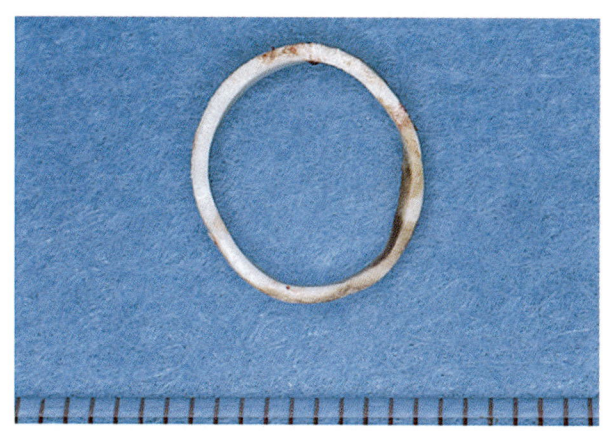

3-6g　摘出した矯正用ゴム．

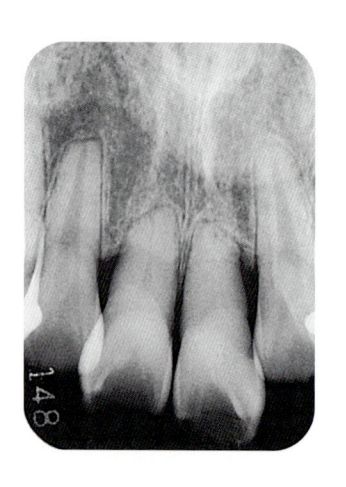

3-6h　2 1|1 2 歯牙固定と下顎前歯の圧下目的の矯正治療．

3-6i　摘出手術から7年6か月後のデンタルX線像．

た．そして主治医に発見されないまま数か月を経てしまったために深部へ移動し，異物反応に起因する炎症から骨吸収を生じ，歯軸の異常や前突が生じたものと推測された．

　矯正用ゴムも使用法を誤ると本例のような重大な偶発症を誘発し，医療過誤問題に発展する可能性もあり，くれぐれも注意が必要である．7年6か月後のX線写真をみるにつけ，矯正用ゴムの歯肉迷入の怖さを改めてしらされた思いがする．

　1+1 に矯正用ブラットなどをつけてゴムが歯頸部にくい込まぬようにするとか，簡便な方法として，スーパーボンドで歯面に膨隆を付与し，ゴムがずれないようにしたい．

日常歯科臨床のこんなときどうする／口腔外科編

7 インレー破折片の舌への迷入

インレー除去の際の舌への迷入

　歯科治療中の偶発事故としては，タービンバーによる舌の裂傷，熱したストッパーによる口唇火傷，根管治療器具の破損迷入，根管治療剤による化学的火傷，切削バーやインレーの破折片の軟組織迷入などがある．

　いずれも稀な事故であるが，患者とのトラブルを生じ，医師不信につながる．そのため，予防法や事故の際の対処法を検討し，患者への十分な説明を行い理解を得ることは重要である．

　インレーを除去しようとして誤って舌へ迷入させた症例に遭遇したので，治療法を中心に解説したい．

[症例 3-7] 15歳，女性

　2週間前から $\overline{6}$ 自発痛と咬合痛を自覚，徐々に症状が増したため来院する．$\overline{6}$ はインレーで修復されていて，自発痛（−），打診痛（＋），温度痛（−），電気歯髄反応（−）であった（3-7a）．

　デンタルX線検査でインレーの底部に軟化象牙質を疑うX線透過像と根尖部と分岐部に病巣を認め（3-7b），$\overline{6}$ 根尖性歯周炎の診断のもと，根管治療を行うことにした．

　タービンバーでインレーを除去しようと分割切断した際，咬合面にあったインレー破折片が飛び散り見失ってしまった．咽頭や舌下，口腔前庭を探したが見あたらず，左側舌背に見られた線状の陥凹を探ったところ，インレー片を確認した（3-7c）．

　舌創部から出血が生じていたためエピネフリン含有2％キシロカインで周囲浸潤麻酔を行ったところただちに止血した（3-7d）．ガーゼで舌尖部をつまんで舌を伸展させ，ハーケンピンセットでインレー片をつまみ摘出しようと試みたが不可能で，ホープライヤーを使用して回すようにして摘出した（3-7e）．

　そして滅菌生理食塩水で創内をよく洗浄した後，黒絹糸3号で2糸縫合した（3-7f）．摘出したインレー破折片は5×4mmであった（3-7g）．その後に最初の目的である $\overline{6}$ 根管治療を行い，そして舌創部の感染防止のため抗菌剤を3日間と鎮痛剤を2回分投与した．

　患者への説明としては，偶発事故直後は緊急時であり，誤飲されると困るので簡単に行い，処置を終えてから原因と治療，予後の話をし理解を得た．

タービンバーを使用した金属修復物の除去

　タービンバーを使用した金属修復物の除去の際，誤って金属片を飛ばしたり，バーが破折して口腔軟組織へ迷入させることがあるので，くれぐれも注意が必要である．タービンバーの使用に際してはフェザータッチで行い，古いバーは避けるようにする．

　不幸にも破折片を飛ばしてしまった場合には，あ

[症例3-7] 15歳，女性

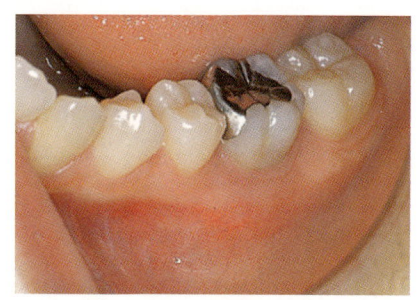

3-7a ⌞6 インレー修復．たまたま偶発事故前に口腔内写真を撮影していた．

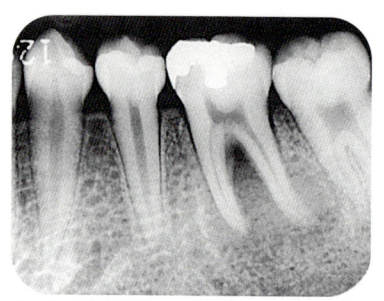

3-7b 初診時のデンタルX線写真．歯冠近心部にX線透過像と，根尖部と分岐部に病巣を認める．

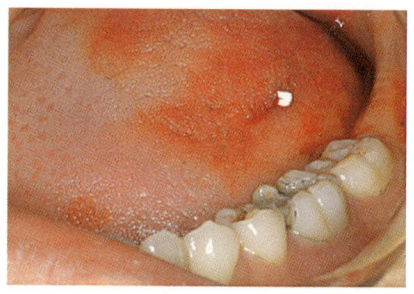

3-7c 舌へのインレー破折片の迷入．迷入直後は線状の創面を認めるのみで，インレーは完全に迷入しており出血もみられない．インレーを少し取り出している．

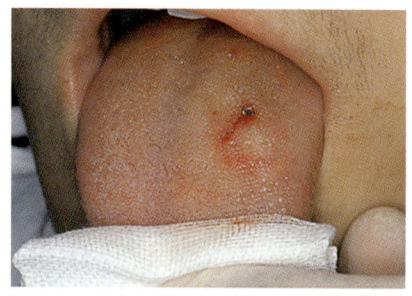

3-7d 2％キシロカインの浸潤麻酔後の止血状態．

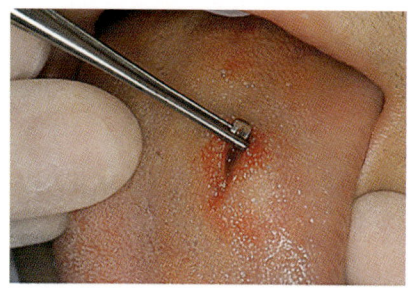

3-7e 深部に迷入していた破折片をハーケンピンセットで摘出した．

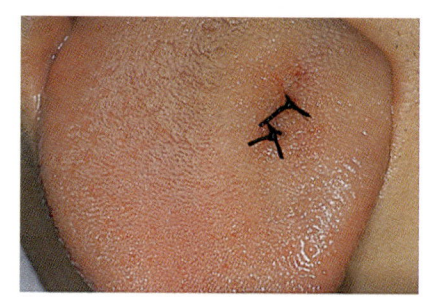

3-7f 摘出後2糸縫合した．

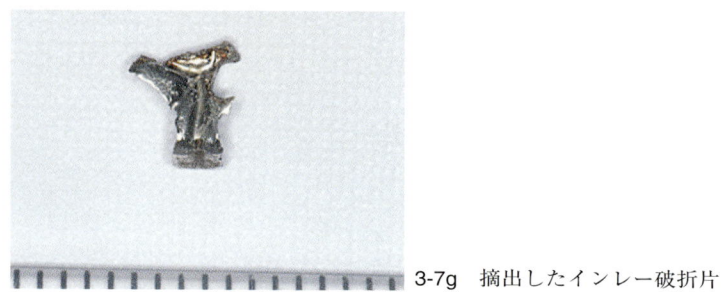

3-7g 摘出したインレー破折片

わてず口腔内をすみずみまで探し，必要ならX線検査を行い確認したのち直ちに除去することが大切である．

4 歯性感染症

1．膿瘍切開 ——————————————————————— 90
2．歯性上顎洞炎 ——————————————————————— 93
3．抜歯後感染／開口障害 ——————————————————— 100
4．抜歯後感染／顎骨骨髄炎 ————————————————— 103
5．根尖性歯周炎からの継発症／
　　上顎骨骨膜炎・鼻部皮下膿瘍 ——————————————— 106
6．根尖性歯周炎からの継発症／
　　顎下部蜂窩織炎 —————————————————————— 109
7．根尖性歯周炎からの継発症／
　　下顎骨骨髄炎 ——————————————————————— 112
8．根尖性歯周炎からの継発症／顎骨骨膜炎 ————————— 116
9．外歯瘻の患者が来院したら ———————————————— 119

日常歯科臨床のこんなときどうする／口腔外科編

1 膿瘍切開

膿瘍切開

　緊急処置を必要として来院する患者のなかで，感染症の占める割合は高い．急性感染症の治療は歯科臨床にとってきわめて重要な問題である．

　初診時に急性感染症として来院した場合の治療原則は，まず起炎菌に適した抗菌力をもつ抗菌剤の投与である．ついで，その炎症がもし局所的なものであったら，基本的にはドレナージを行う．つまり急性根尖性歯周炎であるならば根管開放であり，急性辺縁性歯周炎であるならば歯周ポケットからの洗浄を行う．

　さらに炎症が膿瘍を形成しているならば，急性症状を早期に除く目的で，膿瘍切開およびドレナージを的確に行うことが大切である．

[症例4-1-1] 55歳，男性
主　訴　歯肉および顎下部の腫脹
現病歴　3日前より 6| 頰側歯肉の腫脹と疼痛が発現．漸次増大し顎下部の腫脹を伴うようになった．顔貌所見では右顎下部からオトガイ下部にかけて腫脹が見られ，熱感を伴っている（4-1-1a）．また，右顎下リンパ節には大豆大の腫脹と圧痛を認め，体温は37.5℃であった．
　口腔内では 7-4| 頰側歯肉は腫脹し圧痛を認めた（4-1-1b）．6| の頰側歯周ポケットは深く，動揺は3度で打診痛がある．デンタルX線写真（4-1-1c）では 6| 部歯槽骨の吸収は著明である．
診　断　6| 辺縁性歯周炎による骨膜炎
治療方針　中等度の感染症であり，現在の急性症状を早期に取り除くため全身的には安静を指示し，抗菌剤の投与と適時にドレナージを行う．そして消炎後に原因歯である 6| の保存の可否を決定することとした．
治療および経過
　初診時に抗菌剤フロモックス®300mg／日食後分3，4日分および鎮痛剤ロキソニン®2T×3を投与し，局所的には水銃を使って 6| 歯周ポケットを洗浄し，ヨードグリコールパスタを貼薬した．またイソジンガーグル®30mlを投与して1日数回の含嗽と，右下顎部の冷シップを指示した．
　翌日には顎下部の腫脹は軽度消退し，7-4| 頰側歯肉は歯肉膿瘍を形成してきた（4-1-1d）．そこで急性症状を早期に除去する目的で膿瘍切開を行い排膿を図った．
術　式
　除痛のため膿瘍の周囲に2％キシロカインで浸潤麻酔を行う．この際，注射針は膿瘍より少し離れた部位の深部を刺入点とし（4-1-1e），麻酔液を直接膿瘍内に入れぬように注意する（4-1-1f）．内圧を高めると疼痛を与えるだけでなく，周囲に炎症を拡大させてしまうからである．切開線は示指による触診で

[症例4-1-1] 55歳，男性

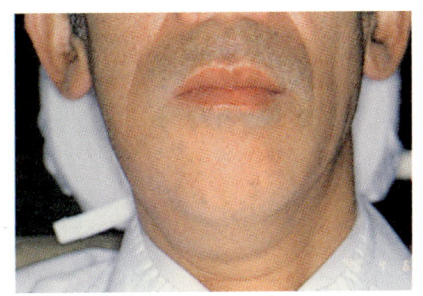

4-1-1a　右顎下部からオトガイ下部にかけて腫脹がみられ，熱感を伴っている．

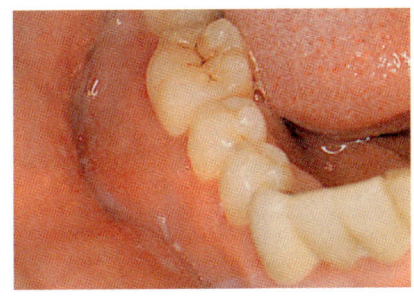

4-1-1b　7-4｜頰側歯肉は腫脹し著明な圧痛を認めた．

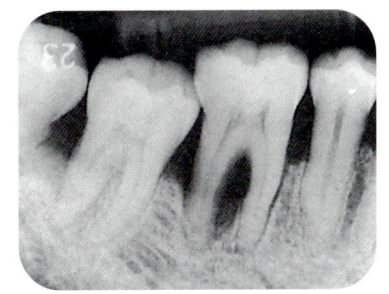

4-1-1c　6｜部歯槽骨の吸収は著明で，動揺度は3度．打診痛がある．

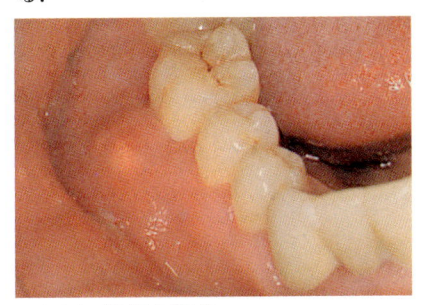

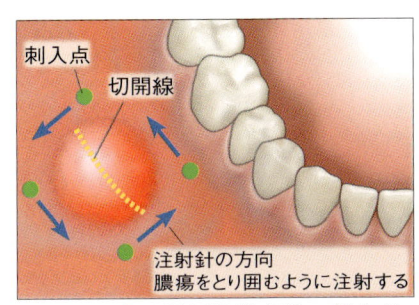

4-1-1d　膿瘍を形成

4-1-1e　●は周囲浸潤麻酔の刺入点．……は切開線．

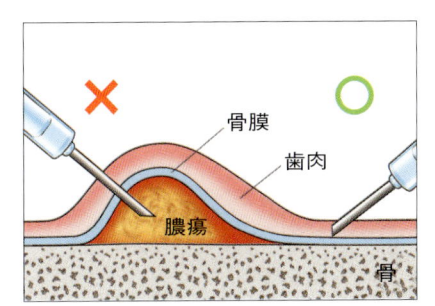

4-1-1f　浸潤麻酔法．麻酔液を直接膿瘍内に入れない．

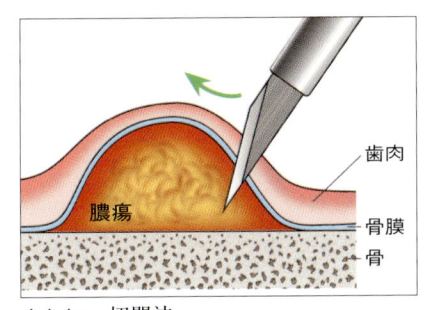

4-1-1g　切開法

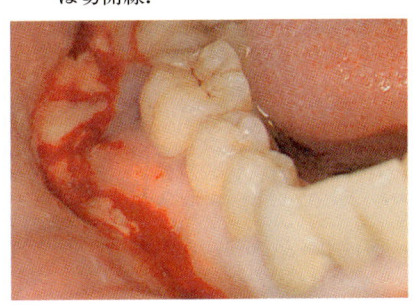

4-1-1h　乳白色の膿を認める．

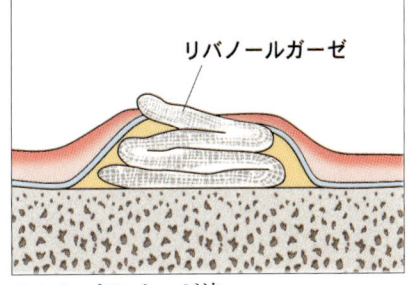

4-1-1i　ドレナージ法．

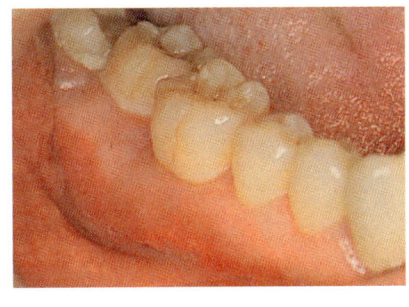

4-1-1j　11日目の7-4｜部．

最も波動を触知する部位を選ぶ．ただ5 4｜歯肉頰移行部の深部にはオトガイ神経があるため，極端に深く切開すると損傷させるので注意が必要である．

尖刃刀（ディスポメスNo.11）で刃先を上に向け，膿瘍中心部を主として骨膜下で膿瘍が完全に切り開かれるように切開し排膿を図った（4-1-1g）．

乳白色の多量の膿を認める．水銃で膿瘍内部をよく洗浄し排膿させる（4-1-1h）．

ドレナージとして約4〜5cmのリバノールガーゼを織り返しながら深く挿入する（4-1-1i）．

リバノールガーゼの交換と膿瘍内の洗浄は連日で3回行い，抗菌剤は7日間内服した．症状は5日間で急激に消退していき，11日目で緩解した．

原因菌6｜保存の可否であるが，場合によっては歯周および歯内療法によって保存も可能と思えるが，歯肉腫脹を数回繰り返していたこと，今回の症

[症例4-1-2] 1|1 唇側歯肉膿瘍

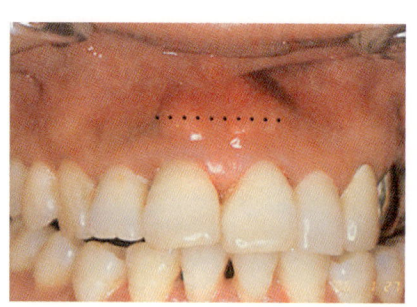

4-1-2a　1|1 唇側歯肉膿瘍．……は切開線．

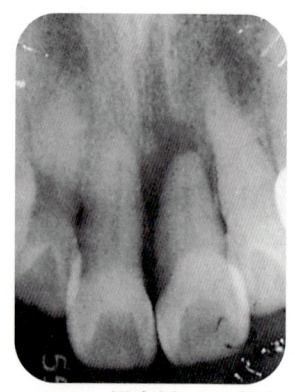

4-1-2b　同症例．|1 根尖まで骨吸収がみられる．

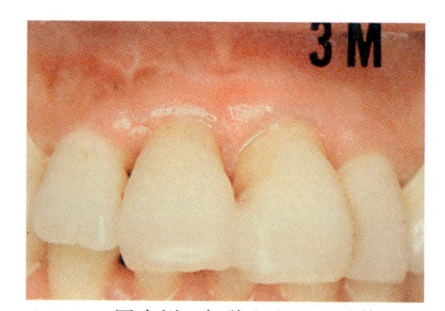

4-1-2c　同症例．初診から3か月後．

[症例4-1-3] 口蓋膿瘍

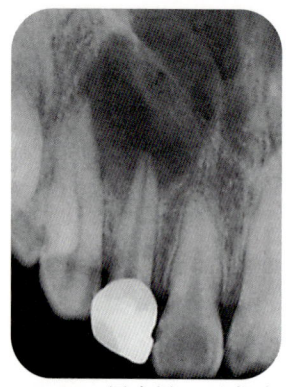

4-1-3a　同症例．2| 根尖部には大きなX線透過像が認められる．

[症例4-1-4] 口蓋膿瘍

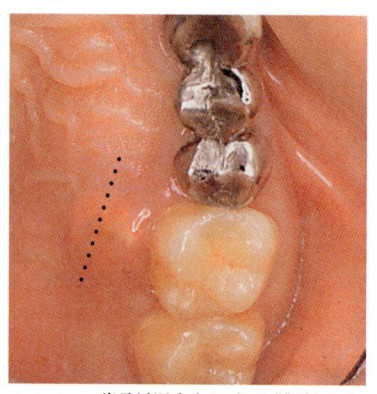

4-1-4a　歯頸部近くにある膿瘍のときは縦切開する．

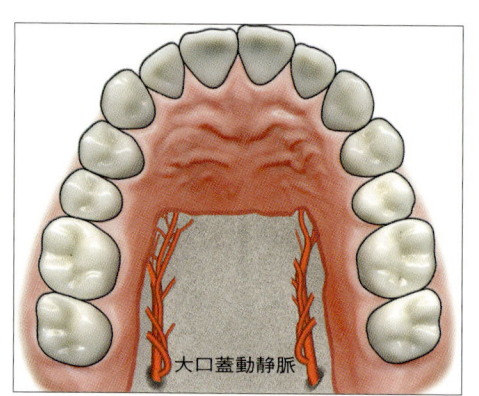

4-1-4b　大口蓋動静脈の走行．

状が重度であったこと，さらに患者の治療に対する希望があり抜歯した．

歯肉膿瘍切開およびドレナージについて

本例では細菌の薬剤感受性が良好で，ドレナージも十分できたため，予後が良く，短期間で治癒へむかった．しかし，もし開業歯科にて3日間治療しても顎下部や歯肉の腫脹，および疼痛が軽減せず，発熱が持続するようならば口腔外科のある専門医療機関へ紹介することが望ましい．その理由として糖尿病などの基礎疾患の有無のチェック，細菌検査の施行，抗菌剤の点滴が必要だからである．

その他の膿瘍切開の例をあげる．

[症例4-1-2／唇側歯肉膿瘍]

|1 の辺縁性歯周炎による歯肉膿瘍で，横切開してドレナージを行ったのち，歯内および歯周治療を併用して保存した（図4-1-2a〜c）．

[症例4-1-3／口蓋膿瘍]

2| 根尖性歯周炎による口蓋膿瘍で，大口蓋動静脈にそって小円刃刀No.15（フェザー）を用いて切開，ドレナージを行った．消炎後，2| の歯根尖掻爬術と歯根囊胞摘出および歯内療法を行い歯を保存した（4-1-3a，b）．

[症例4-1-4／口蓋膿瘍]

|6 辺縁性歯周炎による歯肉膿瘍で，歯頸部に近接して膿瘍形成がみられる．そこで歯列弓に沿って歯頸部付近で骨に達するよう小円刃刀No.15（フェザー）を用いて切開を加え，ドレナージを行った（4-1-4a）．

本症例も大口蓋動静脈が走行しているので，切開にあたっては血管と神経の走行に注意する（4-1-4b）．

日常歯科臨床のこんなときどうする／口腔外科編

2 歯性上顎洞炎

根尖病巣から生じた場合

　根尖部の炎症巣や辺縁性歯周炎が上顎洞粘膜に波及したり，抜歯時に洞内への穿孔あるいは歯根の迷入，あるいは根管治療時に洞内への穿孔あるいは歯根の迷入，あるいは根管治療時に洞内への穿通など，歯の疾患が原因で起こる上顎洞炎を歯性上顎洞炎という．

　歯性上顎洞炎についてその臨床症状の概要を述べ，遭遇した場合や歯性上顎洞炎を惹起させてしまった場合の処置や，臨床医で行える診断法などについて症例を中心に検討したい．

　原因歯としては2-5（63頁）で述べたように上顎洞底に近接している上顎小臼歯・大臼歯があげられ，とくに第一大臼歯によるものが多い．

症状

　急性の上顎洞炎では一般の急性化膿性炎と同様に全身的には発熱，全身倦怠，食欲不振などを訴える．また局所的には上顎部の強い自発痛，片頭痛，眼痛などを訴え，頬部の腫脹，圧痛，熱感を伴っている．

　鼻症状として鼻漏，鼻閉，臭覚異常などがある．口腔内では原因歯の挺出感，打診による疼痛と濁音があり，周囲歯肉は腫脹，圧痛，発赤を認める．さらに炎症の拡がりによっては，その周辺の歯にも同様の所見を認めることもある．

　慢性の上顎洞炎では炎症症状は少なく，軽度の頬部圧痛，鼻腔や後鼻孔より悪臭のある膿性鼻漏，鼻閉感，頭重感，片頭痛などを認める．

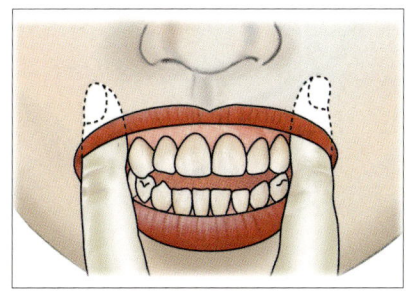

図1　歯肉頬移行部や犬歯窩部の圧痛の診断法．患側と健側を同時に行い比較する．

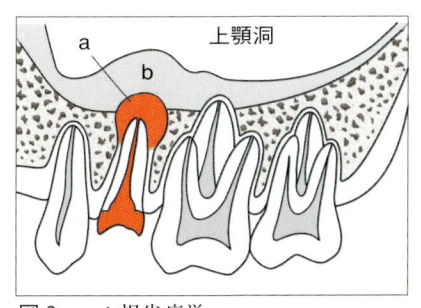

図2　a：根尖病巣．
　　　b：肥厚した上顎洞粘膜．

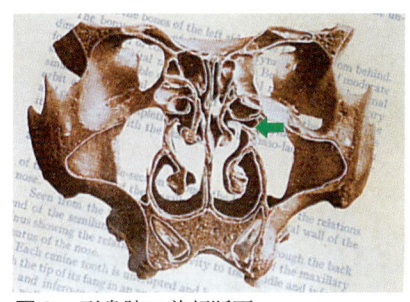

図3　副鼻腔の前額断面．
　　　←自然孔．

図4　正常な上顎洞と歯性上顎洞炎
a：正常な上顎洞は自然孔が開放されている．
b：病的な粘膜肥厚により自然孔が閉鎖された状態．

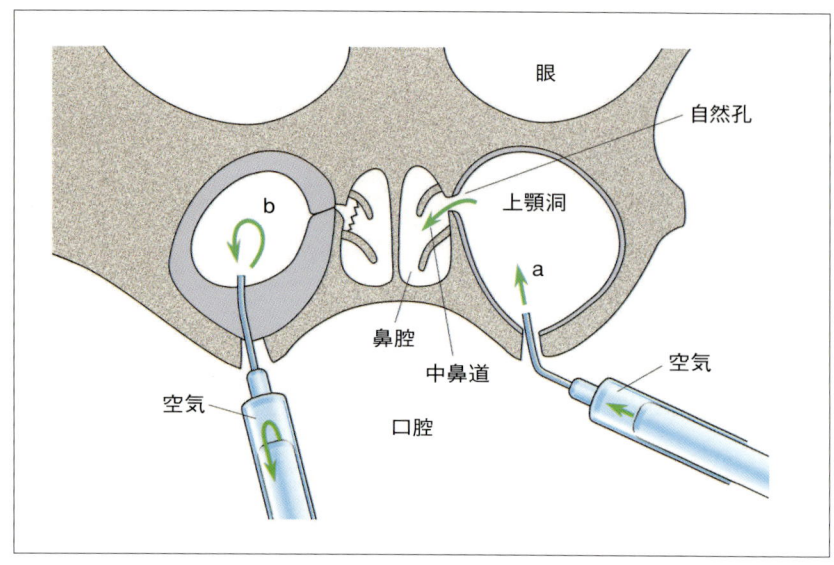

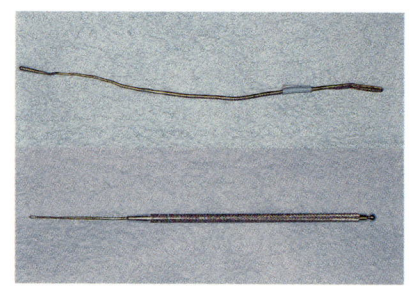

図5　外科用ゾンデ（上／大，下／小）．

歯性上顎洞炎の診断のポイント

①既往歴や症状をよく問診する．
②患側臼歯の打診を健側と比較し，異常の有無をみる．
③歯肉頬移行部や犬歯窩部の圧痛の有無をみる．人によっては正常でも痛いと表現することがしばしばみられるため，患側と健側を同時に触診して比較する（図1）．
④深いう窩を認めないにもかかわらず，EPT（－）の歯があれば上顎洞炎を疑う．
⑤歯科用X線写真，パノラマX線写真にて上顎洞底部付近をよく読影する．すなわち，歯根尖と上顎洞の関係はもとより，根尖病巣（図2），高度な歯周病変，歯槽硬線の消失，さらには洞内の膿汁貯留によるX線不透過像，洞粘膜の肥厚やポリープ，洞底線の不連続性などをみる．
⑥もし保存不可で抜歯を行った場合，抜歯窩より排膿があるかどうか，外科用ゾンデ（図5）で洞へ穿孔があるかどうかを確認する．この際，歯科用探針は洞粘膜を穿孔する恐れがあるので使用は避けたい．
⑦洞穿孔があれば抜歯窩より注射器で洞内を吸引し，膿汁の有無を確認する．さらにシリンジで洞内に空気を送り込んで，陽圧にならなければ自然孔（図3）が開いていることが証明できる（図4a）．

正常な副鼻腔では上顎洞と鼻腔との交通路である自然孔が開放している．しかし鼻腔内や副鼻腔内病変の影響で粘膜肥厚が生じることによって自然孔が閉鎖することがある．その診断法は自然孔が閉鎖されていれば抜歯窩より空気を送入すると陽圧となり，内筒は押し戻されてくるので自然孔閉鎖が証明される（図4b）．

[症例4-2-1]　27歳，男性

約3週間前より左側鼻腔より膿汁が漏出しはじめ，次第に量が増加したため某耳鼻科を受診．5̲が残根状態で咬合痛を認めたため歯性上顎洞炎を疑い精査依頼を受けた．

現　症　左側鼻腔より黄色膿汁を認めるが，顔貌所見に異常はなく，自発痛，頭重感，鼻閉感は認められなかった．口腔内では5̲打診痛，5̲6̲歯肉頬移行部に圧痛，EPTにて5̲ 8̲は（－）の異常所見を認めた．

歯科用およびパノラマX線写真では5̲に根尖病巣，洞底線の不連続性，右側と比較して患側洞底部の不透過性亢進（4-2-1a,b），さらにウォーターズ法で左側上顎洞部は著明な不透過像を認めた（4-2-1c）．

診　断　左側歯性上顎洞炎

処置および経過

サワシリン750mg／日分3，ダーゼン30mg／日分3の投与を開始した．投与4日後には鼻漏は少量となり，歯肉頬移行部の圧痛は消失したので感染の

[症例4-2-1] 27歳，男性

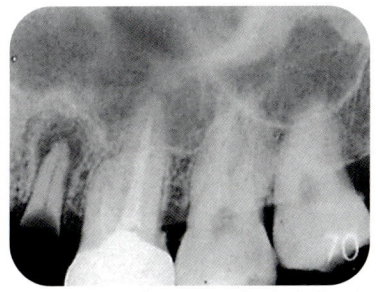

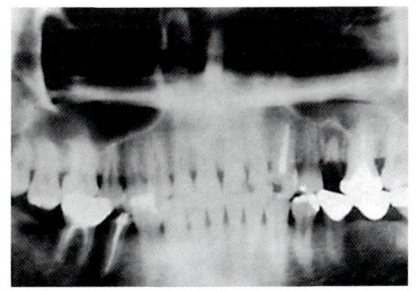

4-2-1a,b　残根の|5 に根尖病巣，洞底線の不連続性，右側と比較して患側洞底部の不透過性が亢進しているのがわかる．

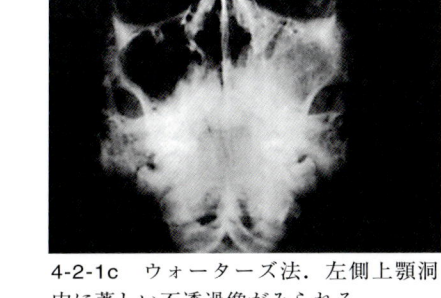

4-2-1c　ウォーターズ法．左側上顎洞内に著しい不透過像がみられる．

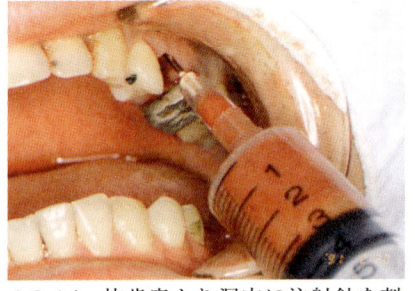

4-2-1d　抜歯窩より洞内に注射針を刺入し吸引すると，約3mlの血性様膿汁を認めた．

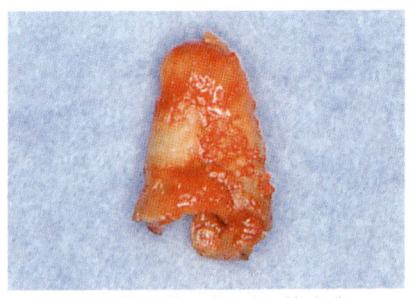

4-2-1e　根尖病巣のある|5 抜去歯．

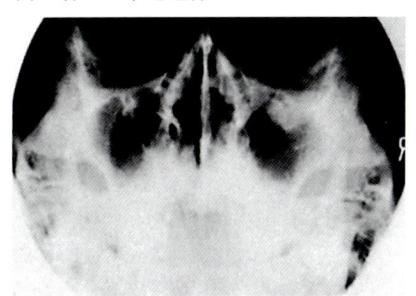

4-2-1f　治療後1か月のウォーターズ法では上顎洞の不透過像はほぼ改善している．

原因と思われた|5 を抜歯した．

ゾンデを挿入したところ抜歯窩は上顎洞と交通していた．そこで抜歯窩より洞内に注射針を刺し吸引したところ，約3mlの膿汁を認めた（4-2-1d）．新たなシリンジを準備し，図4aのように空気を送入したところ陽圧とならず自然孔の開放が確認ができた．

その後，抜歯窩の肉芽を除去しやや温かい生理食塩水で洞内洗浄を行った．鼻漏は消失したが3～4日に1度，4回の洞内洗浄を繰り返した．なお抗菌剤は1週間投与した．その後，洞炎の治療目的でルリッド300mg／日分2，エンピナース3T／日分3，ムコダイン1500mg／日分3を1か月間投与した．1か月後のウォーターズ法では上顎洞の不透過像はほぼ改善し，症状は完全に消失した（4-2-1f）．なお，膿汁からの細菌検査では*Enterobacterium*が検出された．

抗菌剤や消炎酵素剤の投与

歯性上顎洞炎が強く疑える場合には，CTスキャン，細菌検査などの特殊検査，他の副鼻腔への感染，洞内腫瘍との鑑別などを考慮し，口腔外科のある施設へ紹介依頼することが望ましいと思われる．

前述の診断のポイントを参考にしていただき，まず抗菌剤や消炎酵素剤の投与を行った上で紹介することをすすめる．

辺縁性歯周炎から生じた場合

[症例4-2-2] 42歳，男性

数か月前より，左側上顎臼歯に冷水痛を感じたが放置していた．3日前より左側頬部腫脹と|6 の挺挙感を認めたため来院する．

現　症　左側頬部に腫脹，圧痛，熱感があった．また，鼻閉感を訴え左側鼻腔より多量の漿液性の鼻汁を認めた．

口腔内所見としては，|6 は打診痛（＋），動揺3度，打診による濁音（＋），う蝕は認めないがEPT（－）で，口蓋側歯肉に約8～10mmの深い歯周ポケットと同部を圧迫することにより排膿をみた．隣在歯に異常所見はなく，|5 6 歯肉頬移行部に圧痛を認めた．

[症例 4-2-2] 42歳，男性

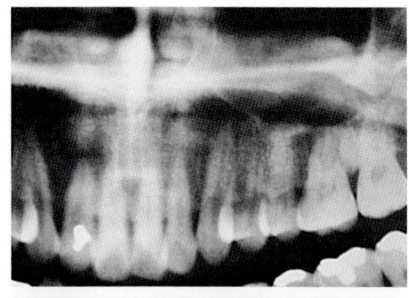

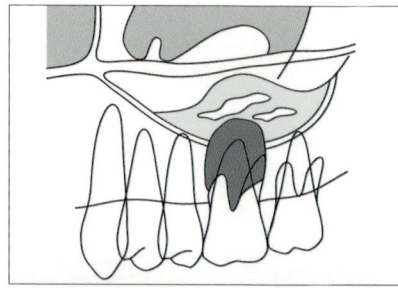

4-2-2a 6̲ 歯根周囲に骨吸収が認められ，同部の洞底線が消失し連続性がみられない．
4-2-2b 2aのシェーマ図．

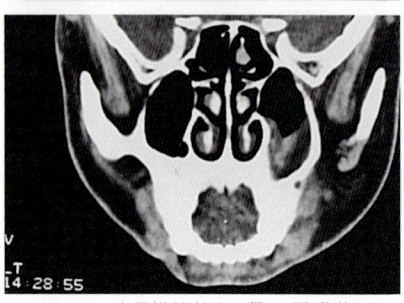

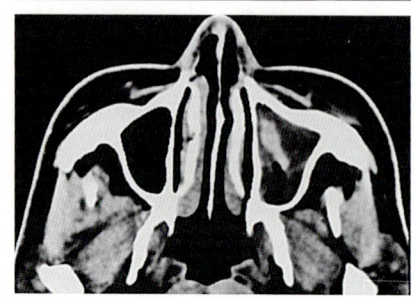

4-2-2c,d 上顎洞周囲の骨に異常像はみられず，左側上顎洞内の下方約1/2に境界明瞭で不均一な不透過像が認められた．

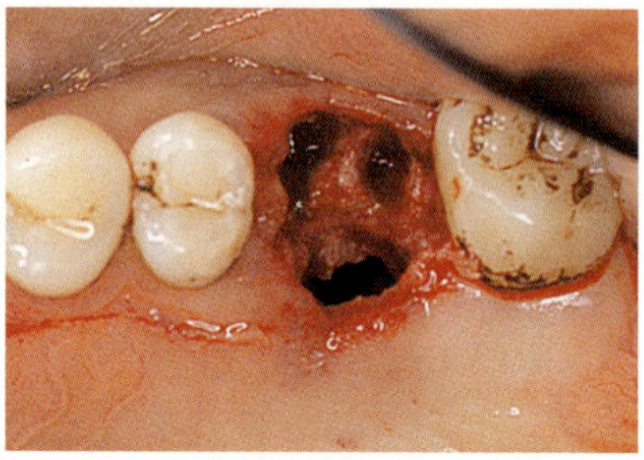

4-2-2e 抜歯窩より膿汁の流出がみられ，ゾンデで探ると3根とも上顎洞と穿孔していた．

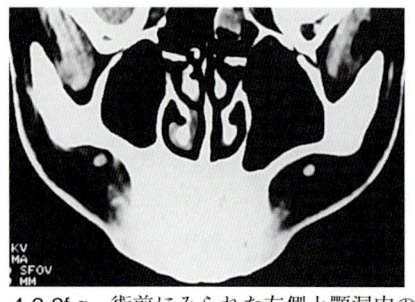

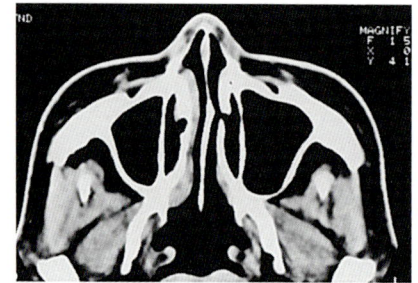

4-2-2f,g 術前にみられた左側上顎洞内の病巣は完全に消失し，治癒している．

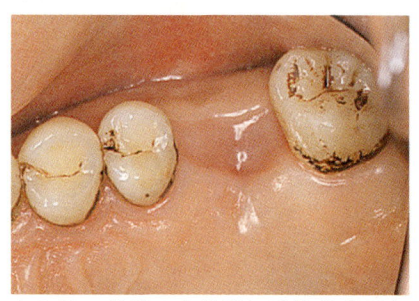

4-2-2h 治療2か月後には抜歯窩が上皮で覆われている．

X線検査 初診時にデンタルX線写真，パノラマX線写真，副鼻腔の精査目的でウォーターズ法X線写真を撮影．また7日後にCTスキャンを撮影する．

パノラマX線写真では臼歯部根尖と上顎洞底は近接している．また 6̲ の歯根周囲には骨吸収像がみられ，同部において洞底線が消失し連続性がみられない．左側上顎洞底部付近には洞粘膜肥厚と思われる不透過像を認める（4-2-2a,b）．CTスキャンによると上顎洞周囲の骨に異常像はみられず，左側上顎洞内の下方約1/2に境界明瞭で不均一な不透過像を認めた（4-2-2c,d）

診　断 6̲ 辺縁性歯周炎を原因とする歯性上顎洞炎

処置および経過

初診時，消炎を目的としてサワシリン750mg／日分3を1週間投与した． 6̲ はう蝕がないにもかかわらずEPT（−）で辺縁性歯周炎→上昇性歯髄炎→歯髄失活に移行したと思われる．

初診から2日後に歯槽部の消炎や洞内の内圧を軽減するため根管開放を行った．その際に口蓋根より腐敗臭を伴った乳白色の膿汁を少量認めた．1週間後の来院時には頰部の腫脹や熱感は消失しており，保存不可と判断し 6̲ の抜歯を行った．

抜歯後，洞内より膿汁の流出がみられ，抜歯窩をゾンデでさぐってみると3根とも上顎洞と穿孔していた（4-2-2e）．注射器で抜歯窩より洞内吸引をしてみたが膿汁は認めなかった．さらに洞内に空気を送ってみたが，陽圧とならないので自然孔は開放されていると思われた．そこで抜歯窩内と洞底部の肉芽組織を摘出して病理組織検査および細菌検査を行った．

その後，上顎洞内へ飲食物などが入りこんだり，

[症例4-2-3] 20歳，女性

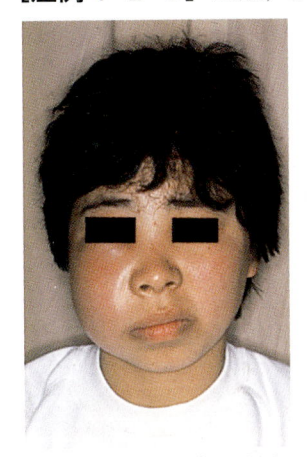

4-2-3a　体温38.2℃で軽度の悪感戦慄を訴え，右側顔面は著明に腫脹し，発赤，熱感，自発痛，圧痛を認める．

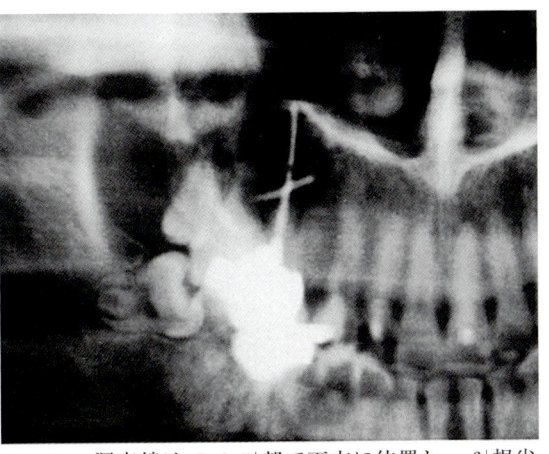

4-2-3b　洞底線は｜7 6 5｜部で下方に位置し，｜6｜根尖部よりガッタパーチャポイントが上顎洞へ長く突出している．

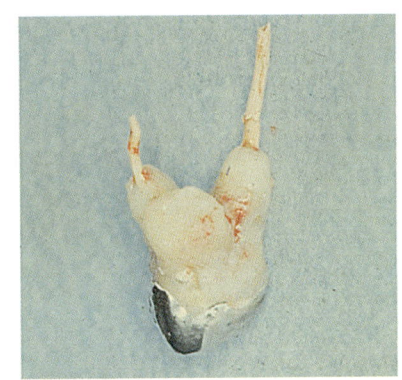

4-2-3c　抜去歯の口蓋根尖と遠心根尖からガッタパーチャポイントが過剰に充填されている．

血餅が脱落したりするのを防ぐ目的で，抜歯窩をコーパック®で閉鎖した．｜6 の抜去歯をみると根尖近くの歯根面まで歯石が多量に付着しており，高度に進行した歯周炎を思わせた．抜歯1週間後にパックを除去したところ，口蓋根部は約2mgの穿孔を認めたため再度パックを行う．2週間後には上皮化が進み完全閉鎖していたためパックを除去し経過観察とした．なお，抗菌剤と消炎酵素剤は初診より2週間投与し中止した．

約2か月後の来院時には抜歯窩は完全に上皮で皮膜された（4-2-2h）．またCTスキャンにおいては術前にみられた左側上顎洞内の病巣は完全に消失し，症状の再発もみられずに治癒した（4-2-2f,g）．なお，根管開放時の細菌検査では*Bacteroides*が検出され，初診から2週間抗菌剤と消炎剤を内服した．

精査の重要性

辺縁性歯周炎から歯性上顎洞炎を継発させたと思われる患者が開業歯科を受診した場合，鼻症状を含めた問診を詳しくとり，歯科用X線写真やパノラマX線写真で洞底部付近の読影を行い，原因と思われる歯の打診やEPT，犬歯窩の圧痛の有無などを精査する．

急性症状が発現している場合には抗菌剤を投与した上で，また鼻症状を伴う場合にも精査・治療のため口腔外科へ紹介受診させることを推めたい．

原因歯の保存の可否については，動揺度や歯周ポケットの深さ，X線像による骨吸収などをみて行うが，歯自体の問題の他に，上顎洞炎の症状の重軽度，洞内病変の大きさ，歯を保存した場合の再発や他の副鼻腔へ波及しないかどうかなどを考慮し決定する必要がある．

根管処置から生じた場合

[症例4-2-3] 20歳，女性

主　訴　頬部腫脹と疼痛

現病歴　｜6 充填物が脱離したため某歯科を受診．根尖病巣のため根管治療を4回施行後，ガッタパーチャポイントとセメントによる根管充填を行う．その後は打診痛もなくコアを装着する．

根管充填2週間後より｜6 の咬合痛が出現．さらに3～4日後には右側頬部の腫脹と疼痛が出現したため同歯科を受診，抗菌剤を投与される．しかし頬部の腫脹，疼痛および｜6 の歯痛は徐々に増大し，体温は38℃と発熱を生じたため，紹介により当科を受診する．

現　症　体温は38.2℃で軽度の悪寒戦慄を訴えていた．右側顔面は著明に腫脹し，発赤，熱感，自発痛，圧痛を認めた（4-2-3a）．口腔内では，｜7－4｜頬側歯

[口内法X線写真撮影法]

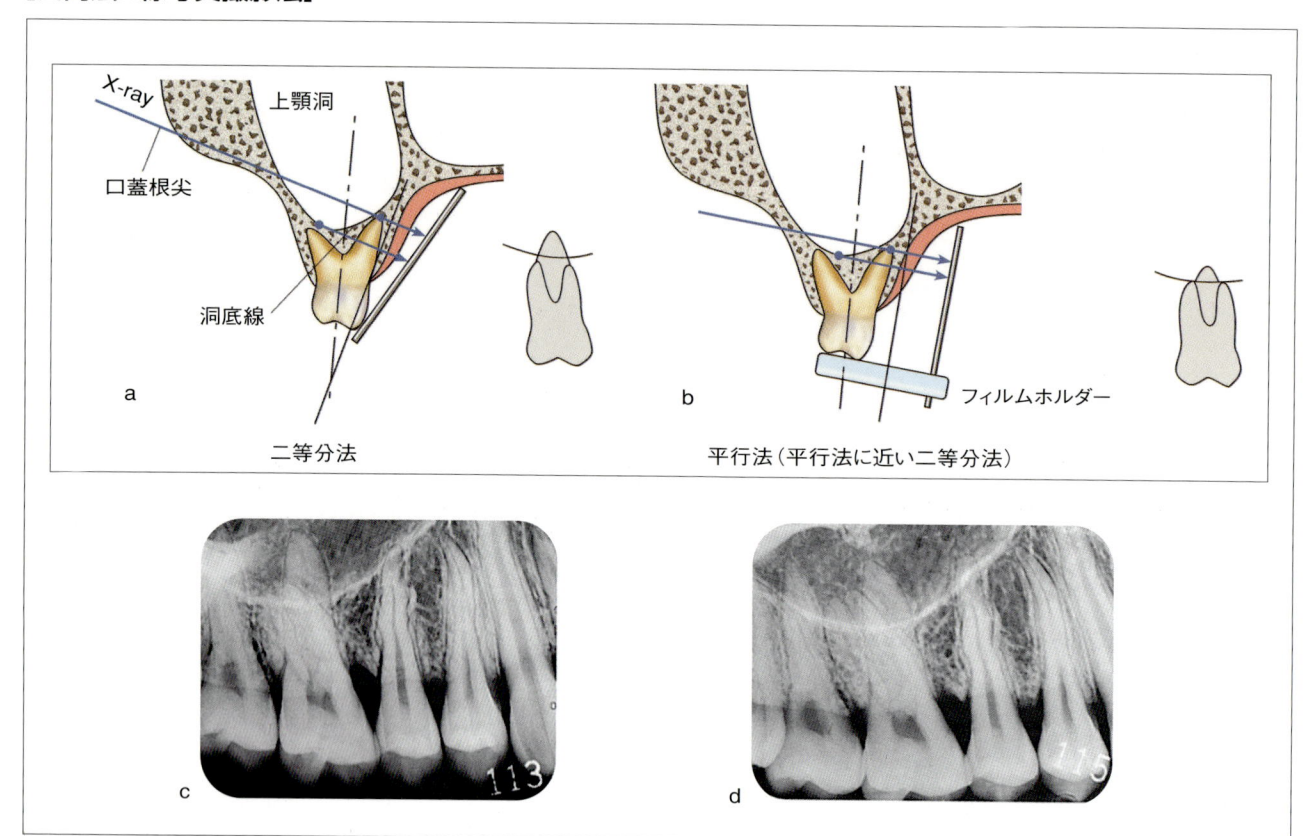

図5a,c　二等分法.

図5b,d　平行法（平行法に近い二等分法）.

肉において腫脹，発赤，圧痛を認め，6|は動揺（卌）で打診痛は著明であった．右鼻腔よりは乳白色の膿汁を少量認める．

X線検査　パノラマX線写真にて洞底線は7 6 5|部で下方に位置し，6|根尖部よりガッタパーチャポイントは上顎洞へ長く突出している像を認める（4-2-3b）．ウォーターズ法X線写真で右側上顎洞の不透過性の亢進が著明である．

診　断　6|過剰根管充塡による急性歯性上顎洞炎

処置および経過

緊急入院して抗菌剤（セフメタゾン／2g／日 分2）の点滴を開始する．3日後，右上顎歯肉に膿瘍を形成したため切開排膿させ，さらに原因歯 6|を抜歯したところ上顎洞内より抜歯窩を通して乳白色の膿汁が多量に排出された．抜去歯の口蓋根尖と遠心根尖からガッタパーチャポイントが過剰充塡されていた（4-2-3c）．

抜歯窩より上顎洞内を洗浄したところ漸次症状は軽減し，1週間の薬物療法を行い軽快退院した．

注意点

X線写真にて根管処置を要する歯の歯根尖が洞底線と接していたり，あるいは交差している場合，根管治療時においてリーマーやファイルでの根尖外での過剰操作，根管薬剤の根尖外漏出，過剰根管充塡などに気をつける．

この予防のためには術前にX線写真で歯根と上顎洞の関係を読影しておくことや，確実なアピカルシート形成が求められる．

根管治療中にはからずも歯性上顎洞炎を生じさせてしまった場合，症状が軽度の場合には減圧のため根管を開放し抗菌剤を3〜7日間投与する．しかし3日間投与しても効果がない場合や，鼻症状や本症例のごとく重篤な症状を呈する場合には，その旨を患者によく説明してすみやかに口腔外科のある施設へ紹介依頼することが必要である．

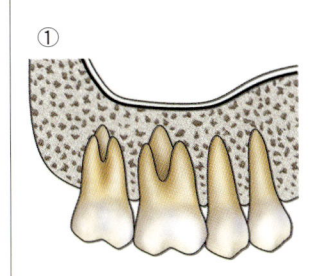

① 〔非接触型〕
歯根と洞底線が離れている．

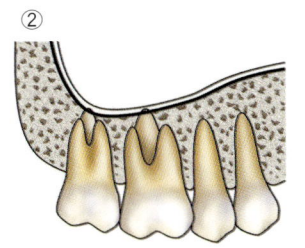

② 〔接触型〕
歯根尖と洞底線が接しているように見える．

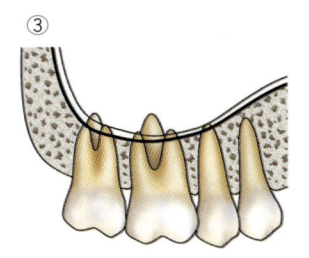

③ 〔交差型〕
歯根と洞底線が交差しているように見える．

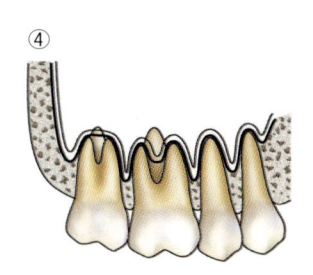

④ 〔突出型〕
歯根が上顎洞へ突出しているように見える．

図6　口内法X線写真による洞底線の関係．

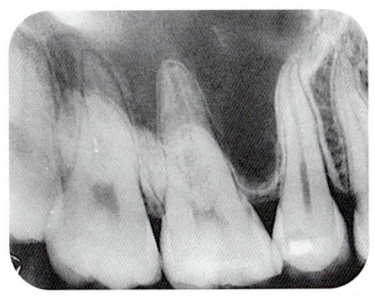

図7　図6-④に相当する．6|歯根周囲には歯槽硬線を認める．

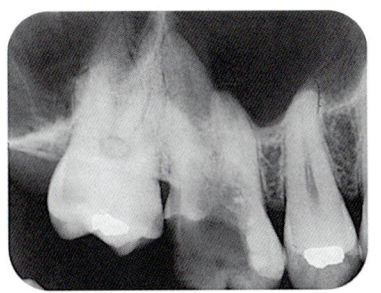

図8　図6-④に相当する．6|歯根周囲には歯槽硬線を認めず，根尖部は骨組織で被われていなく上顎洞に露出している．

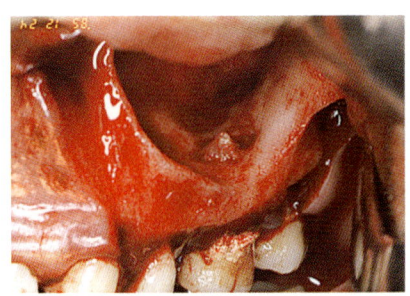

図9　上顎洞根治術中の写真．6|根尖部は洞内に突出している．

口内法X線写真撮影法と洞底線の関係

図5aは一般的な二等分法で上方よりX線照射するため頬骨や上顎骨頬骨突起が投影されて画像が不明瞭になったり，口蓋根が長く写ってあたかも洞内に深く突出しているように見えたり，図のような照射方向のため洞底線が実際よりも高い位置で投影されたりする．

これらの欠点をカバーするために図5bのようにフイルムホルダー（スナップレイ©，リン社，モリタ）を使い，フイルムを歯冠と離して保持し，平行法あるいは平行法に近い二等分法で撮影するとより読影しやすい画像が得られるので利用してみてほしい．

このような口内法X線写真による洞底線の関係は4タイプに分けられる（図6）．根管処置の際に気をつけねばならないのは③と④であるが，③の場合は洞内に根尖が突出しているように見えるX線像だが，実際は図5のように単に洞底と根尖との間には一層の骨を介在していることが多い．

最も注意せねばならないのは④の場合で，歯根尖は洞内へ突出しているため根管処置や抜歯を行う際には慎重にしなければならない．図7，8はともに図6の分類で④に相当し，図7の6|歯根周囲には歯槽硬線を認める．しかし，図8の6|歯根周囲には歯槽硬線を認めず，根尖部は骨組織で被われてなく露出した状態であるのでより注意が必要だろう．

図9は術後性上顎嚢胞で，上顎洞根治術を施行中のものであるが，6|根尖は洞内へ突出していた．図8の症例の実際はこのような状態で洞内に歯根露出していると思われる．

追記

薬剤による消炎療法とともに，膿瘍切開や，根管開放，抜歯することなどで排膿させて減圧させることは，痛みを軽減させる意味で非常に重要である．

本例では重篤症状を呈していたため原因菌を抜去したが，以前では抜歯の適応とされていたものでも薬物療法や歯内療法の進歩により，原因歯の処置によって十分保存可能となる場合も多いことを付け加えておきたい．

日常歯科臨床のこんなときどうする／口腔外科編

3 抜歯後感染
開口障害

抜歯時の留意点

　口腔内は唾液により比較的感染は少ないとされている．しかし一方では口腔内常在細菌により，創面は常に感染の危険にさらされているといっても過言ではない．

　抜歯後感染は症状が術前にみられないことが多いだけに，患者にとっては非常に不快で耐え難いものである．炎症が急速に他組織へ波及し，骨膜炎や顎炎を継発することもある．そのため，予防と発症した際の処置を知っておくことは大切なことである．

　まず，抜歯後感染を起こさせないためには，
①抜歯前の口腔内清掃を行う．これは歯垢からの感染を防止するため，患者にブラッシングを行ってもらい，術者は薬剤（0.05％塩化ベンザルコニウム液）綿球を使って歯や歯肉，舌苔を払拭する．抜歯部に歯石が付着していれば抜歯窩迷入を回避するために除去しておきたい
②術者自身の手指（手袋）や器械器具の消毒を確実にする
③必要以上の剥離・切開・骨削法は行わない
④埋伏歯などの抜歯後の創部はできるだけ閉鎖創として食物残渣が入り込まないようにする
⑤糖尿病などの全身疾患のある患者で易感染性が予想される場合や粘膜骨膜弁の形成，骨削除などの手術浸襲が大きかった場合には術後に抗菌剤を投与する
⑥抜歯前日には患者に不摂生を慎み体調を整えておくよう指示する．風邪などをひいて熱があるときには予約を変更する
などの注意点を守ることが大切と思われる．

　また開口障害のある場合はノギスで上下顎正中間の距離を測定し，カルテに記載しておくと，経過を判断するうえで重要な情報となる（図1）．

[症例4-3] 17歳，女性
主　訴　右側下顎部の疼痛と開口障害
現病歴　某歯科にて 8| を抜歯する．抜歯は短時間で行われ鎮痛剤を3回分投与された．翌日の同医院受診時にはとくに異常はみられなかったが，抜歯後

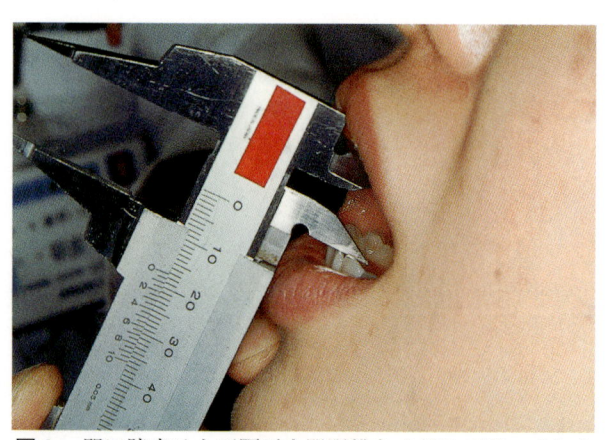

図1　開口障害は上下顎正中間距離をノギスで測っておくとよい．

[症例 4-3] 17歳, 女性

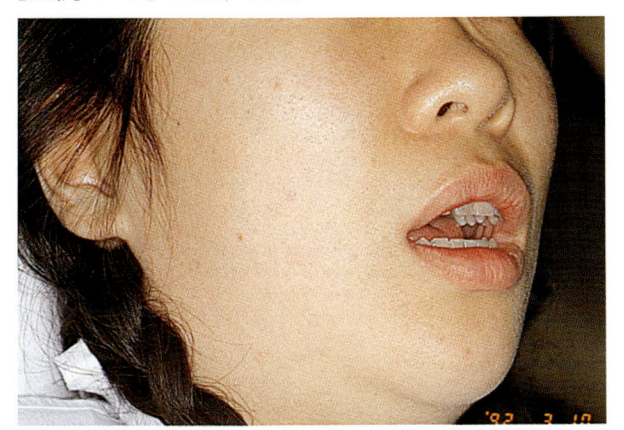

4-3a　右側下部と顎下部に圧痛を認め, 顎下リンパ節の小豆大の腫脹を触知. 体温は37.8℃. 上下正中部で15mmの開口障害.

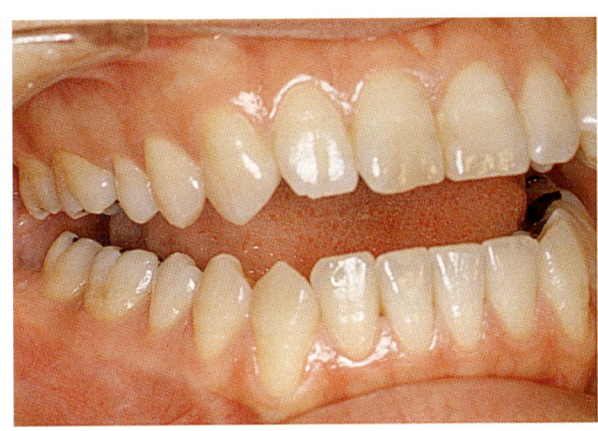

4-3b　前歯部で15mmの著明な開口障害があり, 8̄7̄|頰側歯肉に圧痛を認める.

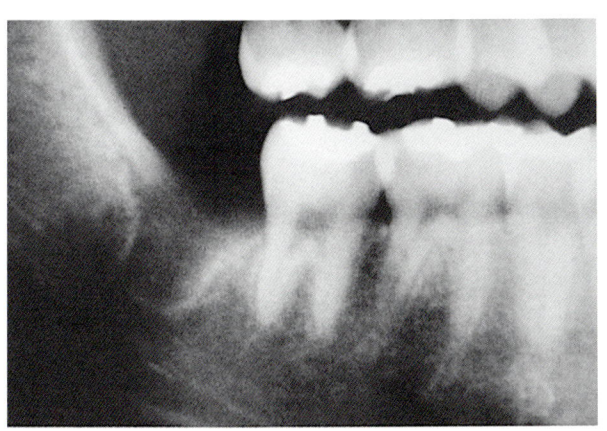

4-3c　抜歯窩に異物は認められなかった.

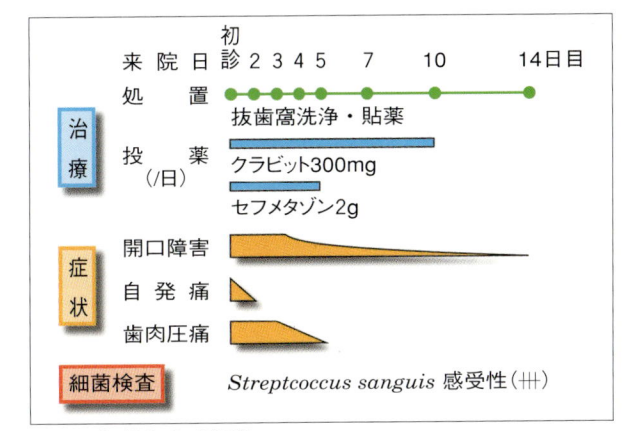

4-3d　処置および経過.

5日目から右側下顎部の疼痛が発現し, 10日目に疼痛は増大し, 強度の開口障害が出現したため, 紹介来院する.

現　症　顔貌の非対称性は認めなかったが, 右側の下顎部に鈍痛, 顎下部に圧痛を認め, 小豆大の顎下リンパ節を触知. 体温は37.8℃であった. 口腔内所見では前歯部で15mmの著明な開口障害と, 8̄7̄|部頰側歯肉に圧痛を認めた (4-3a,b).

開口障害のため口内法X線撮影は不可能で, パノラマX線撮影を行う. このX線写真により抜歯前の8̄|がほぼ垂直位で単根であったことがわかった. なお抜歯窩には異物は認められなかった (4-3c).

診　断　8̄|抜歯後感染による高度な開口障害

処置および経過

消炎目的で洗浄と薬物療法を行うこととした (4-3d). 抜歯窩より細菌検査のための検体を採取した後, 洗浄筒を使って窩内を生理食塩水で洗浄した (4-3e). 抜歯窩は食物残渣などで汚染されていて腐敗臭を認めた.

薬物療法として症状が重篤なため, セフメタゾン®2g／日分2による点滴静注を開始し, 内服薬として抗菌剤クラビット®300mg／日分3を4日間, 頓用鎮痛剤ポンタール®2カプセル×4回分, 含嗽剤としてアズノール®を併用投与した. 局所洗浄は来院ごとに行い, 点滴は連日5日間, 内服の抗菌剤は合計10日間継続投与した.

初診から2日目には自発痛は消失, 開口障害は3日間15mmでほぼ変化なかったが, 4日目より徐々に改善され, 14日目で正常となった. また炎症所見は改善されたものの抜歯窩は陥凹し, 食物残渣が貯留するため洗浄筒を本人に渡して食後, 就寝前に

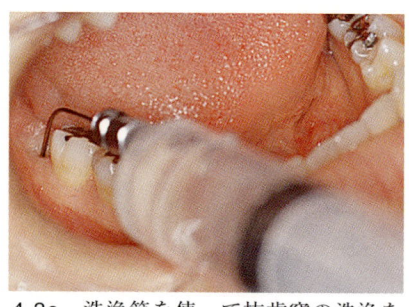

日常歯科臨床のこんなときどうする／口腔外科編

4-3e　洗浄筒を使って抜歯窩の洗浄を行う．

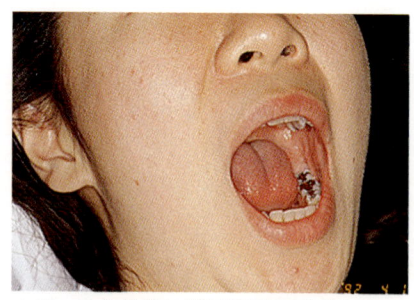

4-3f　1か月後に開口障害が改善した．

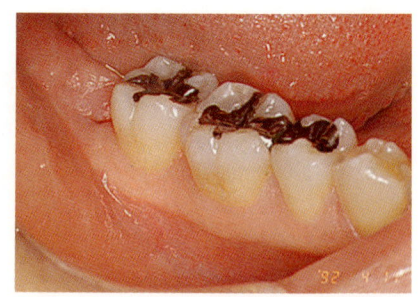

4-3g　1か月後の口腔内で，8│抜歯窩は縮小して，上皮化が進んでいる．

表1　感染症治療の原則．

1．感染症であるかどうかの確認．
　　　腫瘍・嚢胞などとの鑑別診断
2．感染した臓器の確定
　　　たとえば
　　　リンパ節なのか唾液腺かの鑑別
　　　上顎なのか上顎洞なのかの鑑別
3．原因菌（起因菌）
　　　グラム陽性菌かグラム陰性菌か
4．患者の全身状態の把握
　　　基礎疾患の有無

アズノール水で洗浄してもらうこととした．

　1か月後には開口障害は消失し，抜歯窩は縮小して上皮化が進み，経過は良好であった（4-3f,g）．なお，初診時の8│抜歯窩よりの細菌検査では Streptococcus sanguis が検出され，クラビット，セフメタゾンに対して感受性（＋＋）であった．

感染症治療の原則

　一般に抜歯後感染は初期症状として疼痛を伴うことが多く，症状が進行すると発熱や顔面の腫脹，開口障害などをきたし，所属リンパ節の腫脹や圧痛を認める．抜歯創周囲歯肉は腫脹，圧痛を認め，抜歯窩内では腐敗して血餅や膿汁を伴う灰白色の不潔物を認める．

　原因として前述の注意事項以外には，病巣内の細菌が注射刺激により周囲に拡散されたり，ヘーベルで歯垢・歯石が組織内へ圧入されたりする．また慢性・亜急性の炎症が手術侵襲によって再燃し，憎悪した場合があげられる．

　処置方針としては，
①局所の洗浄および抜歯窩内汚物の掻爬摘出
②抗菌剤や消炎鎮痛剤の投与
③安静および栄養摂取による患者自身の抵抗力の増強

など感染症治療の原則（表1）にのっとって，宿主と細菌と薬物の相互関係を十分に考慮しながら処置を行う．

　口腔領域における感染症の原因菌は，主としてグラム陽性菌であり，内服の抗菌剤としては合成ペニシリンあるいはセフェム系，いずれも効を奏するといわれる．

　しかしながら局所の処置，第一選択剤の投与，安静および栄養摂取がなされていても炎症の憎悪傾向がみられる場合には，速やかに口腔外科のある施設へ紹介することが大切である．薬剤感受性が低かったり，患者自身が自覚していない疾患が隠されていることも考えられるからである．

日常歯科臨床のこんなときどうする／口腔外科編

4 抜歯後感染
顎骨骨髄炎

顎骨骨髄炎

抜歯窩において，正常な治癒経過をたどる場合は，満たされた血餅が肉芽組織に置換され，通常7～14日後には閉鎖する．そして，歯槽壁から骨が新生されて約3～6か月後には骨性治癒する．

抜歯後感染が生じると治癒は遅延して抜歯窩は閉鎖せず，感染域が拡大すれば骨膜炎や口底蜂窩織炎，顎骨骨髄炎を継発することもある．そこで抜歯後感染から顎骨骨髄炎を継発した症例を解説してみたい．

［症例 4-4］ 51歳，男性
主　訴　右側下顎部の腫脹と疼痛
現病歴　約3か月前，某歯科で 5| を抜歯．抜歯後はとくに異常はみられなかったが，5～6日後より抜歯窩を中心に疼痛が発現し某歯科を再度受診，3日分の投薬を受け内服したところ疼痛は消失した．

抜歯約2週間後より右側下顎部に鈍痛を認めたが，2～3日で自然消失したため放置．数回同様の症状を繰り返していたが，1週間前より右側下顎部に鈍痛，3日前より顎下部に腫脹が出現したため来院する．
既往歴　特記事項なし
現　症　右側下顎部全体の鈍痛を訴え，同部に熱感と発赤，圧痛を伴った腫脹を認めた（4-4a）．また右側の下唇とオトガイ部皮膚に軽度の知覚麻痺がみられる．体温は平熱で全身的には異常は認めない．

口腔内では 5| 抜歯窩は閉鎖しておらず，窩内を洗浄すると容易に出血した（4-4b）．また |6 － 3| 歯肉頬移行部の圧痛を認めた．

X線検査はパノラマX線撮影（4-4c），および下顎第2斜位撮影（4-4d）を行った．X線写真によると 5| 抜歯窩から下方へ拡がり，下顎下縁におよぶ広範囲の虫喰い状の骨破壊を示すX線透過像を認めた（4-4e）．

アイソトープ検査でも右側下顎部に多量の放射線同位元素（テクネシウム）の集積を認め，広範囲の高度な骨破壊が疑われた（4-f）．
診　断　抜歯後感染からの下顎骨骨髄炎
処置および経過

臨床症状およびX線所見より下顎骨骨髄炎と診断し，薬物療法と外科療法を目的に入院．7日間抗菌剤セフメタゾン®を点滴投与し，消炎後，全身麻酔下で下顎骨区域切除術を施行し，欠損部へは腸骨を自家移植した（4-g～j）．

患者は17日間入院した後に軽快退院し，術後の経過は良好であった．なお，初診時に 5| 抜歯窩から採取した検体の細菌検査では *α-streptococcus* と *Bacteroides* が検出された．

[症例 4-4] 51歳，男性

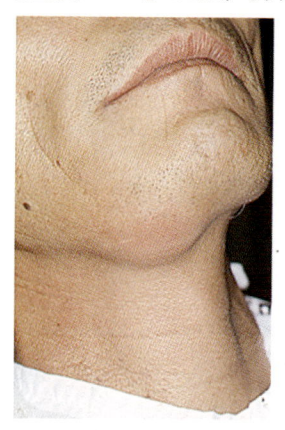

4-4a　右側下顎部全体の鈍痛を訴え，熱感と発赤，圧痛を伴う腫脹を呈している．

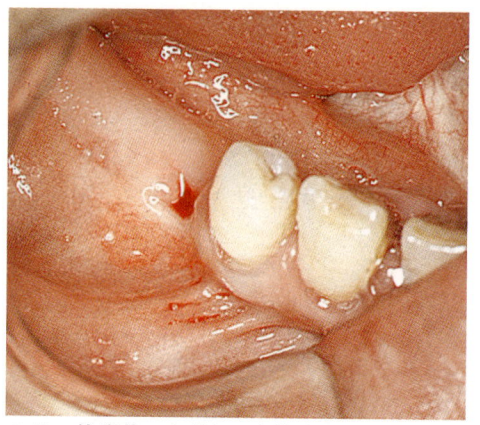

4-4b　抜歯後3か月しても抜歯窩は閉鎖せず，窩内は洗浄すると出血する．

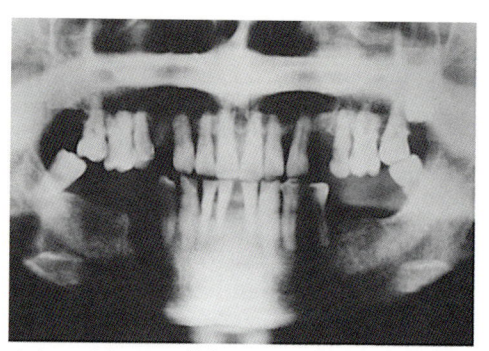

4-4c　パノラマX線像．

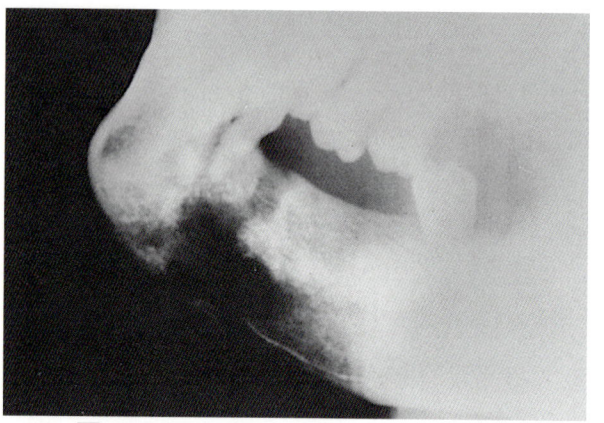

4-4d　⑤抜歯窩から下方に広範囲の骨破壊像が認められる．

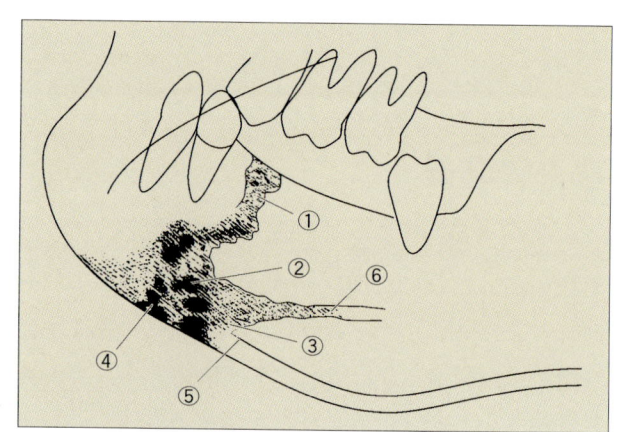

4-4e　X線写真の読影．
①⑤部の歯槽骨が吸収，破壊されている．
②⑤部より下方へ拡がる広範囲の虫喰い状の骨破壊像を認める．
③その境界部は不規則，不明瞭で辺縁は浸潤状である．
④下顎下縁が不明瞭．
⑤下顎下縁部の皮質骨を示す白線が消失している．
⑥下顎管を示す白線が不明瞭．

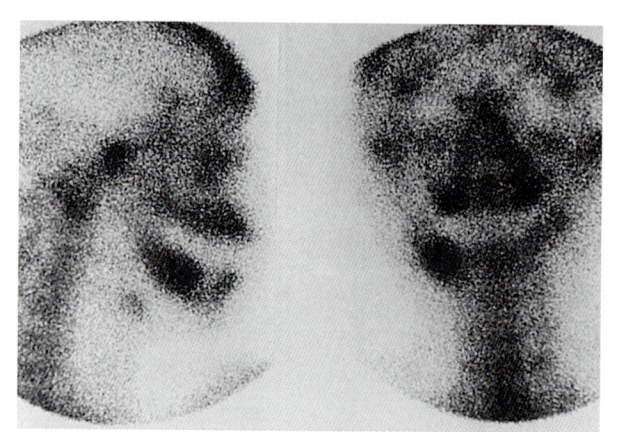

4-4f　アイソトープ検査で骨破壊の異常集積を認める．

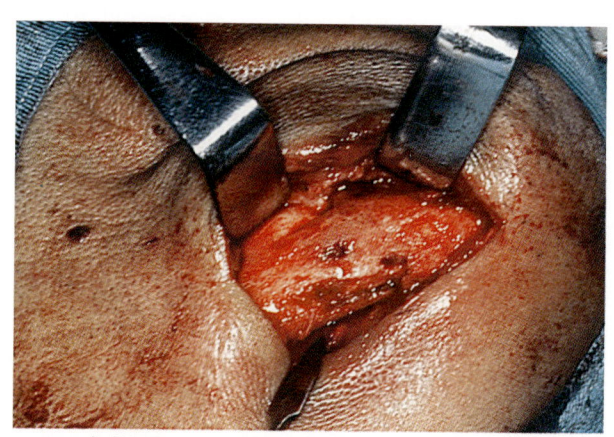

4-4g　皮膚切開し，下顎骨を露出させたところ．骨は粗造，虫喰い状態であった．

4　歯性感染症

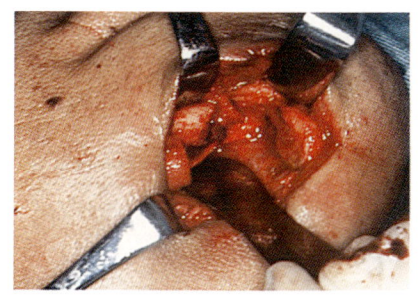

4-4h 下顎骨を約3×2cm区域切除，下歯槽神経は保存した．

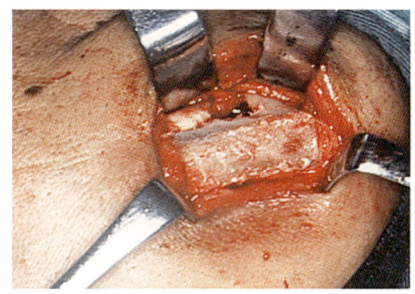

4-4i 切除部へ同患者の腸骨を移植．

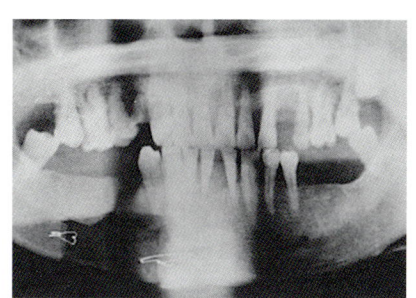

4-4j 腸骨移植後のパノラマX線写真．

症例をとおして

　顎骨骨髄炎の原因として，歯性のものでは，根尖病巣，歯周組織炎，抜歯後感染などが，その他は外傷性，血行性，薬物性，放射線障害などがあげられる．

　本例は5⏋抜歯後に感染が生じ歯槽骨骨炎→骨髄炎と継発していったものと考えられる．

　抜歯後感染の初期は抜歯窩の疼痛と閉鎖不全を認めることが多い．この時期に局所的には抜歯窩の洗浄や含嗽，全身的には適切な抗菌剤の投与がなされれば顎骨骨髄炎の継発は防止可能である．

　診断には下顎の自発痛や圧痛，歯肉の腫脹や圧痛，下唇の知覚麻痺や原因歯を中心とした数歯にわたる打診痛などの臨床症状，X線検査，アイソトープ検査，電気歯髄検査が重要である．しかしながら新しい抗菌剤によって，骨髄炎で従来多くみられた高熱，激痛などの定型的な急性の症状が出現しない場合もあり，診断には注意を要する．

　治療は，抗菌剤の全身投与のもと抜歯，掻爬・腐骨除去，骨皮質の除去などによる骨開窓，歯槽突起一部切除，顎骨切除などを行い，腐骨の除去とともに病巣部組織への血行の回復をはかるものである．

　その他，保存療法として持続動注法（114頁参照），局所持続洗浄法が行われることもある．いずれにしろ重篤な疾患であり，一般歯科開業医としては，同疾患が疑われる場合には，骨破壊が広範囲に進行する前に口腔外科のある病院へ紹介することが望ましい．

日常歯科臨床のこんなときどうする／口腔外科編

5 根尖性歯周炎からの継発症
上顎骨骨膜炎・鼻部皮下腫瘍

骨膜炎・皮下腫瘍

　歯内療法を行う際，何らかの原因により根管外へ炎症が波及し急性症状を惹起することがある．この場合，処置を誤ると重篤な疾患を継発することがあるので，十分注意しなければならない．

　抜髄後に骨膜炎・皮下膿瘍を継発した症例を供覧しその対処法について検討してみたい．

[症例4-5] 21歳，女性
主　訴　左側顔面部の腫脹・疼痛
現病歴　夜中，左側上顎部に鋭利拍動性疼痛が発現し，翌日某歯科を受診して鎮痛剤を投与された．4日目に|1 2 を抜髄したが自発痛は消失せず．5日目夕方より左側顔面腫脹，発熱37.0℃．6日目には腫脹・自発痛は増大，発熱38.6℃となり症状憎悪のため不安で転医し，抗菌剤投与と|1 2 根管治療を受ける．

　7日目|1 2 部歯肉を切開し顔面腫脹は一時軽減するが，9日目にはさらに増大し，自発痛が強くなり紹介来院した．|1 2 根管治療は4日目から来院まで連日行っていた．
既往歴　特記事項なし
現　症　全身所見では悪寒，倦怠感，食欲不振，体温37.4℃．顔貌所見では左側の頰部，上口唇，鼻，眼瞼部にかけての顔面に腫脹・発赤・熱感・自発痛・圧痛を認める．そのため皮膚は緊張し，鼻唇溝は消失，口唇や鼻の変形も認める．また鼻根部には皮下膿瘍が形成され，左側涙液は止まらず流出していた（4-5a）．

　口腔内所見では 1+4 歯肉頰移行部に腫脹・圧痛が著明で約1cmの切開創をみる．打診痛は |2 (＋＋)，|1 3 (＋) で来院時には|1 2 根管口はストッピングで閉鎖されていた．ストッピングを除去して根管を開放したが，根管からの排膿はない（4-5b）．

　X線所見では根尖部周辺に異常は認められない（4-5c）．
診　断　上顎骨骨膜炎，鼻部皮下腫瘍
処置および経過

　症状が重篤なため初診時に緊急入院し，点滴（セフメタゾン®4g／日分2）による薬物療法を開始する．同日夕に皮下腫瘍部より膿汁10ml吸引し減圧をはかり，細菌検査へ提出する（4-5d）．入院2日目に8ml吸引，3日目に3ml吸引し，|1 2 歯肉切開部が閉鎖してきたため，約2cmに切開拡大してリバガーゼドレーンを挿入して排膿をはかった（4-5e）．

　細菌検査の結果，膿からはBacteroidesが検出され薬剤感受性テスト（－）のため，5日目より薬剤を感受性（＋＋）のシオマリン®2g／日分2へ変更した．10日間，ドレーン交換および|1 2 根管治療を行い退院時まで根管は開放し消炎をはかった．

106　　4 歯性感染症

4-5 根尖性歯周炎からの継発症／上顎骨骨膜炎・鼻部皮下腫瘍

[症例4-5] 21歳，女性

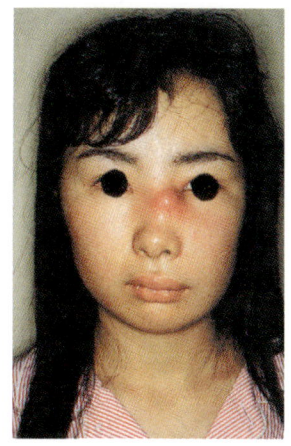

4-5a 左側頰部から眼瞼部にかけての腫脹・発赤・自発痛・圧痛を認め，鼻根部に皮下膿瘍が形成され，流涙は止まらない．

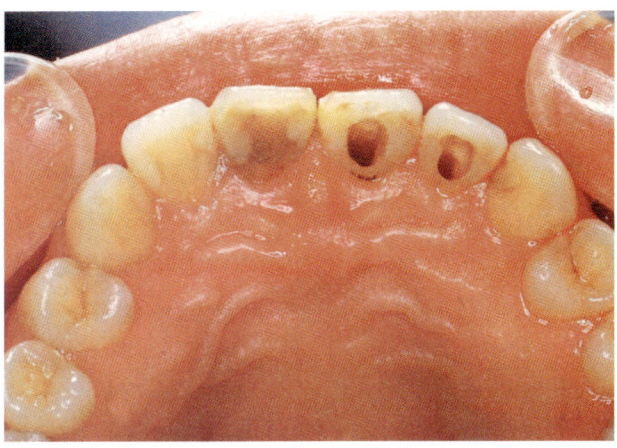

4-5b │1 2 根管口はストッピングで閉鎖されていたものを除去して根管を開放したが，排膿はみられない．

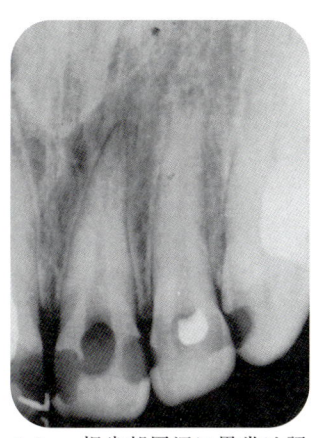

4-5c 根尖部周辺に異常は認められない．

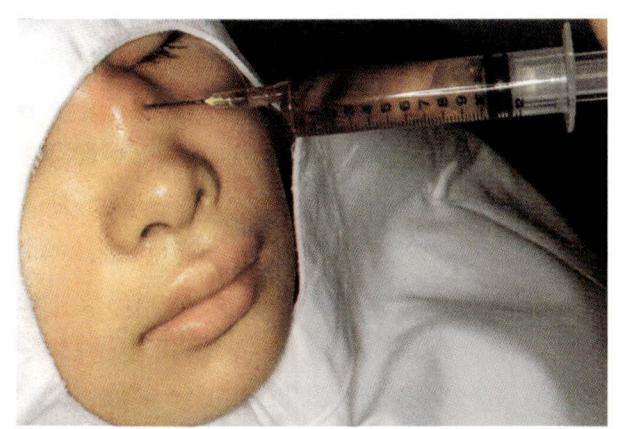

4-5d 皮下膿瘍部より膿汁を10m*l*吸引し減圧をはかるとともに細菌検査へ送る．

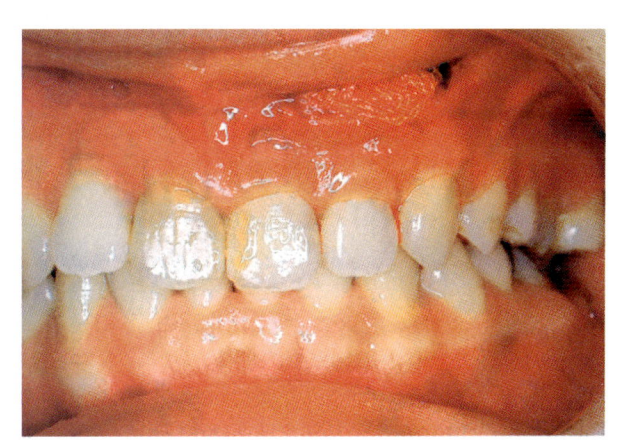

4-5e 入院3日目に膿汁の吸引とともに│1 2 歯肉切開部が閉鎖してきたため2cmの切開拡大をはかり，リバーガーゼドレーンを挿入して排膿をはかった．

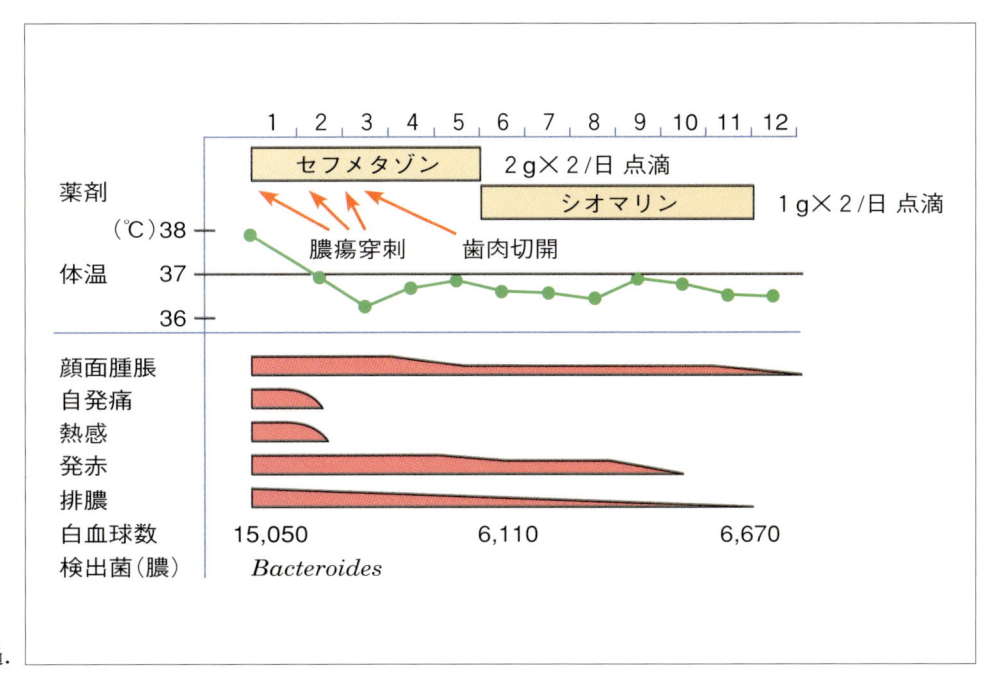

4-5f 臨床経過．

4 歯性感染症

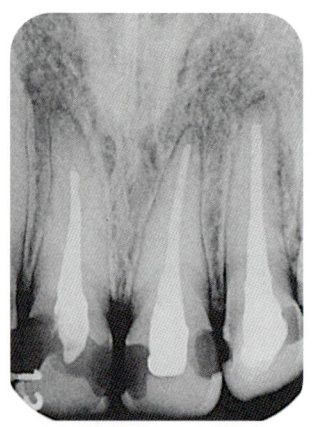

日常歯科臨床のこんなときどうする／口腔外科編

4-5g 原因歯 |1 2 の根管治療を続け，打診痛の軽減をはかり根管充塡を行った．

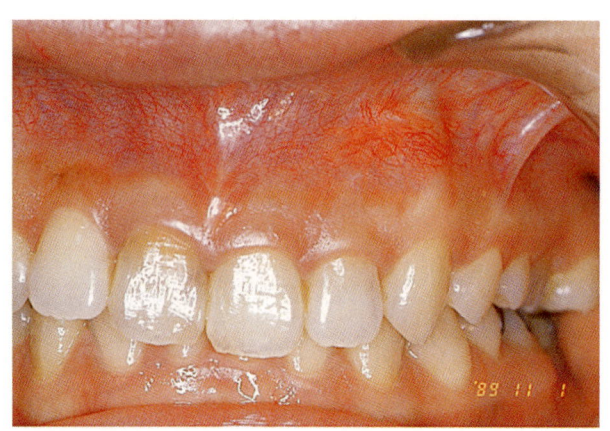

4-5h 12日間の入院後，通院にて根管治療を行った．

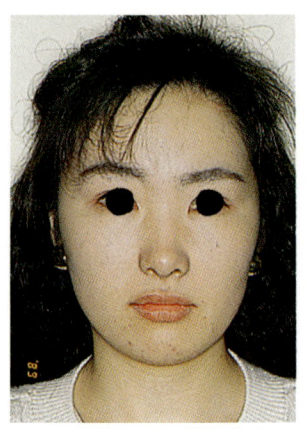

4-5i 初診から4週後に皮下膿瘍部の硬結は消失．瘢痕は認められない．

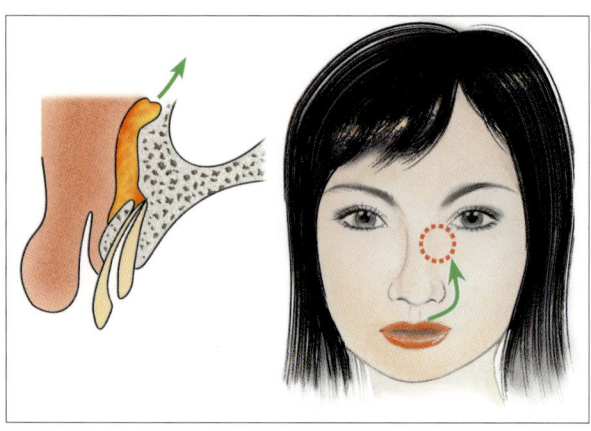

4-5j 炎症は根尖より唇側骨膜下に至り，梨状口周囲より上方に波及して鼻根部に達する．

　臨床経過では漸次症状が軽減・消退していった（4-5f）．12日間入院して軽快退院，その後は外来通院にて原因歯 |1 2 の根管治療を続け，打診痛の軽減を待って根管充塡し保存した（4-5g,h）．初診から4週間後，皮下腫瘍部の硬結は消失し瘢痕も認めなかった（4-5i）．

症例をとおして

　本症例は |1 2 急性歯髄炎で自発痛発現し，抜髄処置を行ったが，何らかの原因（over instrument, 薬剤など）で根尖歯周組織を刺激し，炎症が惹起波及，唇側骨膜下→頰部骨膜下→鼻根部皮膚へ拡大していったものと考えられる（4-5j）．抜髄や根管治療は歯科臨床で日常ごく一般的に行う処置であるが，極めて稀にちょっとした不注意や誤った処置が原因となって重篤な感染症へ移行してしまうことがある．

　本例では，急性化膿性歯髄炎→急性根尖性歯周炎の時点で抗菌剤を投与し，根管を開放することで早期に消炎可能と思われた．

　急性根尖性歯周炎の状態でストッピング仮封を行ったため，ドレナージがはかれず，症状悪化を助長したと推察される．皮膚切開を加え排膿させる症例ではあったが，患者は女性で瘢痕を考慮して，数回の穿刺と口腔内からのドレナージを行い，良好な結果を得た．

　症状の急激な悪化や薬剤が無効と思われたときには，細菌検査，抗菌剤の点滴や全身管理の可能な口腔外科へ紹介することが望ましい．

日常歯科臨床のこんなときどうする／口腔外科編

6 根尖性歯周炎からの継発症
顎下部蜂窩織炎

顎下部蜂窩織炎

　歯科臨床において根管治療は毎日のように行われているが，重篤な継発症に遭遇することはめったにない．しかし稀ではあるが，重篤な経過をたどった症例を検討しておくことは，歯内療法を行う上での注意や正しい治療を再確認するのに役立つはずである．

　下顎大臼歯の失活抜髄後に下顎骨骨膜炎・顎下部蜂窩織炎を継発した症例を供覧し検討してみたい．

[症例4-6-1] 27歳，女性
主　訴　頬部腫脹と開口障害による食物摂取困難
現病歴　2週間前，8｜に温度痛と鋭利拍動性疼痛が発現し，翌日某歯科を受診，歯髄失活剤の貼付を受ける．3日目に右側頬部腫脹と下顎部痛出現．4日目，歯内の薬剤を除去し根管治療を行う．6日目には炎症症状は漸次増大し，抗菌剤を投与され，来院時まで内服は継続した．

　10日目では頬部腫脹はやや減少したが開口障害が発現，13日目より開口障害はさらに増大して食物摂取困難となり紹介来院した．
既往歴　特記事項なし
現　症　体温は37.5℃，顔貌所見では右側頬部に腫脹・発赤・熱感・自発痛・圧痛を認める．右側顎下リンパ節は拇指頭大に腫脹し圧痛を認めた（4-6a）．口腔内所見では中切歯間距離が5 mmと開口障害は著明で 8－4｜ 頬側歯肉に腫脹・圧痛と 8｜ 打診痛を認め，嚥下痛を訴えていた（4-6b）．
X線所見　開口障害が著しいため口内法X線撮影は不可能でパノラマX線撮影を行う． 8｜ 歯冠部にう蝕X線像と下顎管部にX線透過性の亢進がみられた（4-6c）．
診　断　顎下部蜂窩織炎
処置および経過
　 8｜ 失活抜髄に起因する上記感染症と診断し，頬部腫脹と開口障害が著明なため，入院下で点滴（パンスポリン®2 g／日分2）による薬物療法を開始する．入院2日目に右側頬部は波動が触知されてきたため穿刺し，膿汁8 mlを吸引して減圧をはかり，同時に細菌検査を行う（4-6d）．

　口腔内では 8 7｜ 歯肉頬移行部に横切開を加えて開放創としたが膿汁は認めなかった．頬部の膿瘍穿刺吸引は4日目，5日目にも行い，それぞれ5 ml，3 mlの膿汁を吸引している．症状は漸次軽減，消退していったが，開口障害だけは長く残った（4-6-1e）．

　9日目に開口障害がやや改善されてきたため，原因歯である 8｜ の抜歯を行い，12日間入院して軽快退院となる．11日目より開口訓練を指示し，退院1週間後の来院時には開口距離は正常（4-6f）で， 8｜ 抜歯創の治癒状態も良好であった（4-6g）．なお，細

日常歯科臨床のこんなときどうする／口腔外科編

[症例4-6-1] 27歳，女性

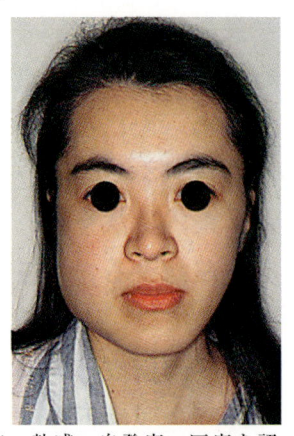

4-6-1a 右側頬部に腫脹・発赤・熱感・自発痛・圧痛を認め，右側顎下リンパ節は拇指等大に腫脹している．

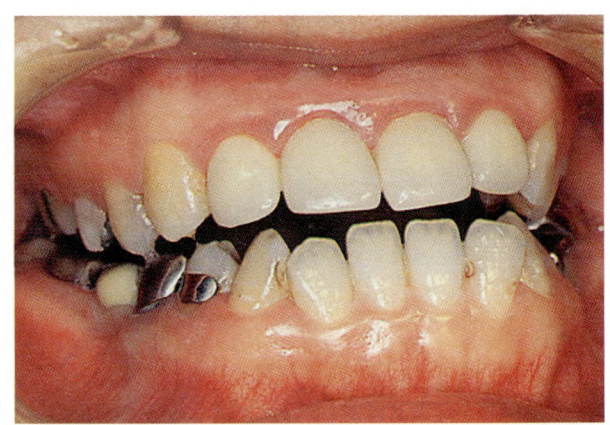

4-6-1b 切歯間距離は5mmと開口障害は著明で 8-4｜頬側歯肉に腫脹・圧痛，｜8｜に打診痛を認め，嚥下痛を訴える．

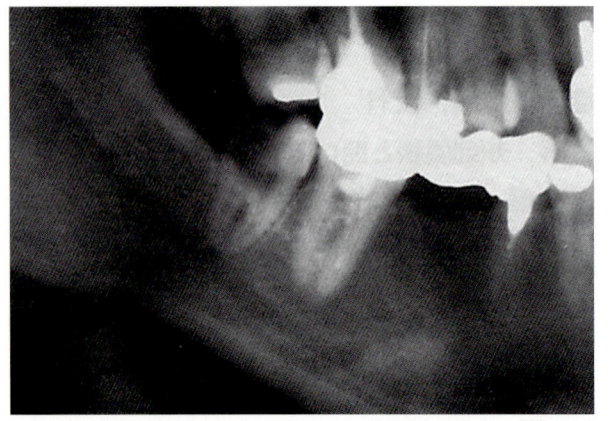

4-6-1c 開口障害のためパノラマX線撮影を行う．｜8｜歯冠部にう蝕と下顎管部にX線透過性の亢進がみられる．

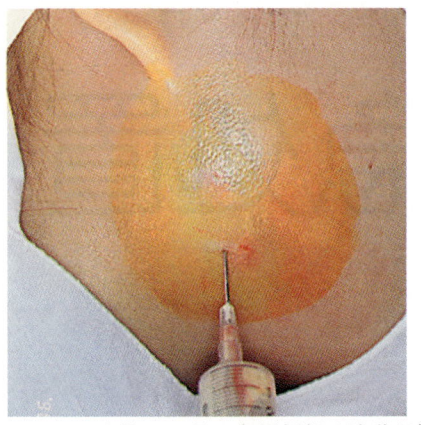

4-6-1d 入院2日目に右側頬部は波動が触知されてきたため，穿刺し膿汁8mlを吸引して減圧をはかり，細菌検査を行った．

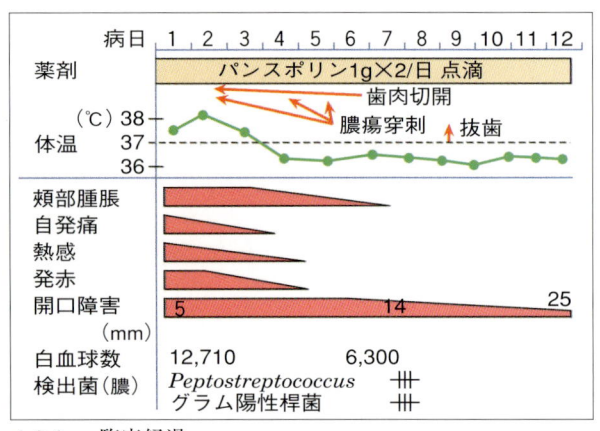

4-6-1e 臨床経過

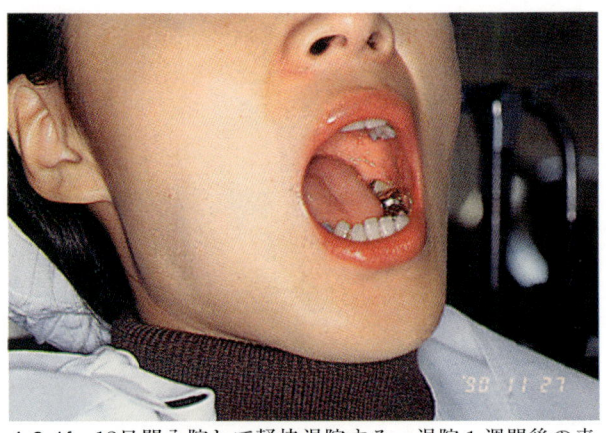

4-6-1f 12日間入院して軽快退院する．退院1週間後の来院時には開口距離が正常に戻る．

菌検査の結果はpeptostreptococcus，グラム陽性桿菌が検出され薬剤感染症は良好であった．

[症例4-6-2] 34歳，男性
主訴　左側頸部の腫脹

診断　左側頸部蜂窩織炎
処置ならびに経過
　｜7 の急性根尖性歯周炎のため近歯科医にて抗菌剤を投与されたが効果がなく，呼吸困難，嚥下障害を認め，当科に緊急入院する．CTスキャンにより

4-6 根尖性歯周炎からの継発症／顎下部蜂窩織炎

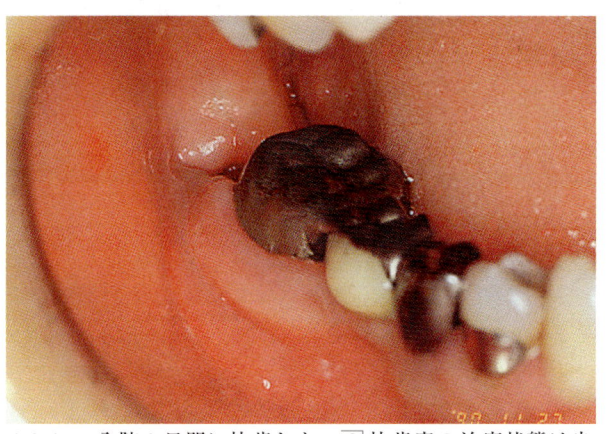

4-6-1g　入院9日間に抜歯した．8⏋抜歯窩の治療状態は良好．

4-6-1h　炎症は8⏋歯根尖より舌側骨膜下にいたり，顎下隙や頰部骨膜下に波及したと思われた．

[症例4-6-2] 34歳，男性

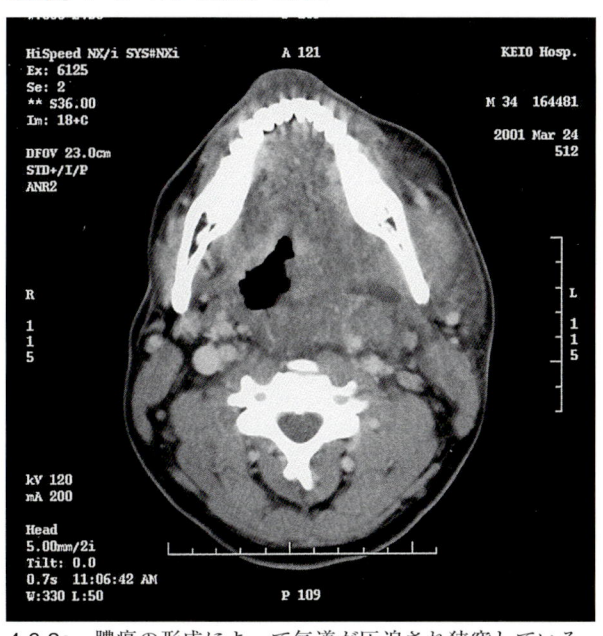

4-6-2a　膿瘍の形成によって気道が圧迫され狭窄している．

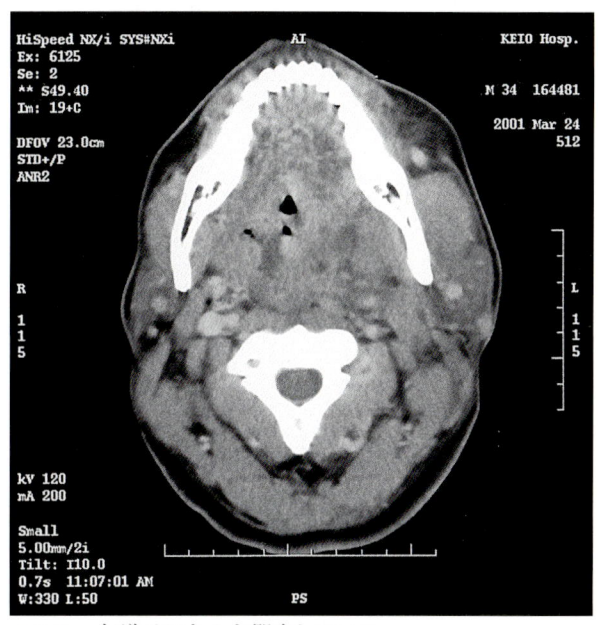

4-6-2b　気道はほとんど閉塞している．

気道狭窄を認め（4-6-2a,b），局所麻酔下にて気管切開を施行した．その後，チェナム®2g／日分2点滴静注，グロベニシ製剤の投与により緩解した．

症例をとおして

症例4-6-1は8⏋急性歯髄炎で自発痛が発現していたため失活抜髄処置を行ったところ，薬剤の刺激により炎症が根尖外へ波及，8⏋舌側骨壁→顎下隙→頰部骨膜下へ拡大していったものと考えられる（4-6h）．

急性化膿性歯髄炎の処置として麻酔抜髄や失活抜髄が行われるが，根尖外へ炎症が波及し，急性根尖性歯周炎となり疼痛や腫脹が強度に発現した場合には，早期に根管を開放し抗菌剤を3～4日間投与することが必要である．また当然のことながら，症例4-6-2のような症状の急激な悪化がみられるときには口腔外科のある施設へ紹介転送することが望ましい．

4　歯性感染症

日常歯科臨床のこんなときどうする／口腔外科編

7 根尖性歯周炎からの継発症
下顎骨骨髄炎

下顎骨骨髄炎

　根管治療を行っている際に，慢性の根尖病巣が根管治療の刺激によって急性化し，急性根尖性歯周炎・歯肉膿瘍・骨膜炎などを継発することがある．術前に症状がほとんどないこともあって，患者から苦言を訴えられ術者は思いがけない経過で苦渋する．

　根尖病巣のある下顎大臼歯の根管治療を行ったところ，下顎骨骨髄炎を継発した珍しい症例を供覧し，その経過および処置を中心に解説してみたい．

[症例4-7-1] 38歳, 女性
主　訴　6⎤ 疼痛
現病歴　約3週間前に 6⎤ 歯痛発現，某歯科を受診し，根管治療を行う．3回目の根管治療で 6⎤ 鋭利拍動性疼痛が発現．疼痛は次第に左側下顎全体に拡がったため，歯科受診し鎮痛剤を投与される．しかし疼痛は軽減せず左側下唇に知覚麻痺が出現，抗菌剤を投与されたが，さらに症状が増大するため心配となり紹介来院する．
現　症　左側下顎部に激痛を訴え，左側の下唇・オトガイ部・下頬部に知覚麻痺を認めた（4-7-1a）．口腔内では 6⎤ の自発痛（＋＋），打診痛（＋＋），頬側歯肉圧痛（＋），4⎤5 打診痛（＋）を認めた（4-7-1b）．

X線所見　デンタルX線写真で，6⎤ の近心根尖部周辺に透過像を認め，下方への拡がりがみられた．また 6⎤ 歯根膜空隙は拡大し 5 6 8 歯槽硬線は明確でない．歯槽骨は正常像の網目状でなく，全体的に白くスリガラス状で，骨梁の増加が疑われた（4-7-1c）．
　パノラマX線写真では，6⎤ 根尖病巣が下顎管まで及んでいるのがみられ，下顎管そのものも透過性が亢進して黒く見え，さらに下顎管を示す皮質骨である2本の白線は部分的に消失し，左側下顎骨は反対側に比べて全体的にスリガラス状にみえる（4-7-1d,e）．
診　断　6⎤ 急性化膿性歯周炎に継発する左側下顎骨骨髄炎
治療および経過
　原因歯である 6⎤ の保存の可否については，打診痛が強いものの動揺が少ないことなどにより，薬物療法と歯内療法で消炎をはかり経過をみた上で決定することにした．
　初診時に 6⎤ 根管治療を行い開放したところ，根管より乳白色の膿汁を認め細菌検査を行う．患者の強い希望により通院で加療することとし，ペントシリン®2g／日分2の点滴静注とケフラール®750mg／日分3の内服を開始し経過を観察した．4日間薬物療法を行ったが，左側下顎部の自発痛は止まらず，下唇から下頬部へ及び知覚麻痺は増大した．
　このまま 6⎤ の保存を行えばドレナージが不十分で消炎がはかれず，骨髄炎は拡大・進行すると思わ

112　　4　歯性感染症

4-7 根尖性歯周炎からの継発症／下顎骨骨髄炎

[症例4-7-1] 38歳，女性

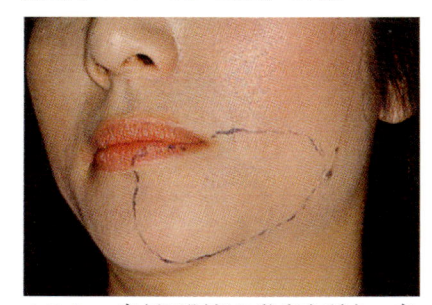

4-7-1a　左側下顎部の激痛を訴え，左側の下唇，オトガイ部，下頬部の知覚麻痺を認めた．

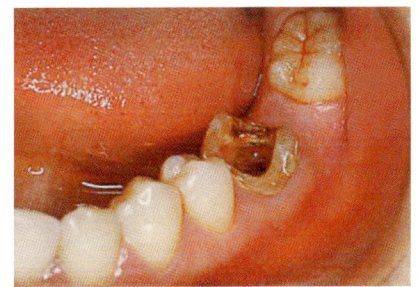

4-7-1b　6̲の自発痛(＋＋)，打診痛(＋＋)，頬側歯肉圧痛(＋)，4̲5̲打診痛(＋)を認めた．

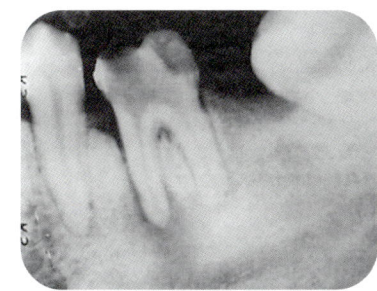

4-7-1c　6̲歯根膜空隙は拡大し，5̲6̲8̲歯槽硬線は明瞭ではない．歯槽骨は全体的に白くスリガラス状になっている．

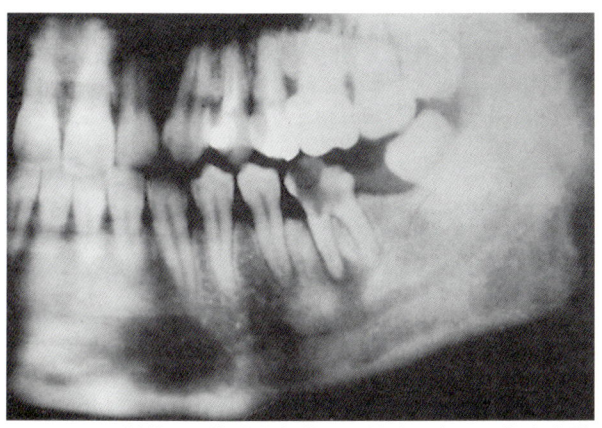

4-7-1d　下顎骨はX線透過亢進して黒くみえる．根尖病巣は下顎管まで及んでいる．炎症は下顎管を伝わって拡がっていく．

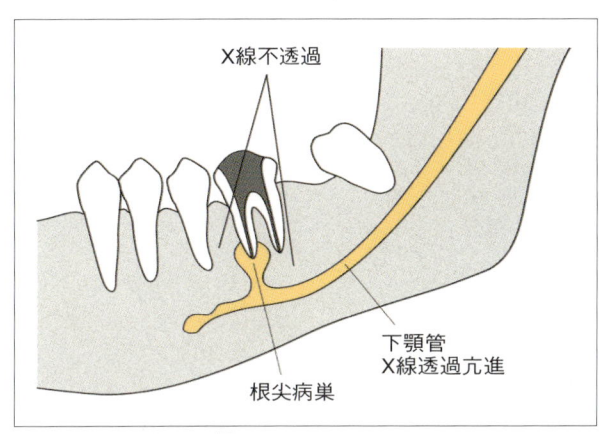

4-7-1e　1dのシェーマ図

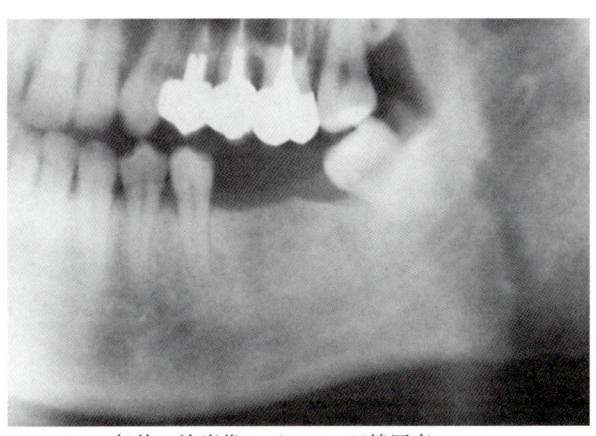

4-7-1f　1年後の治癒像のパノラマX線写真．

れたため，6̲を抜歯し根尖病巣部を掻爬除去した．同時に点滴はセフメタゾール®2g／日分2，内服薬はクラビット®300mg／日分3に変更した．

翌日より自発痛は軽減し，知覚麻痺は改善して急速に消炎へ向った．初診より10日目にはすべての症状は消失し経過良好となった．

約1年後のパノラマX線写真では，初診時にみられた下顎管部の透過性亢進は消失し，症状の再発は認めなかった（4-7-1f）．

[症例4-7-2] 23歳，女性

主　訴　左下顎部の自発痛および腫脹

現病歴　某歯科で約2か月間6̲の根管治療を続けた後に根管充填したところ，翌日より6̲7̲自発痛(＋＋)，打診痛(＋)，4̲−7̲頬側歯肉腫脹(＋＋)，圧痛(＋)があり，5日後には左下顎部腫脹と下唇知覚麻痺が発現し来院した．

診　断　X線所見で6̲7̲根尖病巣を認め，急性化して顎骨髄炎を継発したものと考えられた(4-7-2a)．アイソトープ検査で左下顎骨に著明な骨破壊を示す異常集積を認める(4-7-2b)．

治療および経過

治療では入院下で6̲7̲抜歯し頬側皮質骨を削除(4-7-2c)，浅側頭動脈よりカテーテルを入れ，高濃度のペニシリン系抗菌剤を顎動脈を介して持続動注する薬物療法(4-7-2d,e)を行うことで治癒した．

日常歯科臨床のこんなときどうする／口腔外科編

[症例4-7-2] 23歳，女性

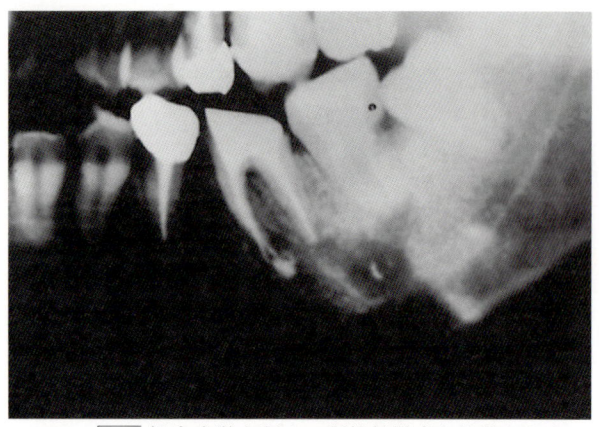

4-7-2a ⌐6 7 根尖病巣を認め，顎骨骨髄炎を継発したものと考えられた．

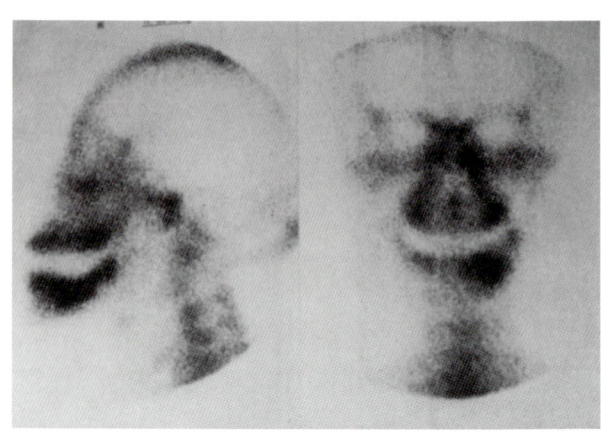

4-7-2b アイソトープ検査で下顎骨破壊を示す異常集積を認めた．

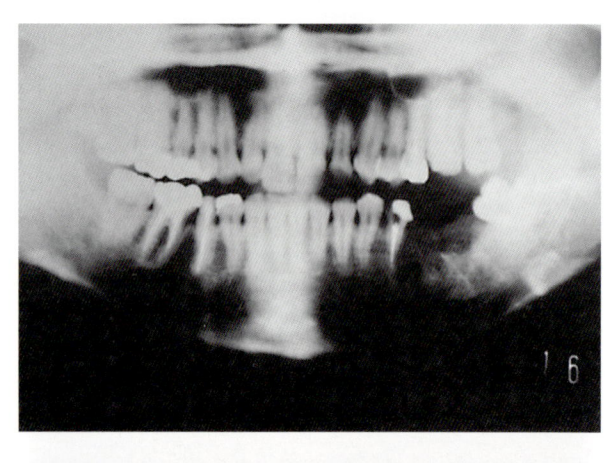

4-7-2c ⌐6 7 抜歯の頰側皮質骨削除時のパノラマX線写真．

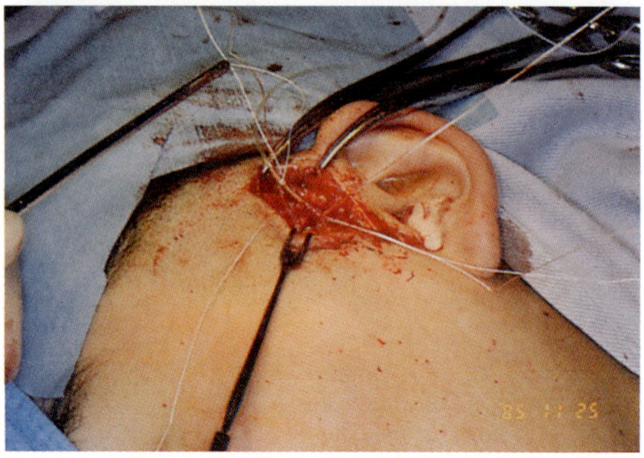

4-7-2d 下顎骨へ高濃度の抗菌剤を注入するため，浅側頭動脈よりカテーテルを入れているところ．

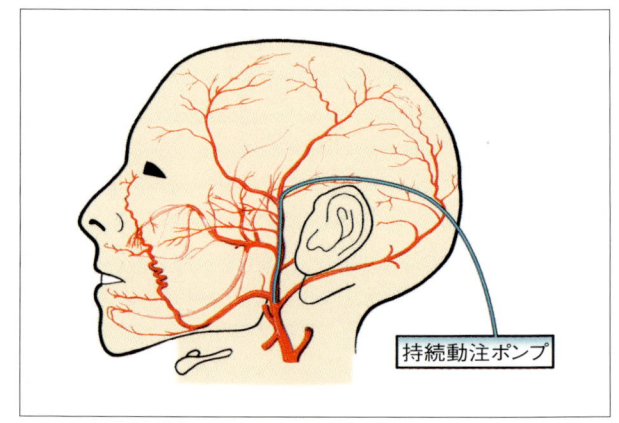

4-7-2e 持続動注のシェーマ図．

[症例4-7-3] 48歳，男性

診　断　放射線性骨髄炎
現病歴　15年前に舌癌切除後の放射線照射で下顎骨骨髄炎を惹起した．
治療および経過
　薬物療法では改善せず，下顎骨区域切除，チタンプレートにより下顎を再建した．

症例をとおして

　顎骨骨髄炎の原因として，歯性のものでは根尖性および辺縁性歯周炎，抜歯後感染などがあげられる．
　症例4-7-1は⌐6 根管治療後に根尖性歯周炎が急性化し，下顎管を伝わって炎症が波及し，骨髄炎

114　　　4　歯性感染症

[症例 4-7-3]

4-7-3 下顎骨オトガイ部正中から左側にかけて辺縁不正な透過像を認め，骨破壊を伴った骨髄炎の所見．

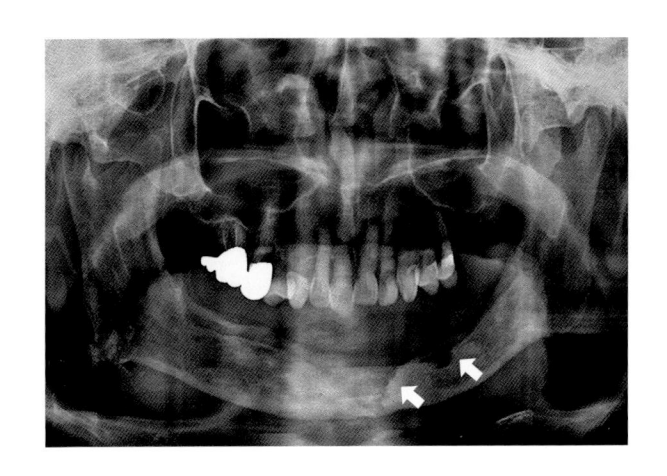

を継発していったものと考えられる．臨床症状として下顎の自発痛や圧痛，歯肉の圧痛，原因歯を中心とした数歯にわたる打診痛や下唇の知覚麻痺などがみられた．

X線写真では根尖病巣と広範囲にわたる下顎管部のX線透過性亢進を認めた．さらに左側下顎全体には慢性炎症に対する骨の反応として，condencing osteitis（緻密性骨炎）のスリガラス状不透過像を呈していた．デンタルX線写真から6｜保存も考慮されたが，消炎がはかれなかったため早期に抜歯が行われた．なお，細菌検査の結果は Streptococcus sanguis, Streptococcus mitis が検出され，薬剤感受性は良好であった．

症例4-7-2は6｜根尖病巣が存在したものに，過剰根管充填などによる刺激で急性化し，下顎骨骨髄炎を継発したものと考える．

予防として，根管治療の際には根管長を測定し，アピカルシートを正確につけて，over instrument，根尖外への薬剤漏洩，過剰根管充填などしないよう心がけることが大切である．非常に稀ではあるが，顎骨骨髄炎を継発することもあり，根管治療とは顎骨の感染症の治療の一部であるという認識が必要であろう．

根管治療を行っていて症状の急激な悪化や，隣在の数歯にわたる打診痛や下唇知覚麻痺が発現した場合には，骨髄炎が疑われるため，確定診断のためのアイソトープなどの検査や有効な抗菌剤の点滴静注や持続動注などが可能な口腔外科のある施設へ紹介転送することが望ましい．

日常歯科臨床のこんなときどうする／口腔外科編

8 根尖性歯周炎からの継発症
顎骨骨膜炎

顎骨骨膜炎

　根尖病巣が根管治療の刺激で急性化し，急性根尖性歯周炎・歯肉膿瘍・骨膜炎などを継発することがある．

　根尖病巣をのある歯の根管治療を行ったところ骨膜炎を継発した症例を供覧し，経過および処置を中心に解説してみたい．

[症例4-8-1] 20歳，男性
主　訴　左側頬部の腫脹と疼痛
現病歴　約2か月前から6｜疼痛が続いたが，2〜3週間で自然治癒したため放置．2日前から6｜咬合痛と軽度の自発痛が発現し，前日某歯科受診，6｜根管処置と，鎮痛剤を投与された．根管治療の約6時間後より左側頬部の腫脹と疼痛が著明になり，さらに症状が増大したため紹介により来院した．
現　症　体温は36.8℃．左側頬部に腫脹・圧痛・発赤・熱感を認め下顎の自発痛を訴えた．左側顎下リンパ節に示指頭大の，腫脹と圧痛を認めた(4-8-1a)．口腔内所見では，5 6 7｜頬側歯肉から歯肉頬移行部にかけて腫脹・圧痛・発赤が認められ，6｜は自発痛・打診痛が著明で動揺(＋)があった(4-8-1b)．
X線所見　デンタルX線写真で6｜の根尖部から根分岐部にかけて透過像が認められた．歯根膜空隙の拡大および分岐部で歯槽硬線の消失をみた(4-8-1c)．
診　断　6｜根尖性歯周炎からの下顎骨骨膜炎
処置および経過

　初診時は急性期であり炎症症状は著明で，局所的処置として6｜咬合面を削合し，患歯への咬合による刺激を軽減した．消炎目的には薬物療法としてペントシリン®2gを点滴静注し，内服薬クラビット®300mg分3，ダーゼン®30mg／日分3を4日分と鎮痛剤ポンタール®500mg×4回分を投与し，頬部の冷湿布と全身的には安静を指示し帰宅させた．

　2日目は腫脹・疼痛などの症状はいぜんとして変化なく持続し，5 6 7｜頬側歯肉に膨満感のある波動を触知した．内圧を減じて自発痛を可及的に早く軽減させる目的で，下顎孔伝達麻酔および浸潤麻酔を行って除痛した後，6｜部歯肉頬移行部に尖刃刀(ディスポメスNo.11)で切開を加え排膿を図った．黒赤色の血性膿が多量にみられ，創内を滅菌生理食塩水でよく洗浄した後，リバノールガーゼを挿入しドレナージとした．

　血性膿の細菌検査を行ったところ陰性であった．また，6｜に対しては咬合面をさらに削除し，髄室開拡，軟化象牙質を除去，根管治療を行いドレナージのために根管は開放とした(4-8-1d)．

　3日目は下顎の自発痛(－)，頬部腫脹(＋)↓，圧痛(＋)↓，熱感(－)と急激に消失したため，切開部へはリバノールガーゼを挿入せずに洗浄のみを行った．6｜は打診痛が軽度認められるが自発痛(－)

[症例4-8-1] 20歳，男性

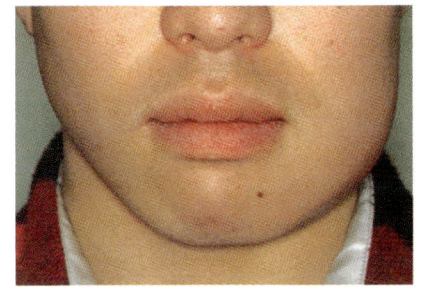

4-8-1a 左側頬部に腫脹，圧痛，発赤，熱感を認め，下顎の自発痛を訴えた．

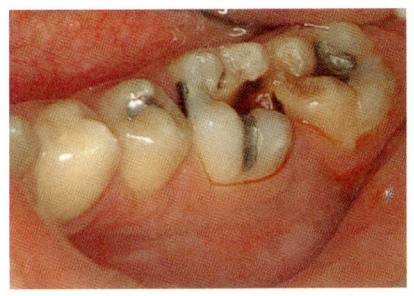

4-8-1b ⑤⑥⑦頬側歯肉から歯肉頬移行部の腫脹，圧痛，発赤が認められ，⑥は自発痛，打診痛，動揺（＋＋）があった．

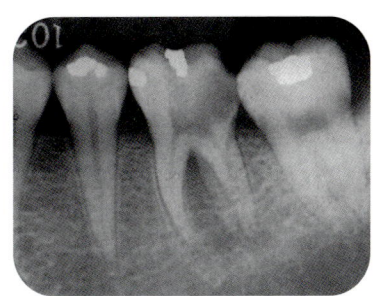

4-8-1c デンタルX線写真で⑥根尖部から分岐部にかけて病巣を認める．

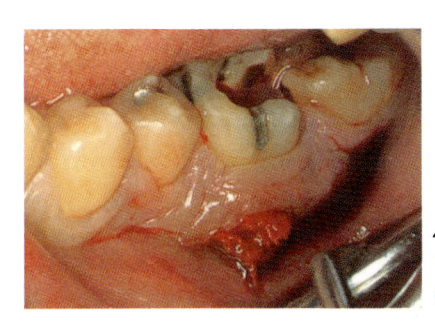

4-8-1d 初診から2日目に⑥歯肉切開し排膿．リバノールガーゼを挿入しドレーンとした．⑥は髄室開拡，軟化象牙質を除去し根管治療を行い，ドレナージのために根管は開放とした．

で，根管拡大を行った後，髄室にヨード綿球をおき根管は開放のままとした．

薬物療法としてはペントシリン®2g／日分2点滴静注を3日間，オゼックス®750mg／日分3，内服は7日間行った．7日目の来院時には頬部の腫脹や疼痛，顎下リンパ節の異常所見は認めなかった．⑥に対しては通常の根管治療を施し，1回／週で4回の貼薬をした後，打診痛の消失をもって根管充填を行ったところ，その後の再発は認められず経過は良好であった．

[症例4-8-2] 49歳，女性

主訴 左側顔面部の腫脹と疼痛

現病歴 3日前に|3継続歯が脱離したため，某歯科を受診し根管処置を受けた．4～5時間後|3に歯痛が発現，翌日から左側頬部の腫脹と自発痛が出現し，連日通院して根管処置を受け，抗菌剤と鎮痛剤を投与された．しかし，症状が徐々に増大し左側顔面全体に腫脹が出現したため紹介により来院した．

現症 体温は37.2℃と発熱．左側顔面の頬部眼瞼部に腫脹・圧痛・発赤，上唇部の腫脹・疼痛・発赤・熱感を認める（4-8-2a）．口腔内では|1～6|唇側歯肉から歯肉頬部移行部にかけて腫脹・圧痛・発赤が認められ，|3は打診痛著しく根管からの排膿はなかった（4-8-2b）．

X線所見 デンタルX線写真で|3根尖1/2に根尖病巣を示す透過像が認められる（4-8-2c）．

診断 |3根尖性歯周炎からの上顎骨骨膜炎

処置および経過

薬物療法として抗菌剤の点滴静注ペントシリン®2g／日×5日間と，内服でオラセフ®250mg×3／日×14日間を行い，2日間顔面の冷湿布を指示した．口腔内の処置としては初診時に|3根尖孔の穿通を確認してドレナージを図った．

4日目に|3 4|歯肉頬移行部に波動を触れたため，切開排膿させ，リバノールガーゼを挿入して連続3日間交換したところ，7日目には顔面の症状は消失した．|3に対しては通常の根管治療を行い，4回貼薬した後，根管充填を施し経過は良好であった．

症例をとおして

症例4-8-1および症例4-8-2はともに，処置前は根尖病巣のある慢性根尖性歯周炎であったが，根管治療の刺激によって急性化膿性の根尖性歯周炎となり，頬部骨膜炎を継発したと思われた．原因としてはover instrument，根尖孔外への感染削片や

日常歯科臨床のこんなときどうする／口腔外科編

[症例4-8-2] 49歳，女性

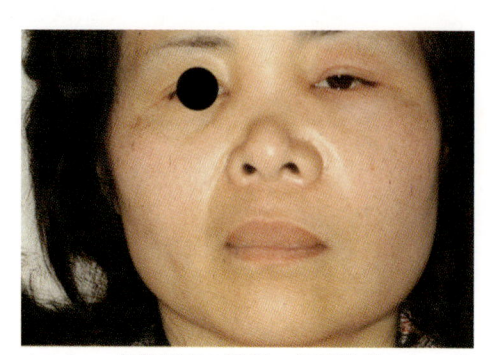

4-8-2a　左側顔面の腫脹，根管治療から3日後．

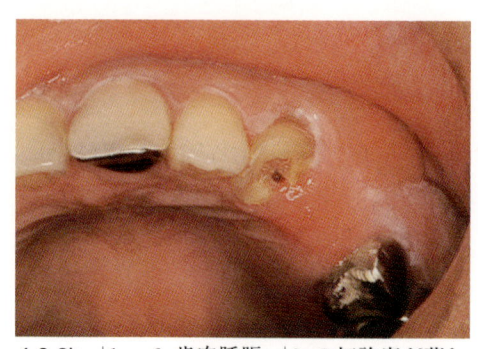

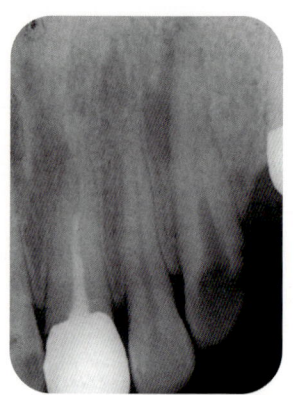

4-8-2b　|1～6 歯肉腫脹．|3 の打診痛が著しい．

4-8-2c　デンタルX線写真で|3 根尖1/2に病巣を認める．

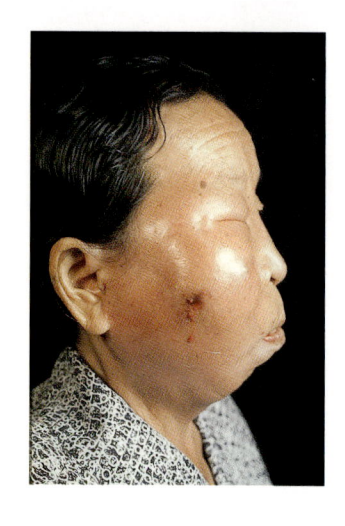

図1　65歳，女性，基礎疾患として糖尿病のある患者で急性根尖性歯周炎に起因する骨膜炎のため，眼窩部が腫脹し閉眼している．

薬剤の漏洩が考えられる．

予防として，術前のX線写真で根尖病巣が認められた歯の根管治療を行う場合，上記の原因を念頭に置いて初診時には歯冠部の軟化象牙質の除去，根管口の拡大，髄室の消毒と貼薬にとどめておき，2回目来院時に根管治療を開始することが望ましい．

本症例のような根管治療を行っていて急性症状が出現した場合の治療法は，まず抗菌剤・消炎剤・鎮痛剤の投与と，原因歯咬頭を削除して安静を保つ．その後にファイルで根尖孔を穿通させ根管からのドレナージを図る．ただし，この際も，むやみに根尖孔を大きく開けず，保存可能な歯であれば根管充填時を考えて根尖の破壊を避けることは当然である．

症例4-8-1のような根管から血性膿が排出する場合の根管治療には，「相対値法EMR測定器」といわれる電気的根管測定器（ルートZX®，ジャスティー®，アピット®）が便利であり，根管からの出血や排膿があっても正確に根管長が測定されるため推奨したい．

また，歯肉に波動を触知して膿が限局している場合には，切開排膿させて，歯肉からもドレナージを図り，炎症が軽減されれば通常の根管治療を始める．根管治療を行っていて症状の急激な悪化がみられる場合には，糖尿病をはじめとする易感染性の基礎疾患（図1）も疑われるため抗菌剤を投与したうえで口腔外科のある施設へ紹介転送することが望ましい．

日常歯科臨床のこんなときどうする／口腔外科編

9　外歯瘻の患者が来院したら

外歯瘻

　歯性の化膿性病巣が形成され，皮膚に拡がると皮下膿瘍となる．放置された場合には自然に破れて瘻となり，その瘻孔より持続的にあるいは断続的に排膿する（図1）．この状態を外歯瘻と呼び，排膿されると腫脹や疼痛などの症状はほとんどなくなる．

症状と診断

　外歯瘻の瘻孔部は肉芽の増殖を認めることが多く，周囲が陥凹したり，全体的に陥凹したりしている（図2）．軽度の圧痛を認めることもあるが，ほとんど無痛性で，周囲を圧迫すると瘻孔より少量の排膿を認める．瘻孔より細いゾンデ（94頁図5参照）や涙管ブジー（4-9-1d）を挿入すると，原因歯相当部の顎骨面を触れるので，診断は容易である．

　口腔内では原因歯の打診痛や歯肉圧痛を認めることもあるが，無痛性のことも多く，X線検査や電気歯髄検査は重要である．

治療

　急性炎症を呈している場合には抗菌剤を投与するが，通常必要としない．原因歯が保存可能であれば根管治療を行う．根管を介して化膿巣のドレナージが行われ，瘻孔は1〜3週間で閉鎖する．根管治療が不可能な場合は歯根尖切除術や歯根尖掻爬術な

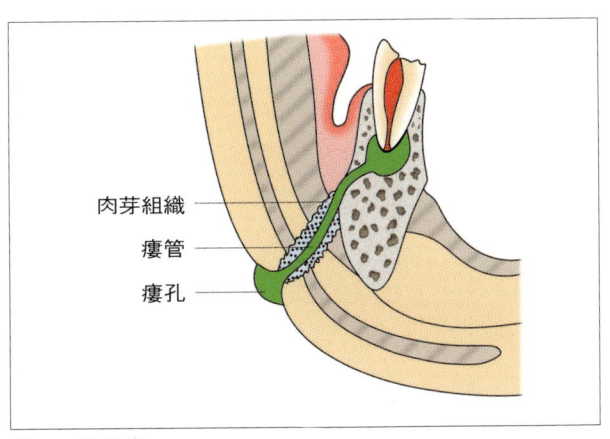

図1　外歯瘻．
根尖部の病巣は骨皮質を破壊し，瘻管を通じて皮膚に至る．

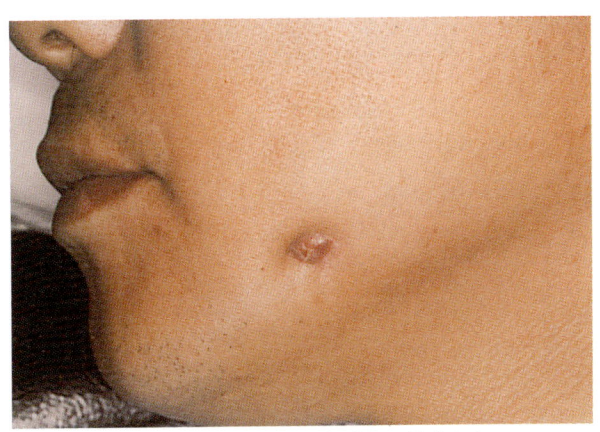

図2　瘢痕の著しい外歯瘻は形成手術が適応される．

[症例4-9-1] 62歳，女性

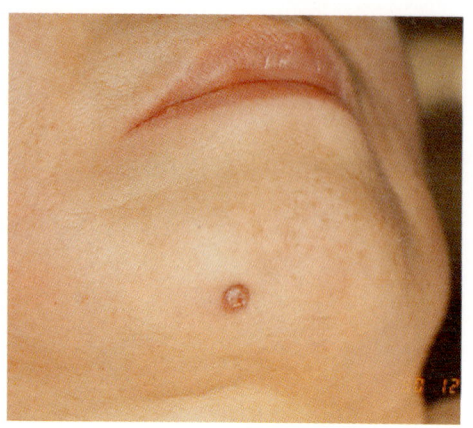

4-9-1a 右側オトガイ部に外歯瘻を認める．

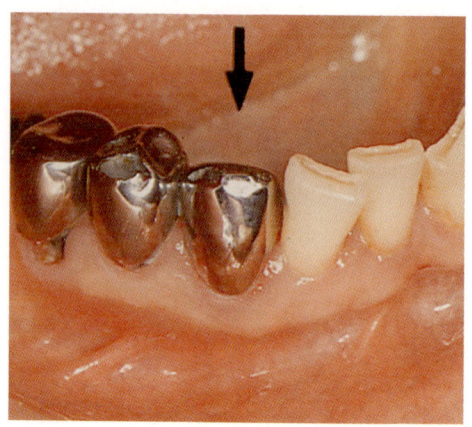

4-9-1b 口腔内所見．

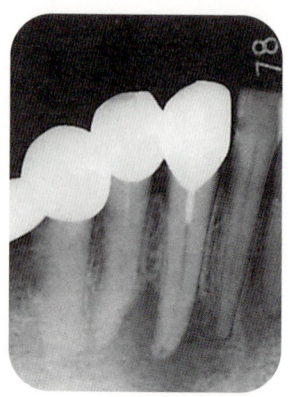

4-9-1c ③|根尖部のX線透過像．

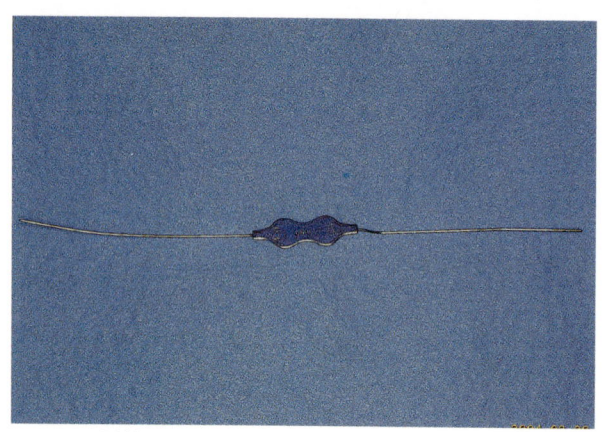

4-9-1d 涙管ブジー．

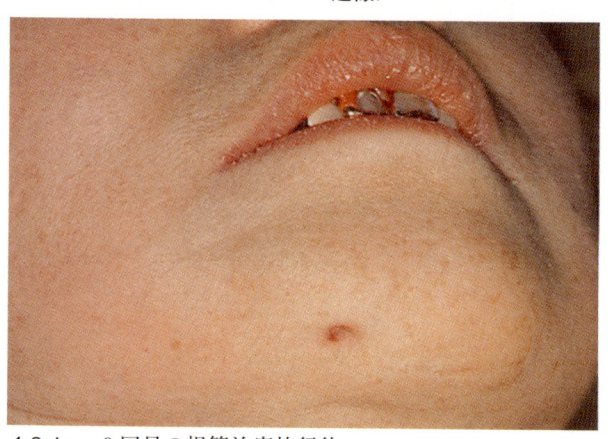

4-9-1e 3回目の根管治療施行後．

ど外科手術を施行し，保存不可の場合は抜歯する．このように原因歯の化膿巣の消炎や病巣を除去することで外歯瘻は急速に治癒へ向かう．

しかし長期間放置されて瘢痕や陥凹が著しい場合（図2）には，原因歯に対する治療だけでは瘢痕が残るため，患者の希望により形成術を行う．しかし手術する場合でも原因歯治療を優先し，皮下部や瘻管部の肉芽が線維化するのを待ってから行う方が，皮下部の欠損が少なくてすみ審美的にも創が小さく予後も良好となる．

現在では外歯瘻になるまで放置する患者は少なくなったが，原因がわからず診断もつかず，早期に的確な治療がなされないことも稀にある．外歯瘻の患者が来院した場合，根管治療を行うことで容易に治癒した症例を供覧し解説してみたい．

[症例4-9-1] 62歳，女性
主　訴　オトガイ部の腫瘤

現病歴　約3か月前，右側オトガイ部に点状の傷に気づくが，放置したところ約1か月半後より徐々に腫脹し腫瘤となる．1週間前に某皮膚科を受診し貼布薬を投与され使用していたが，治癒しないため当院皮膚科を受診し紹介にて来科した．

現　症　右側オトガイ部に小腫瘤がみられ，中央部は肉芽組織で軟らかく瘻孔を認める（4-9-1a）．肉芽の周囲は陥凹し，さらにその周辺は軽度の硬結を認めるが自発痛や圧痛はない．

瘻孔より涙管ブジー（4-9-1d）を挿入すると下顎骨面に触れた．口腔内では下顎部に自発痛や打診痛はなく，歯肉にも腫脹や圧痛など異常所見は認めなかった（4-9-1b）．

X線所見　デンタルX線写真で，③|根尖部に境界がやや不明瞭な約10mmの比較的大きい透過像を認めた（4-9-1c）．

診　断　③|化膿性根尖性歯周炎に起因する外歯瘻

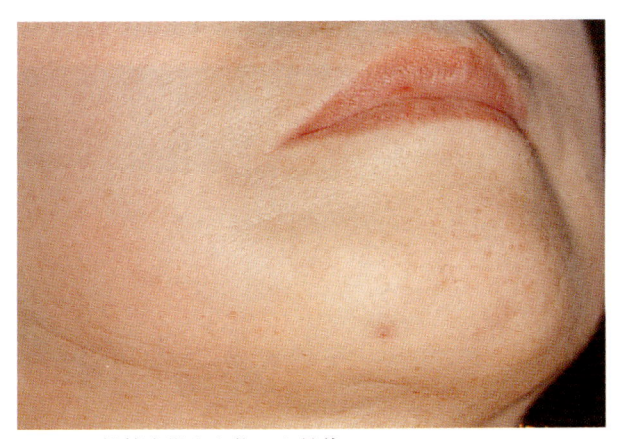

4-9-1f　根管充填から約3か月後.

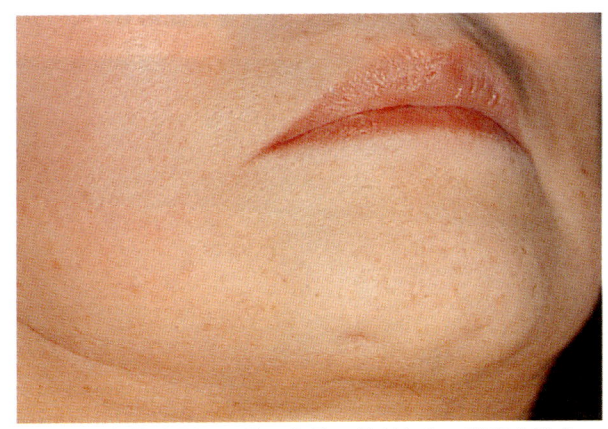

4-9-1g　根管充填から約1年後，目だたない瘢痕を残すのみとなった.

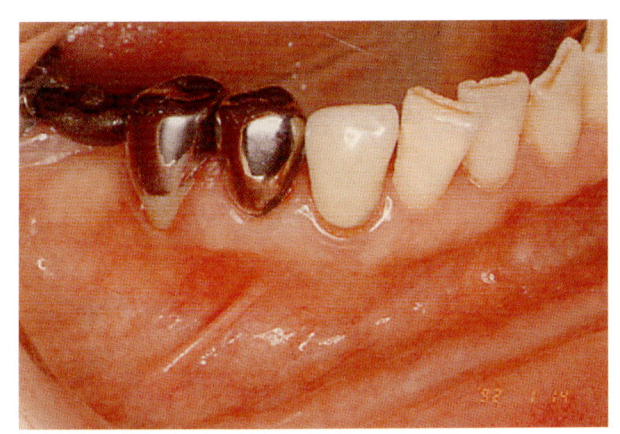

4-9-1h　根管充填1年後の口腔内.

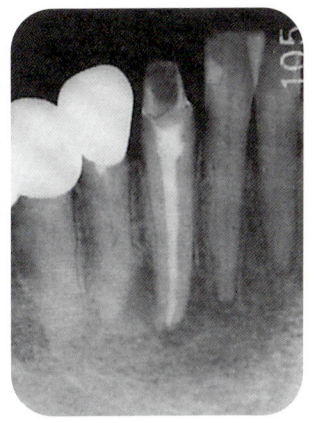

4-9-1i　根管充填1年後のX線写真.

処置および経過

　口腔内所見では異常は認めないが，3| 根尖部に病変があること，瘻孔部よりゾンデを挿入したところ 3| 相当下顎骨面に触れることより外歯瘻と診断した．原因歯の 3| は保存可能と思われ歯内療法を施行した．冠を除去し根管拡大・形成，FC貼薬を行う．

　1回／週，根管治療を行ったところ，徐々に瘻孔部の腫瘤は縮小したため（4-9-1e），4回の根管治療後に根管充填した．

　根管充填から約3か月後には，軽度の発赤を認めるが腫瘤や皮膚の陥凹はなく経過良好であった（4-9-1f）．約1年後には，ほとんど目だたない程度の瘢痕を認めるのみで（4-9-1g），口腔内に異常所見もなく（4-9-1h），X線写真で 3| 根尖病巣は縮小した（4-9-1i）．

［症例4-9-2］ 13歳，男性

主　訴　右側頰部の腫脹

現病歴　約4か月前，右側頰部に軽度腫脹を認めるが，ほとんど疼痛を自覚しないため放置．約1か月後，腫脹はほぼ消失したが同部より時どき排膿を認めた．約1か月半前に某皮膚科受診，脂肪の固まりからきたものと説明を受けて，切開掻爬され洗浄処置を受けていたが症状の改善がみられず当院皮膚科より紹介来科する．

現　症　右側頰部に創部を認め，周囲は瘢痕状態で触診にて軽度の硬結をみる．また圧迫すると少量の浸出液の漏出を認め，細いゾンデを挿入したところ，下顎大臼歯部相当の下顎骨面に触れ瘻孔と判明する（4-9-2a）．

X線所見　パノラマX線写真で |6 遠心根尖部に境界不明瞭な円形のX線透過像を認め，またその周囲歯槽骨には炎症の生体防衛反応である硬化性骨炎と思われる不透過像を認めた（4-9-2b）．口腔内では |6

日常歯科臨床のこんなときどうする／口腔外科編

[症例4-9-2] 13歳，男性

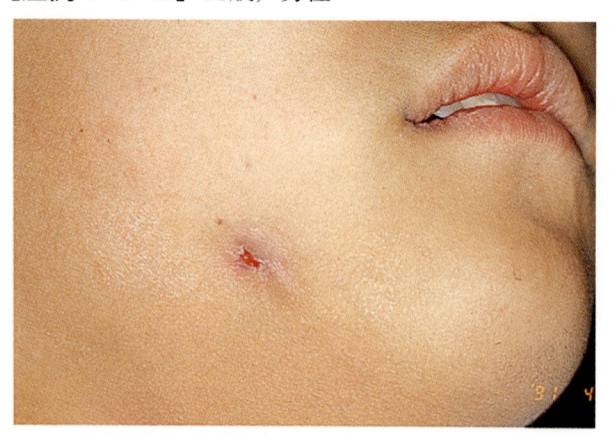

4-9-2a　右側頬部に外歯瘻を認める．

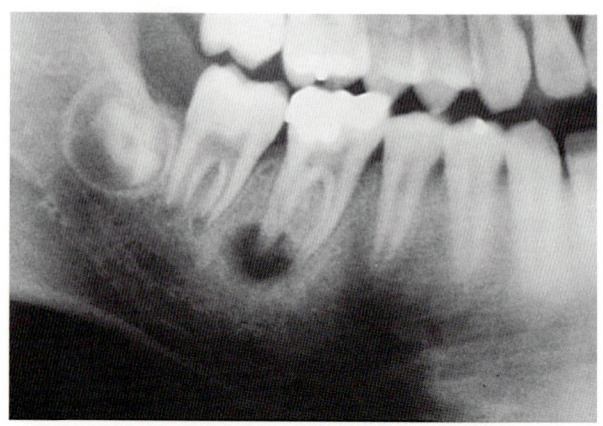

4-9-2b　6┘遠心根尖部に境界不明瞭なX線透過像を認める．

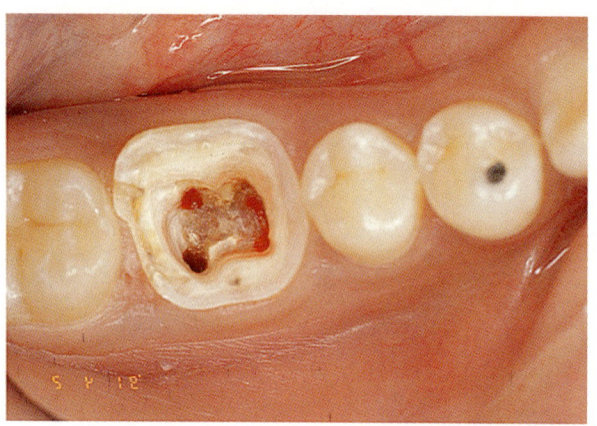

4-9-2c　遠心頬側根管は無髄．他の3根管は有髄であった．

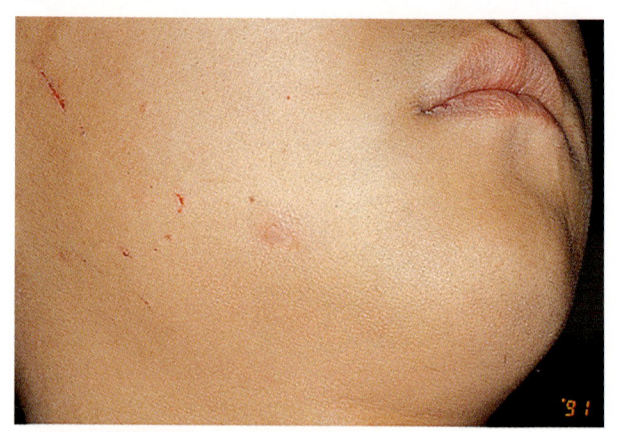

4-9-2d　根管充填8か月後の顔貌．

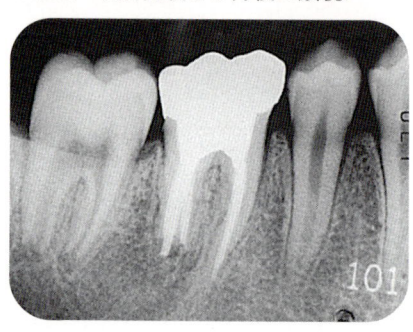

4-9-2e　根管充填8か月後のX線写真．

に軽度の打診痛を認めたが，他に異常所見は認められなかった．

診　断　6┘化膿性根尖性歯周炎に起因する外歯瘻

処置および経過

6┘は保存可能と思われ歯内療法を施行した．インレーを除去し軟化象牙質と天蓋を削除したところ，遠心頬側根管のみ無髄で他の3根管は有髄であった（4-9-2c）．そのため遠心頬側根管が外歯瘻の原因と判断した．

局所麻酔下で抜髄し通常の根管治療，FC貼薬を行った．2回目の根管治療時には排膿が消失したため，初診から3週間目に根管充填した．瘻孔は急速に消退し，根管充填約8か月後には軽度の瘢痕を残すのみで（4-9-2d），X線写真でも6┘根尖病巣は消失し経過良好であった（4-9-2e）．

症例をとおして

供覧した外歯瘻症例のように，保存可能な原因歯であれば数回の根管治療を行うことで容易にかつ急速に治癒へ向う．しかも両症例とも，形成手術を施行しなくとも審美的にも満足し，予後は良好であった．外歯瘻の治療において，よほど大きな瘢痕を呈さない限り，根管治療を優先して行うべきであると考えたい．

5 誤嚥

1. 異物を誤嚥させたら／症状と摘出処置 ──────124
2. 異物を誤嚥させたら／
   予防，診断，Heimlich法 ──────127
3. 誤嚥性肺炎 ──────130

日常歯科臨床のこんなときどうする／口腔外科編

1 異物を誤嚥させたら
症状と摘出処置

症状と摘出処置

歯科治療中の偶発事故として異物の食道・気管内への誤嚥事故がある（図1）．歯科用異物は形態が複雑でなおかつリーマーをはじめ鋭利なものが多いため，気道のみならず食道に誤飲した場合でもきわめて危険なこともあり，大出血をきたしたり，開胸術を必要とするなど生命にかかわることもありえる．

またその際，誤嚥を患者や家族に隠匿し，医事紛争に発展した例もある．歯科医にとって異物の誤嚥，気管内誤嚥は予防により未然に防ぐことが最も大切であるが，誤嚥事故の際の症状，診断，適切な処置法について知っておくことも重要である．

どのような時に誤嚥するか

高齢者が多くなり，嚥下障害者の増加，また患者を水平位にする坐位診療の一般化により，近年歯科関係の気道・気管異物が増加傾向にある．とくに前述の高齢者や小児に多く，そのために成人に比べて異物摘出に苦渋することも多い．

偶発事故に遭遇しやすいのはインレー，クラウンのセットの際の試適時，義歯の設計上のミスやクラスプの破損による安定の悪い義歯の睡眠時の事故，ラバーダムやリーマーパラシュートの不使用による

リーマーの誤飲，脱臼後の抜去歯牙の保持が不確実であった時などに最も多い．

まず症状を

誤嚥させてしまったと思っても，まだ口腔内に存在していることも多い．決してあわてたり，取り乱すことなく，落ちついてチェアーの背板を立てたり，患者を少し前傾させることにより容易に取り出せることもあり，口腔深部であっても耳鼻科用の先の長いピンセット（図2）で保持したり，バキュームやその先に嘴管をつけて吸引させて摘出することもある．

歯科医があわてて，「あっしまった」と大声を出したため，未だ口腔内にあった乳歯冠を気道内に誤嚥してしまった小児もいる．

もし不幸にして異物が口腔内から消失してしまったら，胸部や腹部のレントゲン写真を撮る前に，その異物が気道内に誤引されたのか，食道内に落下したかを鑑別しなければならない．

異物がきわめて小さい場合や種類，介在部位によって少し異なるが，症状により区別することは比較的容易である．簡単に鑑別する方法としては主症状が「せき」や「呼吸が苦しい」などの呼吸に関するものか，「唾などを飲み込む時が痛い」とか「苦しい」など嚥下に関するかに区別される（表1）．また時間の経過により，食道の場合では悪心や流唾，

[誤嚥された異物]

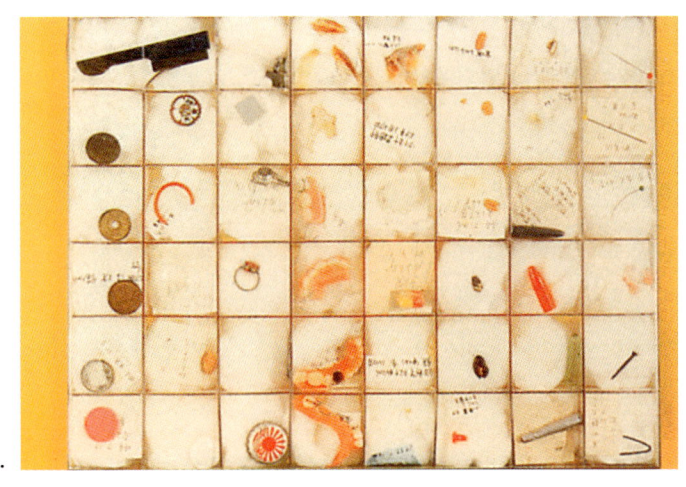

図1　各種食道・気管内異物．歯科用異物も多い．

[鑑別診断]

表1　食道，気道内異物の症状．

食　道	気　道
嚥下痛	咳嗽
嚥下困難	呼吸困難
通過障害	チアノーゼ
嘔吐	喘鳴
咽頭痛	嗄声
	血痰

[症例5-1-1]　58歳，男性

5-1-1a　胃内に嵌在する鋳造冠．
5-1-1b　3日後，X線写真の撮影を行ったところ，同部の異物は消失していた．

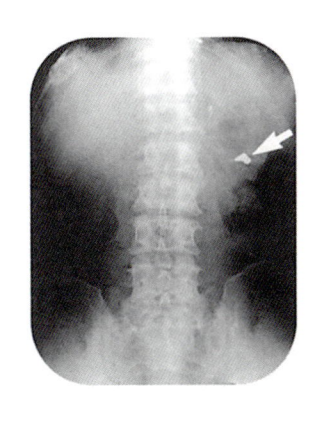

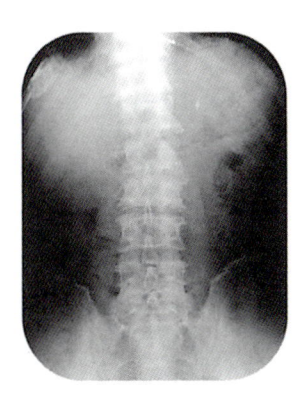

子どもでは食物の嗜好品に変化が出てきたりすることがある．気道の場合では気管支や肺の炎症により発熱を生じることもある．

では実際の症例をあげ解説してみる．

[症例5-1-1]　58歳，男性

慢性腎不全のため透析中の患者で，水平位で診療中に，4| 全部鋳造冠装着のため試適している時，リムーバーで除去したところ術野から消失してしまった．自覚症状はなく，落ちついて口腔内を精査し，前屈させ口腔外へ吐き出させようと試みるが確認できなかった．

誤嚥の旨をよく説明し，呼吸に関する症状を含め自覚症状がないため食道への落下を疑った．腹部の立位，仰臥位の単純X線写真の撮影を行ったところ胃内に嵌在する鋳造冠が確認された（5-1-1a）．

X線写真をみせて，日常生活でとくに心配のないことをよく説明し，次回念のため再度X線写真を撮ることをアポイントし帰宅させた．3日後，再来時排出を確認するためX線撮影を行ったところ異物は

[症例 5-1-2] 83歳，男性

5-1-2a,b　X線写真で左気管支内に嵌在している充塡物を確認した．

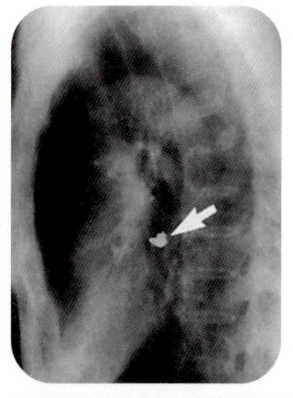

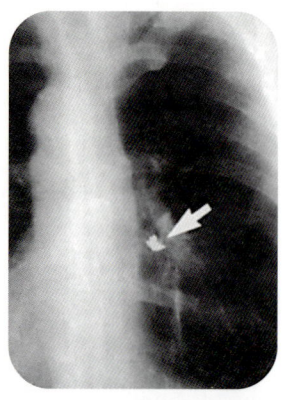

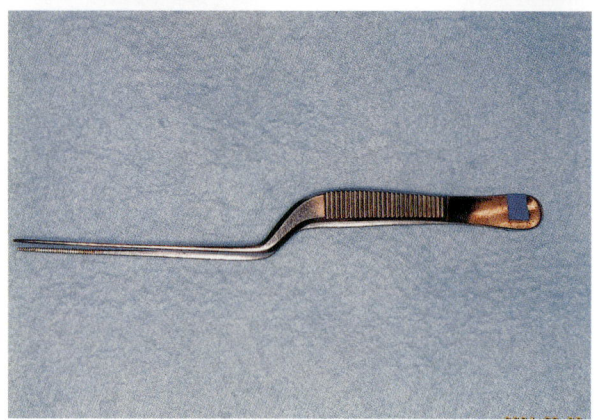

図2　耳鼻科用ルーツェピンセット．

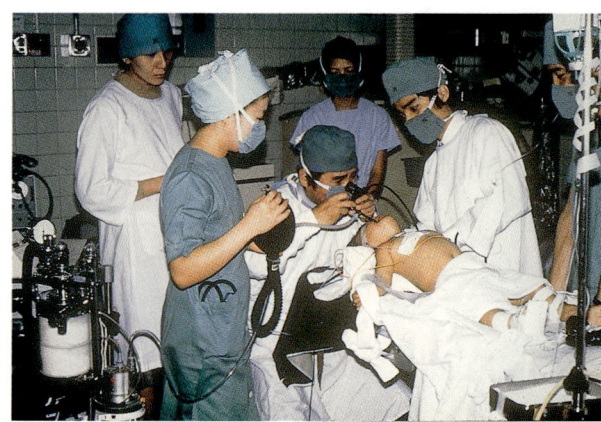

図3　専門医による気管支鏡を用いた小児気道異物の摘出．

消失していた（5-1-1b）．

[症例 5-1-2] 83歳，男性

 6 鋳造メタルコアを試適している際，注意はしていたが，口腔内に落下し，そのまま誤嚥してしまった．

高齢者であるため嘔吐反射や嚥下反射の低下があり，咳きこんでいるため気管への誤飲を疑った．胸部の正面，側方位の単純X線撮影を行ったところ，左気管支内に嵌在している充塡物を確認した（5-1-2a,b）．

直ちに耳鼻咽喉科に摘出を依頼した．誤嚥直後であったため，表面麻酔下で気管支内に嵌在するコアを気管支鏡を用いて，容易に摘出することができた．

摘出後感染予防のためセフェム系抗菌剤の3日間の投与を行った．帰宅後37℃の軽度の発熱をみたがその後は異常はみられなかった．

対処にあたって

歯科治療中の異物の食道内誤嚥，気道内誤引は，前述の症例のごとくインレーやクラウンの装着の際の離脱時に起こりやすいが，いずれも一度口腔内に留まってから消失することが多い．まず応急処置は口腔内をよくすみずみまで見て患者が挙動不審になったら前屈させ，そっと口元に手をあて，「どうぞ出して下さい」というくらいの落ちつきが必要である．

あわてたため食道，気道両開口の分岐付近にあった異物を気道の方へ吸引してしまった例もある．口腔内にわずかでも見える部位にあれば耳鼻科用のルーツェピンセット（図2）で摘出したりバキュームなどで吸収させることも可能である．

日常歯科臨床のこんなときどうする／口腔外科編

2 異物を誤嚥させたら
予防，診断，Heimlich法

誤嚥と理学的診断と処置

異物の誤嚥についてもう少し詳細に診断するための必要事項について理学的診断を中心に述べ，あわせて予防法，緊急時処置法についても触れてみたい．

診断

[問診]

問診は重要で実際に金属冠などを飲みこんだ感じがあれば食道内への誤嚥が考えられる．また専門医が摘出するにあたっては歯科関連異物の形態，大きさ，材質などを術前に把握してもらうことが重要で，そのためには歯科医自身がスケッチなりもしくは直接，同じものを見せ誤嚥の状況を説明することが望ましい．

[理学的診断]

X線検査はもっとも一般的な検査で，歯科関連異物はほとんどが不透過像で，胸部・腹部の単純X線写真に写り（図1），正面と側面の2方向で立体的にその部位を確認することができる．しかしながらレジンや印象材（高齢者や脳血管障害などで嚥下反射が十分でない場合，流れやすい寒天印象材が気管に入りこんでしまうこともある）の場合にはX線写真に写らないので，最初聴診器で呼吸の異常音を聴取することが必要である．

他の検査法としては，少量の造影剤を使用したり（図2），CT検査などにより非透過性異物の嵌在部位を確認することができる．

処置

[背中を叩打する方法]

気道内の異物の場合，緊急処置を必要とすることが多く，頭を低くして，力強く咳をさせ，同時に背部をすばやく4～5回つづけて叩打する（図3）．

[Heimlich法]

それでも異物の喀出が不可能な場合には，Heimlich法を行う．患者を座らせる方法（図4）と立たせて前傾させる方法（図5）がある．いずれも患者の後ろに回り，両腕で抱えるようにして，片手の手はコブシを握り，もう一方の手は平手で包み込むようにして添え，患者の鳩尾部にあて，一挙に後上方に押し上げる．それにより肺内の空気が上方に向かって一挙に呼出され，気道につまった異物を吹き出させることができる．

この方法を繰り返すが，あくまでも異物による窒息状態における緊急時の処置であるので，同時に救急車などの手配をしておく必要がある．そのほか，その場での救命処置として気管切開がある．

5 誤嚥

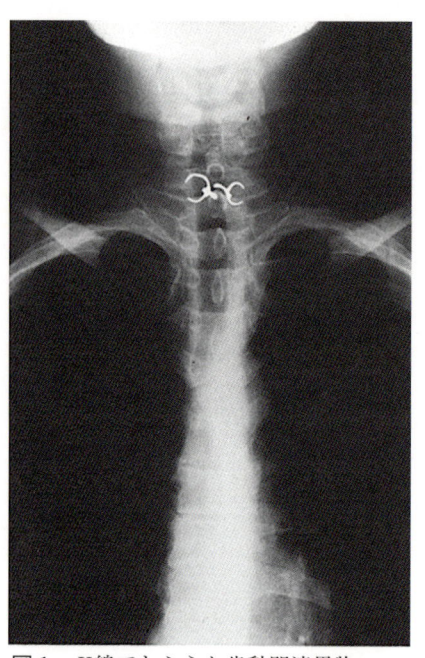

図1　X線でとらえた歯科関連異物．

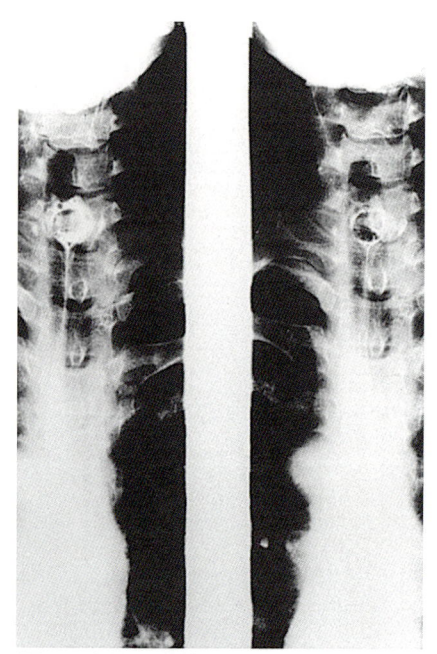

図2　少量の造影剤を使用した検査法．

[症例5-1-1] 58歳，男性

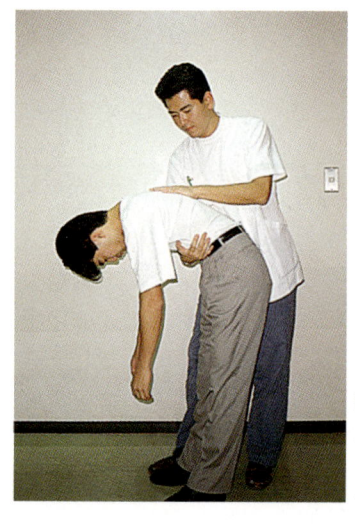

図3　片手で患者をささえながら前屈させて背部を4～5回続けて叩打する．

表1　気道，食道内異物の診断法．

食道	気道	食道
問診	◎	◎
単純X線	◎	◎
聴診	◎	
透視	◎	◎
造影	○	○
CT	○	○
ゼログラフィ	○	○

◎＝絶対に必要，○＝できれば必要

　依頼された専門機関では，口腔内より内視鏡下に，異物把持鉗子を用いて摘出する（126頁図3頁参照）．食道の場合は食道鏡，気管支に嵌在する場合は気管支鏡を用いるが（図6），歯科関連異物のなかには，リーマーや縫合針など鋭利なものもあり，摘出には穿孔しないよう慎重な配慮が必要で，十分に熟練した専門医のいる病院への紹介が望ましい．

予後

　歯科関連異物は，現在多くの場合，気管食道外科専門医により，口腔内より内視鏡を用いて摘出され，開胸などの大きな手術を行うことはきわめて稀とされている．そのため摘出後，嵌在部位によっては術後の感染予防のための抗菌剤の投与などを行うが，一般的には食事の管理，安静の保持などにより予後は良好とされる．

　しかしながら，歯科用器材にはリーマーをはじめ鋭利なものが多いため，食道や胃腸での穿孔をきたすこともある．食道に落下したからといって安心することなく，症状の把握，X線検査などを行い，排出するまでの十分な経過観察が必要である．

　また気管の場合には，咳嗽などの症状がなく，長期経過してから発熱，疼痛の発現により誤嚥事故が

[Heimlich法]

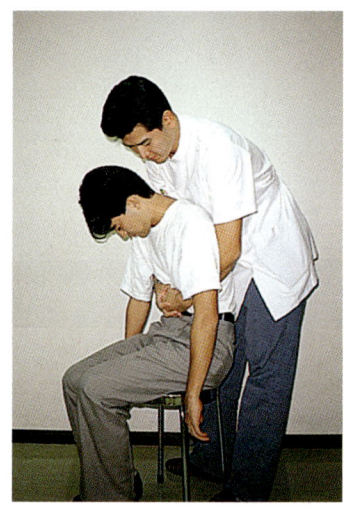

図4 Heimlich法〜患者を座らせる方法.

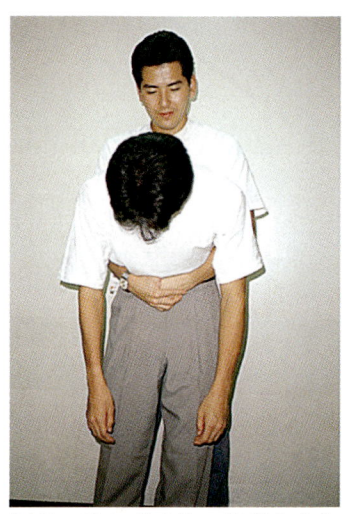

図5 Heimlich法〜患者を立たせ，前傾させる方法.

[摘出器材]

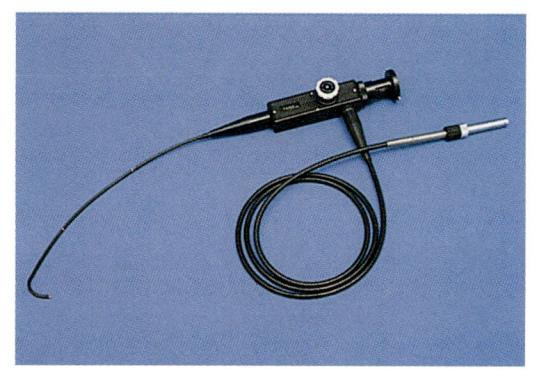

図6 気管支鏡.

判明し重篤な感染症を合併していた症例もある．

予防法

偶発事故を未然に防ぐ予防法について列挙してみる．

- 根管治療にはラバーダム防湿を積極的に行う．
- リーマーホルダーを指に装着し，使用器具が指から離れて口腔内に落下してもすぐ取れるようにする．
- リムーバーを用いての修復物の除去には離脱方向を考え，咽頭部に綿花などを用いてパックするが，水平位でのこの処置は避けたい．
- タービンバーはチャックの状態を確認し，しっかり根元まで差し込んで使用する．また削去の際，振動によってゆるんでくることがあるので注意する．
- ラバーダムクランプは，確実にホーセップで保持し，歯冠最大膨隆下部に固定する．
- 抜歯時，脱臼した歯の摘出には歯科用ピンセットで把持せず，必ず鉗子を用いて抜去する．
- 義歯床の破折や，クラスプの形態不良が原因で離脱しやすい義歯は修理，または再作製する．
- 暫間被履冠は脱離しやすいので，同部で噛まないように注意させ，ポストを長くするなど，保持を求める．
- 近年，インプラント関係器材の誤嚥も多く，カバースクリューやジンジバルフォーマーの着脱用ミニドライバーなどは黒絹糸を通してその端を固定しておく．
- 治療に協力的でない子どもの治療は，暴れるので無理に行わず，催眠鎮静剤（トリクロリールシロップ®20〜80mg/kg）を治療の30分〜1時間前に投与する．

まとめ

異物を誤嚥させた場合の応急処置については，まず最初に，あわてず口腔内をよく見直し，じっとさせたまま，確認したら耳鼻科用のルーツェピンセット（126頁図2参照）を使ったり，バキュームや同部に口腔外科用の先の細い吸引管を装着させて摘出するなど簡便かつ一般的な方法から，患者の頭を低くさせて背部を叩打する方法，さらにはHeimlich法（用手胸壁圧迫法）など異物の除去方法を順に述べてみた．

多くの歯科関連異物は胃の中に落下し，1〜2日中に排泄されるが，鋭利なものではきわめて危険なこともあり，救急車の手配や，気管食道外科の専門医のいる医療機関との密なる連絡が必要である．

人命にかかわるため，絶対に患者や家族に隠匿することのないようにしていただきたい．

3 誤嚥性肺炎

超高齢化社会と誤嚥性肺炎

　超高齢化時代を迎え，人口の1/4が65歳以上という時代ももうすぐ近くまできている．しかしながら高齢者の死亡原因の上位に感染症があげられている．なかでも肺炎が2000年の『人口動態統計』によるとわが国の死因の第4位で，その3割程度が誤嚥性肺炎といわれている（図1，2）．

　誤嚥性肺炎は空気以外のもの（食物，吐物，分泌物）が気道内に誤嚥されることにより発症する肺炎である．原因として脳血管障害が一般的であるが，そのほか加齢などによる嚥下反射や咳反射の低下があげられる．

　食物を直接誤嚥させ，重篤な肺炎を起こす場合もある．しかし嚥下反射がより低下している就眠中に，口腔に咽頭の細菌が気づかないうちに肺にたれこみ，増殖して肺炎を惹起することを考えると，口腔ケアが極めて重要になってくる（図3，4）．

　500名の要介護高齢者を対象とした肺炎の調査で，コントロールグループの19％に比べて口腔ケアを実施したグループが11％と有意に肺炎の発症が減少した報告もみられている．

　すなわち口腔清掃がおざなりになると，急激に口腔内は不潔な状態のまま放置され，食物残渣が歯間部に停滞したまま睡眠し，誤嚥による肺炎を繰り返すことになる．とくに高齢者は口腔が加齢により変化することは周知のとおりで，唾液の分泌量の低下により自浄作用が弱まっている．そのため歯垢がつきやすくなったり，さらに歯肉の退縮やコンタクトポイントがなくなることにより，停滞しやすくなることがある．

　要介護者では歯科医師や歯科衛生士が口腔清掃を直接指導することが難しい．そのため介護者に口腔清掃状態をチェックさせ，口腔ケアの重要性を認識させることが誤嚥性肺炎の発病防止に役立つ．

[口腔ケアの基本的方法]

　口腔ケアの方法には，
① イソジン®やポビドンヨード®，コンクールF®（塩化ベンザルコニウム）などによる含嗽
② ガーゼ，面貌による口腔清拭
③ 歯ブラシによる食物残渣や，軟毛ブラシによる舌苔の除去
④ 頭部をやや前傾させ，誤嚥させないよう吸引を併用しながらの口腔内洗浄
⑤ 義歯を装着していれば，はずして食物残渣など

[誤嚥性肺炎]

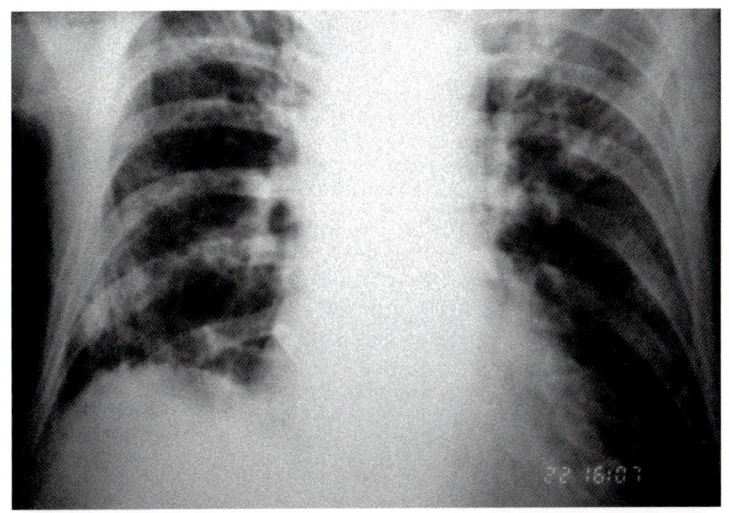

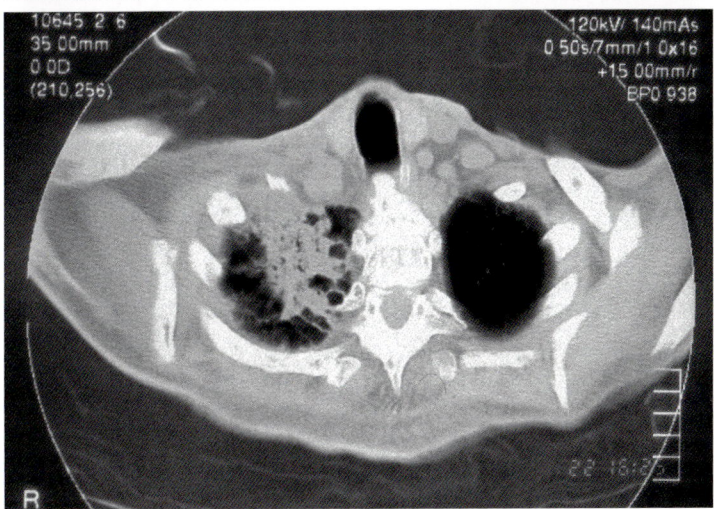

図1，2　誤嚥性肺炎の胸部レントゲン写真とCT画像．
　寝たきりだと重力の関係で左肺にも起こるが，一般的には気管分岐部の角度により右肺に起こりやすいといわれている．CT画像では右肺にびまん性嚥下性肺炎像が呈している．

[要介護者向け口腔ケア用品]

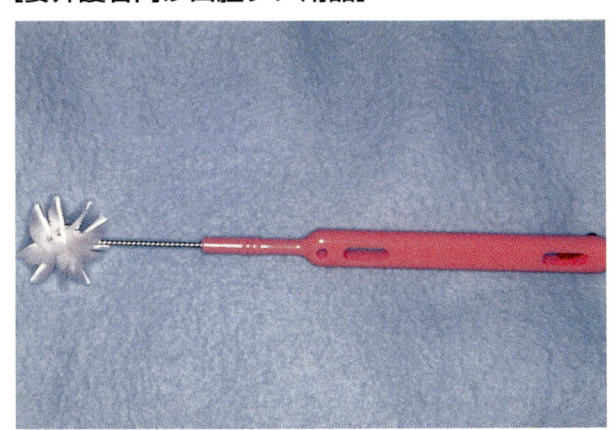

図3　クルリーナブラシ®（株．オーラルケア）

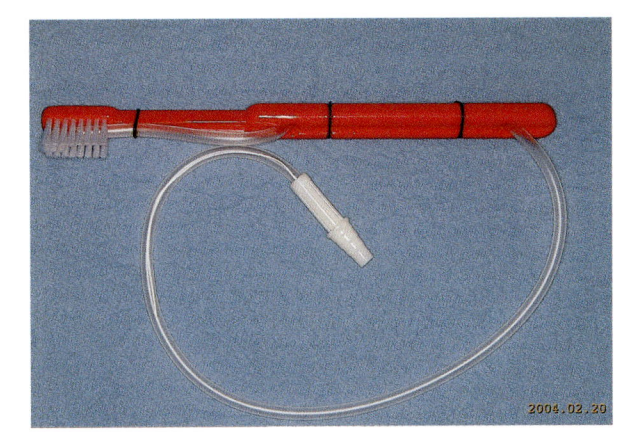

図4　吸引用ブラシ®（株．オーラルケア）

を流水で除去し，清掃して再装着することなどがあげられる．

[誤嚥性肺炎の治療]

　治療法は嫌気性菌とグラム陰性桿菌の混合感染をカバーする抗菌剤の投与である．具体的には高齢者の腎機能低下を考慮して，薬剤としてモダシン1〜2g／日，とダラシンS600〜1,200mg／日を分2で点滴静注，またはカルベニン1〜2g／日分2の点滴静注などが用いられる．

6 その他

1. ドライソケット ——————————————134
2. 抜歯時に上顎洞へ穿孔したら ——————————137

日常歯科臨床のこんなときどうする／口腔外科編

1 ドライソケット

抜歯とドライソケット

　ドライソケット（dry socket）とは抜歯窩の血餅が欠如して骨面が露出し，創の治癒不全を起している状態のことで，強度の持続性疼痛や冷水痛，接触痛を伴うことが多く下顎埋伏智歯の抜歯後に好発しやすい．

発現機序

　本態や原因については不明な点も多いが，何らかの要因により抜歯窩への血液の供給不足と抜歯窩内に形成された血餅の溶解があげられる．その発現機序としては次のようなものが考えられている．
①慢性炎症による歯槽骨の異常硬化
②過度の含嗽や排唾による血餅脱離
③術後の過度の洗浄，掻爬
④血管収縮剤（アドレナリン）を含んだ局所麻酔の大量注入
⑤抜歯窩内の感染
⑥抜歯窩内への歯根あるいは骨破折片の残存
⑦抜歯窩内へのオキシドールやヨードチンキなどの使用
⑧全身的または局所的な線溶能の亢進

処置法

　処置は全身的には鎮痛剤か抗菌剤の併用を行い，局所的には抜歯窩内の食物残渣などを流し出すように重曹水か生理食塩水を用いて洗浄する．時には鋭匙で掻爬して出血を促したのち，表面麻酔剤・抗菌剤のパスタを塡入し，さらにサージカルパックで抜歯創を保護して自然治癒を待つとされている．
　しかしながらサージカルパックは容易に脱落したり，創面を圧迫して逆に疼痛を増すこともあり，実際には応用しにくい．また，パスタも含嗽や食事で簡単に除去されてしまい効果的ではない．
　そこで，以下のような処置を行うことにより，臨床的によい結果を得ているので症例を供覧し解説する．

[症例6-1-1] 22歳，男性
現病歴　右側水平埋伏智歯を抜歯後，6日目より抜歯窩を中心とした持続性疼痛を訴えるようになる．7日目には鎮痛剤を必要とする激痛があり，抜歯窩内は灰白色の骨面が露出していて接触痛は著明であり（6-1-1a），いわゆるドライソケットを呈していた．
処置および経過
　①生理食塩水で抜歯窩の食物残渣などを洗い流す（6-1-1b）．②腐敗物があるときは鋭匙で除去，再度洗浄（6-1-1c），③抜歯窩内の洗浄水を綿球で吸い

6-1 ドライソケット

［症例6-1-1］ 22歳，男性

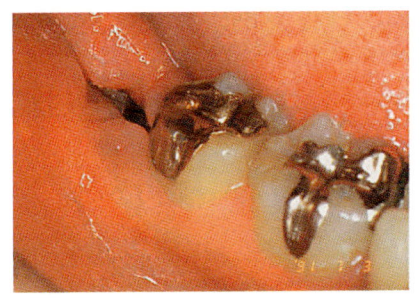

6-1-1a 激痛があり，抜歯窩は灰白色の骨面が露出している．

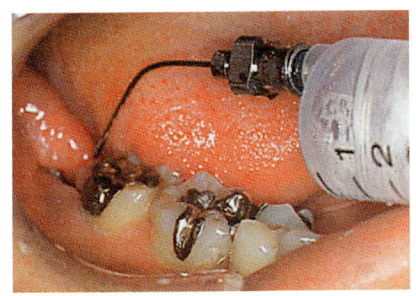

6-1-1b 生理食塩水で抜歯窩の食物残渣などを洗い流す．

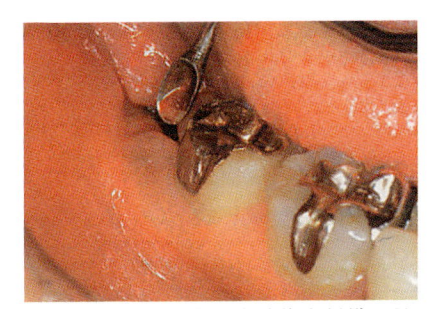

6-1-1c 抜歯窩内の腐敗物を鋭匙で除去．

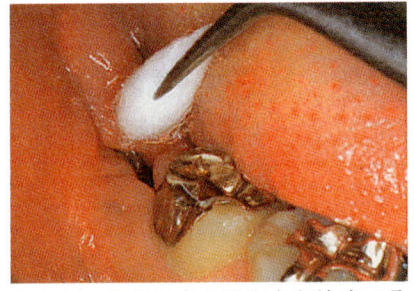

6-1-1d 抜歯窩内の洗浄水を綿球で吸収させ，抜歯窩内に局麻剤パスタ（アネステジンパスタ®，プロネスパスタ®）を填入する．

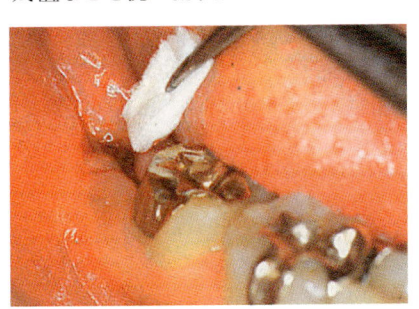

6-1-1e,f 局所麻酔製剤の上に大きめのスポンゼルを挿入する．

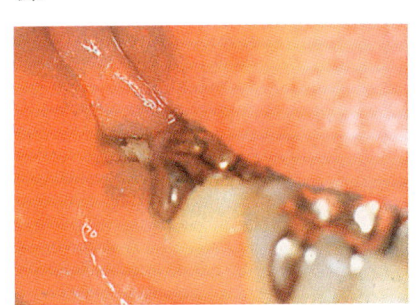

［症例6-1-2］ 65歳，男性

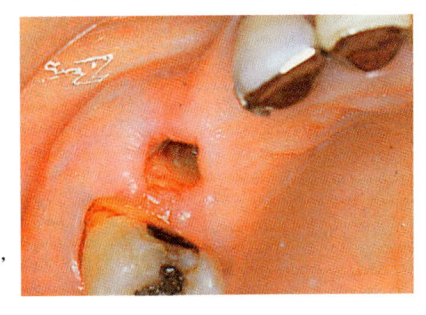

6-1-2 抜歯窩の骨面は露出しドライソケットを呈した．合併症として糖尿病があり，抜歯窩治癒不全となったものである．

取った後（6-1-1d），局所麻酔製剤パスタ（アネステジンパスタ®，プロネスパスタ®）を填入する．④その上より大きめのスポンゼルを挿入する（6-1-1e,f）．ただし感染している場合には小リバノールガーゼを用いる．⑤その操作を3日に1度3～4回繰り返して行う．⑥全身的には鎮痛剤や抗菌剤の投与を行う．

この方法ではスポンゼルが抜歯窩内で吸水膨張して停留するため，局所麻酔製剤パスタを露出した骨面に長く作用させることができる．また食物が窩内に入るのを防いだり，創面の安静や鎮痛効果も得られるので推奨したい．しかしながら感染している抜歯窩では，スポンゼルが培地となるので使用できない．

ドライソケットの処置後2日目で持続性疼痛は消失し，3回通院・処置にて抜歯窩は治癒した．

［症例6-1-2］ 65歳，男性

⑤ 残根歯を抜去．1週間後の抜歯窩の状態で骨面は露出し，ドライソケットを呈した（6-1-2）．合併症として糖尿病があり，抜歯後創治癒不全となったものである．

処置および経過

症例6-1-1と同様の処置を3回と抗菌剤を1週間投与して治癒した．

［症例6-1-3］ 35歳，男性

主　訴　右側下顎部の疼痛

[症例6-1-3] 35歳, 男性

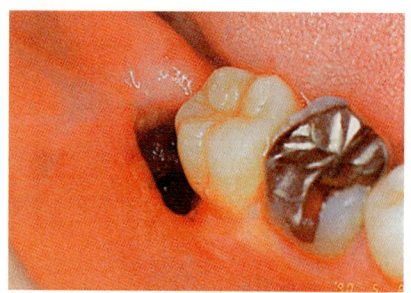

6-1-3a　抜歯窩周囲歯肉は発赤し, 著明な圧痛を認めた.

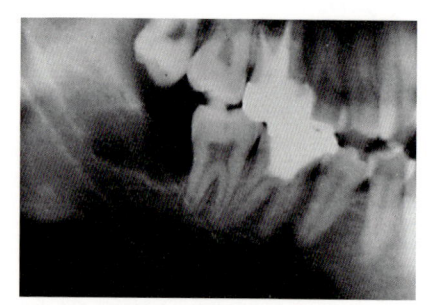

6-1-3b　抜歯窩に異物はみられない.

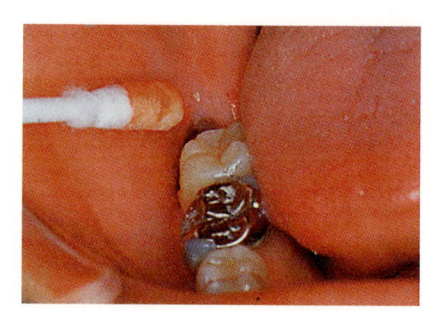

6-1-3c　抜歯窩より α-連鎖球菌が検出され, オゼックス®に対して感受性(++).

現病歴　約1か月前に某歯科で |8 抜歯し, 抗菌剤3日間鎮痛剤3回分投与され, 内服していた. 7日目より右側下顎全体に疼痛が発現した. 3〜4日に1度, 同医院に通院し, 洗浄と貼薬処置を受けるが, 右側下顎の鈍痛は消失しないため心配となり来院した.

術後1か月を経ているにもかかわらず, |8 抜歯窩は空洞状で粘膜は上皮化傾向がみられず, 周囲の歯肉は軽度発赤, 著明な圧痛を認めた(6-1-3a). また, 右側下顎部から耳部にかけて鈍痛を訴え右側顎下部には大豆大のリンパ節を触知した. パノラマX線写真では抜歯前の |8 が水平埋伏歯であったのがわかり, 抜歯窩には歯の破折片などの異物はみられない(6-1-3b).

処置および経過

抜歯後感染によるドライソケットと診断し, 局所的には初診より4日間, 連日 |8 抜歯窩を生理食塩水で洗浄し, リバノールガーゼを上から軽く填入し, 局所麻酔製剤とともに薬物療法として抗菌剤オゼックス®450mg／日分3を4日間, 鎮痛剤ロキソニン®2T×4回分を投与した. 投与後4日目にはすべての症状がほぼ消失した. 抗菌剤は合計7日間投与した.

初診から2週間後には抜歯窩は陥凹があるもののほぼ上皮化され, 経過は良好とされた.

なお, 初診時の |8 抜歯窩よりの細菌検査では α-レンサ球菌が検出され, オゼックス®に対して感受性(++)であった(6-1-3c).

予防

抜歯後, 稀に遭遇するドライソケットの処置について症例を供覧し解説してみた. ドライソケットは血餅の喪失により抜歯直後から発症する一次的ドライソケット(あるいは真性ドライソケット)と血餅が細菌感染により腐敗溶解して発症する二次的ドライソケットに区別される. 症例6-1-1, 2は前者で, 症例6-1-3は後者である.

ドライソケットの予防法としては従来より急性炎症時の抜歯は避け, 局所麻酔剤や血管収縮剤を大量に使用しないことや, 窩内の凝血部が感染しないようにデンタルコーンを挿入することなどがあげられている.

しかしながら不幸にも抜歯後にドライソケットが発症したら, 患者にその症状を説明し, 抗菌剤や鎮痛剤の全身的投与とともに, 局所の創面の被覆保護や, 局所麻酔製剤パスタ填入による鎮痛効果をはかる. やむをえない場合には腐骨を除去し, 正常治癒をうながせる観血処置を行わなければならないこともある.

日常歯科臨床のこんなときどうする／口腔外科編

2 抜歯時に上顎洞へ穿孔したら

抜歯時の上顎洞穿孔

　上顎臼歯を抜去する際に，上顎洞に穿孔する場合がある．このときにどう対処したらよいか，どんな注意をすればよいか症例をとおして検討してみたい．

　抜歯時の上顎洞への穿孔は，上顎洞内に歯根尖が露出あるいは近接していたり，根尖病巣や歯周疾患により根尖周囲の骨吸収がみられる場合などである．とくに，第二大臼歯の根尖は上顎洞に近く，そのなかでも第一大臼歯とならんで口蓋根尖の洞内露出の出現率は高い（表1）．抜歯に先だってX線像で根尖の状態や洞底線の位置などを確認してから施行することが望ましい．

　抜歯時に上顎洞へ穿孔しても多くの症例は時間とともに自然閉鎖するので，ことさら心配するにはあたらない．しかし穿孔部が大きかったり抜歯窩周囲に病巣が残存していたり，上顎洞に炎症がある場合には閉鎖不全となる可能性が高い．

　上顎洞と口腔との穿孔部を開放したままにしておくことは，口腔内の唾液や歯垢，食物残渣など感染の原因物を洞内へ迷入させることとなり，上顎洞炎を惹起する可能性があるため好ましくない．このため，抜歯後いつまでも閉鎖しない場合には後日に閉鎖手術（図2）が必要になる．

表1　歯根尖と上顎洞底の距離，洞内への歯根露出頻度．

歯　種		距離（mm）	頻度（％）
第一小臼歯		8.5	14.0
第二小臼歯		5.3	14.0
第一大臼歯	近心根	4.3	18.0
	遠心根	4.1	18.0
	口蓋根	3.3	18.0
第二大臼歯	近心根	2.5	24.0
	遠心根	1.9	18.0
	口蓋根	2.9	12.0

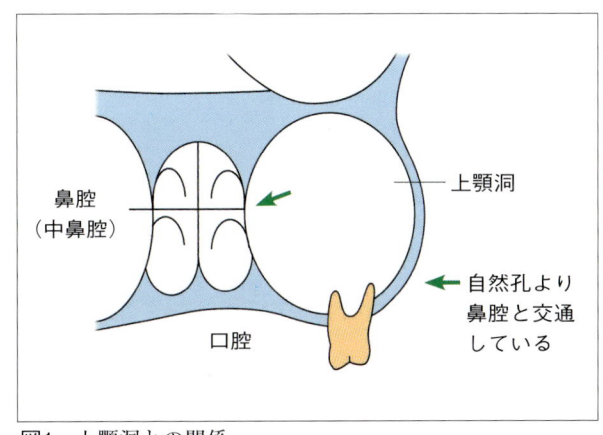

図1　上顎洞との関係．

日常歯科臨床のこんなときどうする／口腔外科編

[症例6-2-1] 58歳，男性

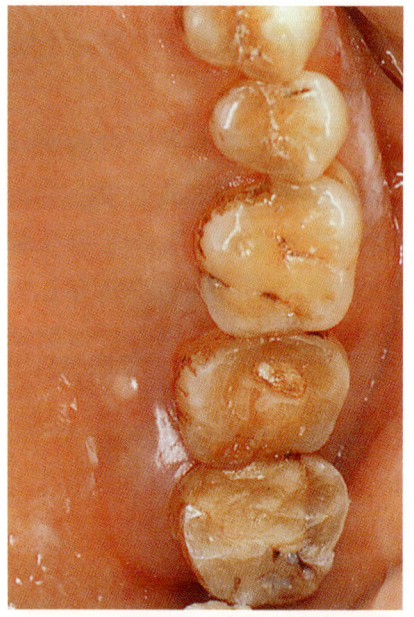

6-2-1a 口蓋歯肉に瘻孔を形成し排膿を認めた．

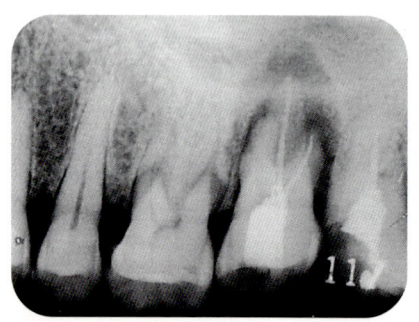

6-2-1b ⌊6̲ 歯根周囲の骨吸収は著明で根尖性歯周炎と診断する．

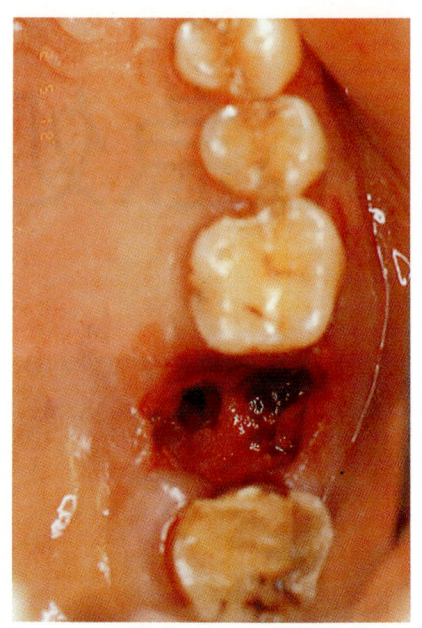

6-2-1c 抜歯後，肉芽を除去すると口蓋根で3〜4mmの穿孔を認めた．

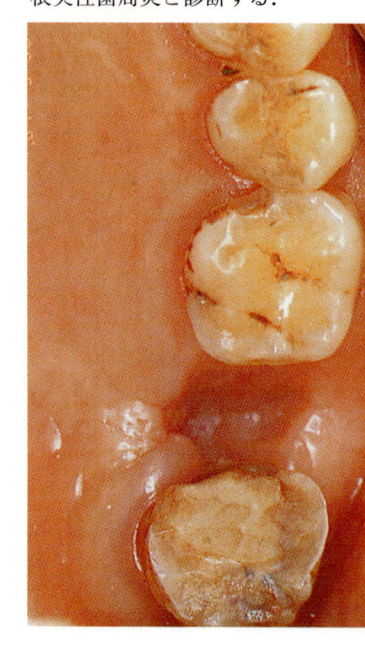

6-2-1c | 6-2-1c

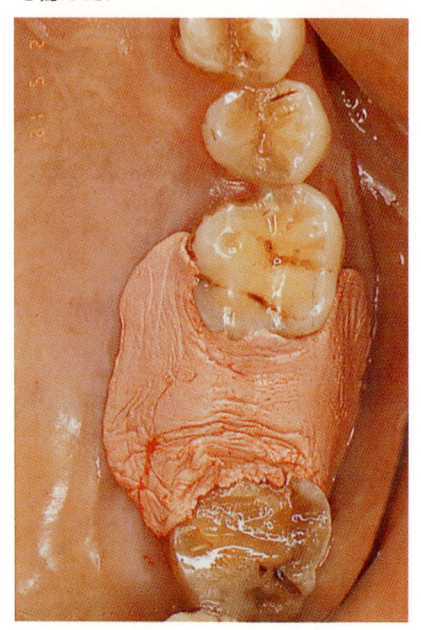

6-2-1d 抜歯窩をペリパック®で被覆し，抗菌剤を5日間投与した．
6-2-1e 抜歯後2週間で上皮化した．

鑑別診断法

抜歯時に上顎洞へ穿孔したかどうかを確認するには，抜歯窩の根尖部より歯科用鋭匙やゾンデを挿入すると骨欠損があれば無抵抗で入っていくのでわかる．上顎洞とその周囲組織の関係はごく簡単に図説すると図1のようになる．健康な状態では，上顎洞と鼻腔（中鼻道）とは自然孔という数mmの裂隙を介して交通している．そのため患者の鼻をつまんで鼻をかむように息を吹かせると，穿孔があれば抜歯窩より空気がでてくるのでわかる．

また注射器を使って，抜歯窩より針を刺し，そのまわりを閉鎖し空気を送入したとき陽圧とならなければ自然孔が開いているとわかる．ただし，上顎洞炎や囊胞などの病変で自然孔が閉鎖している場合には穿孔部より空気は流出しない．逆のいい方をすると，上顎洞に炎症や囊胞などの病変があると，自然

[症例6-2-2] 32歳, 男性

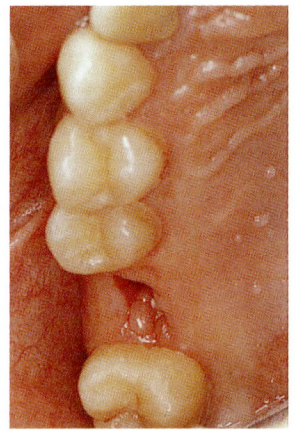

6-2-2a 6|残根部に歯肉の発赤を認める.

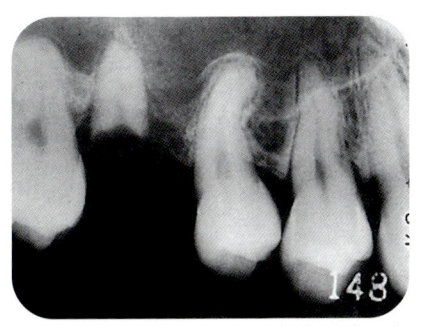

6-2-2b 6|口蓋根周囲の歯槽硬線は消失し, 上顎洞内へ歯根の露出が示唆された.

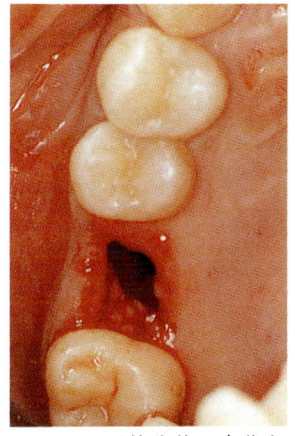

6-2-2c 6|抜歯後, 肉芽を除去すると口蓋根部が5mm上顎洞と穿孔していた.

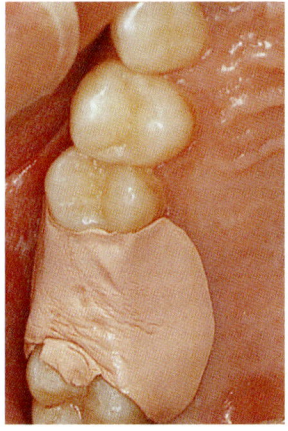

6-2-2d 抜歯窩をペリパック®で被覆し, 抗菌剤を7日間投与した.

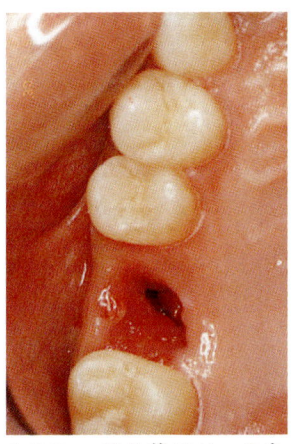

6-2-2e 10日後にパックを除去すると大きく穿孔していた.

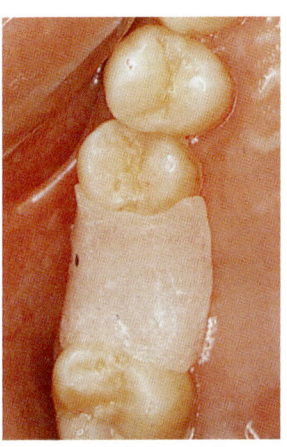

6-2-2f 抜歯窩へ異物が入るのを防ぐため, 即時重合レジンでサージカルプレートを作製し装着した.

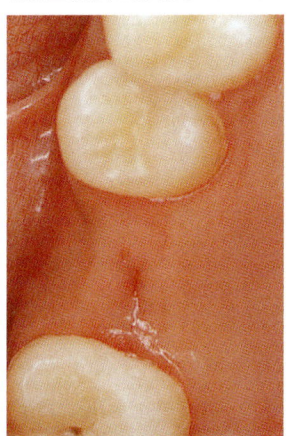

6-2-2g 約4か月後に上皮化中央部にピンホール状の穿孔部が認められたので閉鎖手術を行うことにした.

孔は閉鎖している可能性が高く, 鑑別診断のために重要な意味がある.

穿孔した場合の処置

穿孔部が1〜2mm程度の小さいものであれば, 数日で抜歯窩は血餅や肉芽で被覆され, 自然閉鎖するため放置しておいてもよい. ある程度の大きさの穿孔(約3mmをこえる場合)には, 洞内への感染防止のため応急処置としてペリパック®やコーパック®で抜歯窩を被覆, そして自然閉鎖を期待して経過観察を行う.

[症例6-2-1] 58歳, 男性

主　訴　|7 咬合痛を主訴に来院

診　断　|7 動揺は3度で口蓋歯肉に瘻孔を形成して排膿を認めた(6-2-1a). デンタルX線写真では歯根周囲の骨吸収は著明で(6-2-1b), 辺縁性および根尖性歯周炎と診断.

処　置

|7 抜歯後, 肉芽を除去すると口蓋根において3〜4mmの大きさで上顎洞と穿孔した(6-2-1c). 前述の検査をしたところ自然孔は開いており, 抜歯後に抜歯窩をペリパック®で被覆して上顎洞との交通を閉鎖し, 抗菌剤を5日間投与した(6-2-1d).

1週間後にパックを除去したところ穿孔部は閉鎖していた. 抜歯2週間後で抜歯窩は完全上皮化した

[口腔上顎洞瘻閉鎖術]

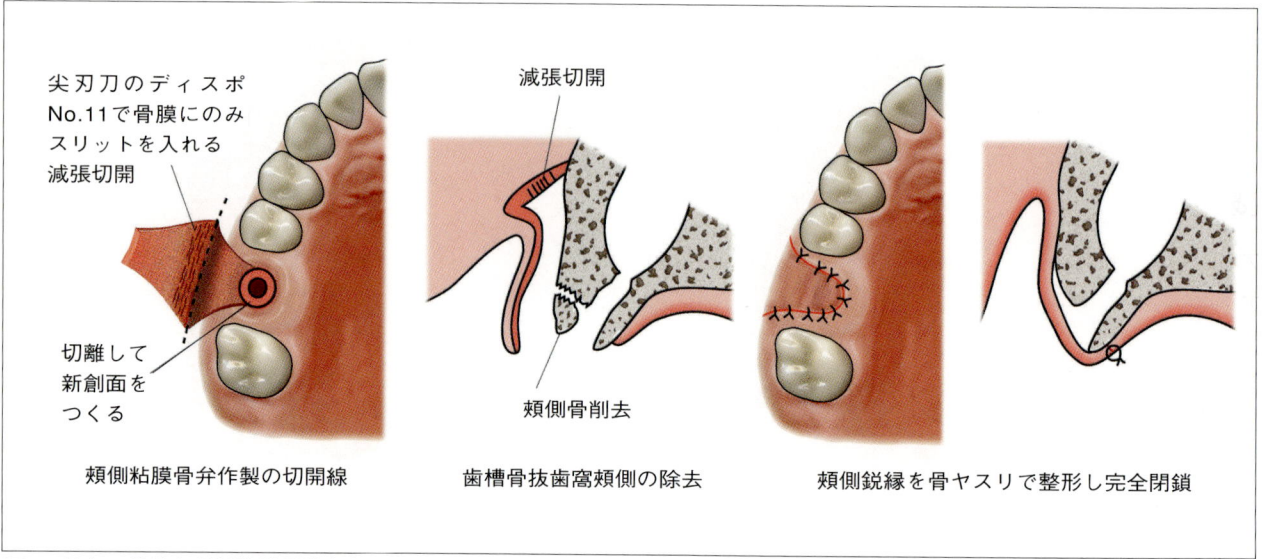

図2 最も一般的な頬側粘膜骨膜弁を用いる術式.

（図中ラベル）
- 尖刃刀のディスポNo.11で骨膜にのみスリットを入れる減張切開
- 切離して新創面をつくる
- 頬側粘膜骨弁作製の切開線
- 減張切開
- 頬側骨削去
- 歯槽骨抜歯窩頬側の除去
- 頬側鋭縁を骨ヤスリで整形し完全閉鎖

(6-2-1e).

[症例6-2-2] 32歳，男性

主　訴　6｜疼痛を主訴に来院

診　断　6｜残根で歯肉腫脹と発赤を認める（6-2-2a）．デンタルX線写真で，6｜口蓋根周囲の歯槽硬線の消失を認め，上顎洞内へ歯根の露出が示唆された（6-2-2b）．

処　置

6｜抜歯および肉芽除去すると，上顎洞へ約5mmφと大きく穿孔した（6-2-2c）．

抜歯後直ちにペリパック®で抜歯窩を被覆（6-2-2d），抗菌剤を7日間投与した．10日後パックを除去したところ大きく穿孔していたため（6-2-2e），異物が抜歯窩内へ入り込むのを防止する目的で，即時重合レジンを用いてサージカルプレートを作製し装着した（6-2-2f）．パックの保持は隣接歯のアンダーカットを利用するが，すぐ脱落してしまうようなら筆づみ法にてレジンを追加するとよい．

約4か月後に抜歯窩は上皮で被覆されたが，中央部はピンホール状に上顎洞と穿孔していた（6-2-2g）．上皮化した穿孔部を粘膜骨膜弁の移動による閉鎖手術（図2）を施行し閉鎖が行われた．

上顎洞穿孔時の注意点

抜歯時，上顎洞と穿孔した場合の処置とその経過について述べたが，重要なことは術後に上顎洞炎を継発しない処置と経過観察が大切といえる．患者へは抜歯後に強く鼻をすったり，かんだりしないよう，またクシャミをする時も注意するよう指示することも必要である．

もし，抜歯時に抜歯窩を通して上顎洞より排膿がみられた場合や，上顎洞炎の症状を呈している場合，自然孔が開放されていない場合には上顎洞に対する精査の目的で，口腔外科や耳鼻科に紹介依頼することが望ましい．

索引

[あ]

アイソトープ検査　103, 105, 113
アクロマイシン軟膏　11
アズノール水　46, 101, 102
アズノール軟膏　16, 17
圧迫止血　45, 56, 57, 58, 59, 61
圧迫止血用の保護床　45
圧迫法　30
アデホス　68
アドナ　54, 64
アネステジンパスタ　135
アフタゾロン軟膏　10, 11
アマルガム削片の歯肉迷入　78
アマルガム刺青（amalgam tatoo）　78

[い]

異常出血　44, 56, 59
イソジンガーグル　49, 90, 130
一次的ドライソケット　136
囲綾結紮　34, 42
囲綾固定　41
インレー破折片の舌への迷入　75, 87

[う]

ウォーターズ法　74, 94, 96, 98

[え]

エキザベル軟膏　15, 17, 31, 32
X線写真撮影法と洞底線の関係　99
遠心切開線　62
エンピナース　95

[お]

オゼックス　117, 136
オラセフ　64, 117
温罨法　54

[か]

開口障害　11, 100, 109
外骨症　46, 49
外傷性潰瘍　18
外歯瘻　119, 120
外層縫合　25
外用性抗生物質製剤　11
下顎管と接した埋伏智歯　59
下顎骨区域切除　115
下顎骨骨髄炎　112
下顎骨骨折　37, 41
下顎骨骨膜炎　116
下顎骨折　37
化学的損傷　15
下顎埋伏智歯抜歯時の切開線　62
顎外固定法　42
顎下部蜂窩織炎　109
顎間固定　41, 43
顎間ゴム牽引　39, 41
顎骨骨髄炎　103
顎骨骨膜炎　116
顎固定帯　39
過剰根管充填　115
観血的整復固定術　41
癌性潰瘍との鑑別の要点　19
感染症治療の原則　102
感染予防　34, 126
顔面皮膚裂傷　31

[き]

気管支鏡　126, 129
キシロカインスプレー　56
キシロカインゼリー　23
気道内の異物　127
逆根管充填　79, 80
吸収性縫合糸　45
急性化膿性歯髄炎　111
急性根尖性歯周炎　111
矯正用角ワイヤー　12
矯正用ゴムの歯肉迷入　84
頰部骨膜炎　118
局所止血剤　29, 58, 59
局所麻酔製剤パスタ　135
キルシュナー鋼線　42, 43

凝固止血　29, 44
金属削片迷入による歯肉着色　80, 83
金属プレート法　42

[く]

クラビット　101, 113, 116,

[け]

外科用吸引管　70, 71, 72, 73
外科用ゾンデ　94, 119
結核性潰瘍　18, 21
血管収縮剤　63
血管を結紮する方法　30
ケナログ　19
ケナログ軟膏　22
ケフラール　84, 112
ゲンタシン軟膏　11

[こ]

口蓋隆起　46
口角炎　10, 11
抗凝固剤　63
口腔上顎洞瘻閉鎖術　140
口腔軟組織の外傷　24
口腔粘膜疾患　20
高血圧　56
高血圧症　56
硬口蓋の裂傷　44
咬傷　22
口唇の裂傷　27
口内炎　11
抗破傷風製剤　33
誤嚥　124, 127
誤嚥性肺炎　130, 131
コーパック　45, 46, 48, 63, 64, 81, 97, 139
弧状切開　73, 74
骨釘　42
骨片呼吸　38
骨縫合法　42
固定期間　14, 34
根管消毒薬　15, 17
根管治療　97, 98, 116, 118, 121, 122
根尖病巣　93, 116
根尖性歯周炎　106, 109, 112, 116

[さ]

サージカルテープ　31, 32
サージカルパック　45, 73, 78, 134
サージカルプレート　140
サージセルガーゼ型　58
サージセル線型Ⅱ　58
細菌性感染症　10
催眠鎮静剤　44, 129
削合　78
ザグリアバー　75
サルコート　23
サワシリン　94, 96
3,000倍ボスミン液　56, 59, 61, 63

[し]

シーネ固定　34, 35, 36
シオマリン　106
歯牙結紮法　12
自家咬傷　22
止血　24, 28, 29, 59
止血困難　44, 56, 59, 61, 63
歯根が咽頭部に迷入　70
歯根尖切除術　119
歯根尖搔爬術　119
歯根尖と上顎洞底の距離　72, 137
歯根膜　14
歯周パック　63
歯周パック法　64
歯髄　14
歯性上顎洞炎　93, 87
自然孔　94, 97, 138, 139, 140
自然孔閉鎖　94
歯槽骨骨折　12, 34
歯槽骨骨折の固定期間　34
持続動注　113, 114, 115
シナール　54
歯内療法　106, 109
歯肉圧排　82
歯肉出血　63
歯肉着色　78, 80
紫斑病　63
出血性素因　55, 56, 63, 64
出血性素因の分類　64
術後性上顎囊胞　99

上顎骨骨膜炎　106
上顎洞炎　93, 135
上顎洞炎が懸念されるときの処方　74
上顎洞根治術　99
上顎洞内への歯根の迷入　72
焼灼法　30
上昇性歯髄炎　96
褥瘡性潰瘍　18
褥瘡性潰瘍の原因　19
食道内誤嚥　126
シリコンガーゼ　32
真菌性感染症　10
真皮縫合　31, 32

[す]

ステロイド軟膏　11, 17
ステロイド誘発感染症　10
スポンゼル　58, 135
スリガラス状不透過像　114

[せ]

整復　14, 41
舌癌　21
舌神経と顎下排泄管の走行　62
背中を叩打する方法　127
セプチコール　23
セフメタゾン　101, 103, 106
ゼルフォームスポンジ　58
セルロース末製剤　58

[そ]

創縁を縫合する方法　30
相対値法EMR測定器　118

[た]

タービンバー破折片の口腔底への迷入　75
ダーゼン　94, 116
ダラシン　131
大口蓋動静脈の走行　46, 47, 92
弾性絆創膏　27

[ち]

チェナム　111

チタンプレート　115
緻密性骨炎（condencing osteilis）　114
注射針の破折　68
沈降破傷風トキソイド注　26

[つ]

ツイストワイヤー　41
槌打　50
槌打法　48

[て]

挺出性脱臼　12
テクネシウム　103
デブリードマン（debridement）　26, 27
テラ・コートリル軟膏　46, 47, 49
テラマイシン軟膏　11
電気的根管測定器　118
電子マイクロアナライザー　82
デンタルコーン　136

[と]

洞内の歯根の摘出法　73
ドライソケット　134, 135, 136
トランサミン　54, 56
ドレナージ　90, 91, 92, 108, 112, 116, 119

[な]

内頸動脈の走行　26
内層縫合　25, 30, 41

[に]

二次的ドライソケット　136
二等分法　99

[の]

膿性鼻漏　93
膿瘍切開　90

[は]

ハーケンピンセット　44, 87, 88
ハイシー顆粒　54
梅毒性潰瘍　18, 21

バイポーラ　29
破傷風　26, 33
抜歯後感染　100, 103
抜歯後出血　56, 59, 61
抜歯時切開線　61
抜歯時の上顎洞穿孔　137
抜歯・小手術後の注意　57
歯の脱臼　12
バラマイシン軟膏　10, 11, 32, 59, 60
パンスポリン　109

[ひ]

皮下出血　54
皮下出血斑　54
非観血的整復固定術　37
皮膚の化学的損傷　15
鼻部皮下腫瘍　106
皮膚縫合　31, 32, 41

[ふ]

フイルムホルダー　99
深い創の縫合法　25
不完全脱臼　12, 13, 14
副腎皮質ホルモン剤　10
副腎皮質ホルモン軟膏　10
腐蝕性薬剤　17
プレドニゾロン　68, 69
プロネスパスタ　135
フロモックス　90
粉末ゼルフォーム　58

[へ]

平行法　99
ヘーベル破折片の抜歯窩への迷入　77
ペリパック　65, 138, 139, 140
辺縁性歯周炎　95, 96
ペントリシン　112, 116

[ほ]

蜂窩織炎　70
縫合糸　30
縫合と審美性　30
ボスミン液　56, 59, 61, 63
ボスミンガーゼ　59, 60, 64

細い吸引管　58, 61
ポンダール　101, 116

[ま]

埋伏智歯　59
埋没縫合　25
慢性根尖性歯周炎　117

[み]

ミニプレート　41, 43

[む]

ムコダイン　95

[め]

迷入根　70
迷入歯根の位置　71
メガネのガラス片が頬部へ迷入　77
メチコバール　68
メトコール　16
メリーダイヤSA-10　76

[も]

モスキート　27
モダシン　131

[や]

火傷の治療　17

[よ]

ヨードグリコールパスタ　90

[り]

リーマーパラシュート　124
リバガーゼドレーン　106, 107, 116, 117
リバノールガーゼ　91, 116, 136
流動食一覧　40
リンデロンVG軟膏　17

[る]

涙管ブジー　119, 120
ルーツェピンセット　126, 129
ルリッド　95

[れ]

レジン固定法　12
レジンプレート　23

[ろ]

ロキソニン　90, 136

[わ]

ワイヤーによる顎間固定　39

[C]

condencing osteitis　114

[D]

disking　78

[F]

FC（ホルムクレゾール）　15, 16

[H]

Heimlich法　127, 129
hematoidin　55
hemosiderin　55

[M]

MMシーネ　34, 39, 41

[O]

over instrument　97, 98, 106, 118

[R]

Roger-Anderson　42

[X]

X線写真撮影法と洞底線の関係　99

朝波惣一郎（あさなみ　そういちろう）

歯学博士
静岡県静岡市出身
1966年　東京歯科大学卒業
現在　　慶應義塾大学医学部歯科・口腔外科学教室
　　　　助教授
主な著書
『智歯の抜歯ナビゲーション』
『抜歯に強くなる本』
『口腔損傷処置の実践』
『コアテキスト口腔外科学』ほか

笠崎　安則（かさざき　やすのり）

愛媛県松山市出身
1976年　東京歯科大学卒業
現在　　国家公務員等共済組合連合会立川病院
　　　　歯科口腔外科部長
　　　　慶應義塾大学医学部歯科・口腔外科学教室
　　　　非常勤講師
主な著書
『智歯の抜歯ナビゲーション』
『抜歯に強くなる本』

日常歯科臨床のこんなときどうする／口腔外科編

2004年4月20日　第1版　第1刷発行

web page address　http://www.quint-j.co.jp/
e-mail address：info@quint-j.co.jp

著　者　　朝波惣一郎／笠崎安則

発行人　　佐々木一高
発行所　　クインテッセンス出版株式会社
　　　　　東京都文京区本郷3丁目2番6号　〒113-0033
　　　　　クイントハウスビル　電話（03）5842-2270（代表）
　　　　　　　　　　　　　　　　　（03）5842-2272（営業部）
　　　　　　　　　　　　　　　　　（03）5842-2276（編集部）
印刷・製本　サン美術印刷株式会社

©2004　クインテッセンス出版株式会社　　禁無断転載・複写
Printed in Japan　　落丁本・乱丁本はお取り替えします
　　　　　　　　　　ISBN4-87417-797-2　C3047
定価はカバーに表示してあります